药品信息化追溯体系架构设计与实践

国家药品监督管理局信息中心 组织编写
陈 锋 王俊宇 王开疆 主编

科学出版社
北 京

内容简介

药品追溯不仅直接关系到人民的健康，而且与经济和社会的发展息息相关。近年来，有关部门先后提出了系列法规文件来推动药品信息化追溯体系的建设，明确了企业要承担起药品信息化追溯的主体责任，实现对其生产经营产品的来源可查、去向可追。本书基于已有工作，对药品信息化追溯体系概念进行了剖析，对药品信息化追溯标准化体系进行了分析和解读，并设计提出了一套完整的药品信息化追溯体系架构。此外，以疫苗为例，论述了药品信息化追溯体系的具体实现。

本书可供从事药品追溯的科研人员和技术人员阅读，也可为相关领域的政策制定人员参考。

图书在版编目（CIP）数据

药品信息化追溯体系架构设计与实践／国家药品监督管理局信息中心组织编写；陈锋，王俊宇，王开疆主编. —北京：科学出版社，2021.8

ISBN 978-7-03-063606-5

Ⅰ. ①药… Ⅱ. ①国… ②陈… ③王… ④王… Ⅲ. ①药品管理—信息化—研究 Ⅳ. ①R954-39

中国版本图书馆 CIP 数据核字（2021）第 128578 号

责任编辑：王　哲／责任校对：胡小洁

责任印制：吴兆东／封面设计：迷底书装

科学出版社 出版

北京东黄城根北街 16 号

邮政编码：100717

http://www.sciencep.com

北京中石油彩色印刷有限责任公司 印刷

科学出版社发行　各地新华书店经销

*

2021 年 8 月第　一　版　开本：720×1 000　B5

2021 年 8 月第一次印刷　印张：14 3/4

字数：280 000

定价：119.00 元

前　　言

药品安全不仅关系到人民的健康，而且与经济、社会发展息息相关。药品信息化追溯是保障药品安全的重要技术手段。在药品信息化追溯方面，我国从2006年开始试行药品电子监管系统，采用统一平台、统一技术、统一建设、统一管理的模式，逐步推广实施药品“一物一码”的信息化追溯。近年来，有关部门先后发布系列法规文件来推动药品信息化追溯体系的建设，并对药品信息化追溯提出了新的要求。《国务院办公厅关于加快推进重要产品追溯体系建设的意见》（国办发〔2015〕95号）、《国家食品药品监督管理总局关于推动食品药品生产经营者完善追溯体系的意见》（食药监科〔2016〕122号）和《国家药监局关于药品信息化追溯体系建设的指导意见》（国药监药管〔2018〕35号）等文件明确指出，药品上市许可持有人和生产企业应承担起药品信息化追溯的主体责任，实现对其生产经营产品的来源可查、去向可追。

随着经济、技术的发展，药品信息化追溯生态也发生了变化。药品生产企业开始选择不同的药品追溯码来标识所生产的药品，既有企业或第三方机构自行编码的追溯码，也有采用国际物品编码组织的GS1码。编码载体除了一维码外，还增加了二维码、电子标签等。药品追溯系统也出现了企业自建追溯系统和第三方追溯系统。追溯系统所使用的药品编码和数据标准不同，可能会导致药品追溯数据不能互通共享，无法形成完整的追溯信息链，监管人员无法通过信息化手段来追溯药品的来源和去向，给药品安全监管带来困难，也不利于企业及消费者有效获取和利用药品数据。2019年～2020年，国家药品监督管理局组织研究并发布了10项药品信息化追溯标准规范，用于指导药品信息化追溯体系的设计与开发。我国的药品信息化追溯体系建设采取政府引导、企业主体、第三方参与、全社会共建共享的模式，基于药品信息化追溯已有基础，整合、共享药品追溯信息资源，力图推动形成新的药品信息化追溯体系，实现药品信息化追溯的有序和可持续发展，保障药品安全。

在新的药品信息化追溯体系中，应当以统一的标准规范为指引，打通各环节、各企业独立系统之间的壁垒，构建药品追溯信息的闭环；以药品追溯协同服务平台为支撑，连接企业自建和第三方追溯系统的信息，辅助建立全覆盖的药品信息化追溯数据链。在此基础上，应用大数据分析、人工智能等技术手段，为药品消费者、企业和监管部门提供信息化服务，保障药品安全：对于监管部门，可构建监管部门追溯监管系统，提升监管的预见性、靶向性、时效性，达到智慧监管的目的；对于药品企业和第三方机构，可支撑药品信息化管理和第三方增值服务；对于药品消费者，可及时了解药品追溯信息和药品安全相关信息，保障用药安全。

为了指导企业、第三方机构和监管部门在新的药品信息化追溯体系框架下开展药品追溯体系建设工作，我们组织长期从事药品追溯体系研究并具有相关建设实践经验的专家联合撰写了本书，为药品信息化追溯的参与方和感兴趣的读者提供参考和借鉴。第 1 章药品信息化追溯体系概述，主要包括药品信息化追溯的目标和国内外进展，并对药品信息化追溯体系的相关概念进行解析。第 2 章药品信息化追溯体系标准化研究，主要包括药品信息化追溯标准体系的发展历程，并对药品信息化追溯体系的标准化建设与已发布的 10 项追溯标准进行解读。第 3 章药品信息化追溯体系架构设计，对药品信息化追溯体系功能及性能设计要求进行分析，重点论述了药品信息化追溯体系业务架构、数据架构及技术架构，覆盖药品追溯系统、药品追溯协同平台与药品追溯监管系统三大核心系统；此外，参考已有的成熟可靠的系统信息化建设方案，提出了药品信息化追溯关键基础设施及安全体系建设参考方案。第 4 章药品信息化追溯体系实践，以疫苗为例介绍了药品信息化追溯体系的一个实践范例，包括企业追溯系统建设、药品协同平台建设、监管系统建设与企业应用实例，对实现药品信息化追溯体系具有一定的参考价值。第 5 章总结展望，论述了随着监管科学和信息技术的发展，药品追溯体系未来发展方向。

本书由国家药品监督管理局信息中心组织编写，其中第 1、2、3 章和第 5 章由国家药品监督管理局信息中心陈锋、吴振生、张原、曹明、李丹丹、冉薇、由玉伟和复旦大学王俊宇、王开疆、高自立、李冕杰、刘毅、李露露、许赢月、李曾等负责撰写，具体包括药品信息化追溯体系概述、药品信息化追溯体系标准化研究、药品信息化追溯体系架构设计和总结展望等内容；第 4 章中追溯协同平台与监管系统建设实践部分由王晓宇、张晓寒、孙鹏、吴振生、曹明等负责撰写；企业自建追溯系统实践部分由李军保、李亚松、何春媚等负责撰写；第三方追溯系统建设实践部分由严仕斌、刘铁、苏建栋、田志强等负责撰写。

特别感谢国家药品监督管理局综合和规划财务司司长、网信办主任黄果同志对本书撰写与出版全过程给予关心、指导和支持。感谢汪卫、伍军、辛明辉、李娥、姚辰、钱侃等人在编写过程中提供的支持。

感谢对本书给予无私支持与帮助的所有人。

由于时间仓促，本书难免有不妥之处，敬请批评指正。

2021 年 7 月

目　　录

第 1 章　药品信息化追溯体系概述

1.1　背　　景

药品信息化追溯是指通过信息化手段记录、标识、追踪并溯源药品的历史、使用或位置的活动。追踪即通常所说的“去向可追”，是指从供应链的上游至下游跟随药品流通路径，获知药品当前的位置、状态、流向等信息的能力；溯源即通常所说的“来源可查”，是指从供应链的下游至上游识别药品的来源，获取包括药品生产、流通、使用等历史信息的能力。药品信息化追溯体系是指药品上市许可持有人(Marketing Authorization Holder，MAH)、生产企业、经营企业、使用单位、监管部门等药品追溯参与方，通过信息化手段，对药品生产、经营、使用等各环节的信息进行追踪、溯源和监管的有机整体。

早在 20 世纪 90 年代，部分发达国家和地区就已开始探索采用药品信息化追溯体系来推进药品质量安全管理。美国、欧盟较早地开展了药品信息化追溯，相关的法律法规体系和配套组织执行机构是目前全球范围内比较完善的。这种以预防、控制和追溯为特征的药品质量安全追溯监管体系，可使得药品安全生产、经营、使用等环节受到全程监控。

在我国，建设药品信息化追溯体系是党中央、国务院做出的重大决策部署。2019 年，我国首次将药品追溯写入法律。《中华人民共和国药品管理法》和《中华人民共和国疫苗管理法》的颁布从法律层面保障了追溯制度的建立，在这两项法律中明确规定了追溯相关的责任和义务，以及相应的法律责任。

药品信息化追溯体系建设应按照党中央、国务院决策部署，以保障公众用药安全为目标，以落实企业主体责任为基础，以实现“一物一码，物码同追”为方向，通过构建并实施药品信息化追溯体系，健全药品信息化追溯标准规范，强化追溯信息互通共享，促进医药产业转型升级，促进药品质量安全综合治理，提升药品质量安全保障水平。

我国药品信息化追溯体系的建设应有助于如下目标的实现。

(1)保障人民用药安全有效

药品信息化追溯体系的建设应有利于有效防范非法药品进入正规渠道，降低假药事件在药品安全事件中的比重，降低公众购买假劣药品的风险。此外，药品信息化追溯体系应有利于实现当发现药品安全风险事件时，可及时完成问题药品的准确定位及数量统计，在最短时间和最大限度内控制问题药品，以便按照要求高效实施召回，保障人民群众用药安全。基于药品信息化追溯体系，公众可以及时查询药品追溯信息，提高自我保护能力，促进药品交易及使用安全。药品信息化追溯体系的快速发现、快速反应和快速处理机制，可极大增强药品监管的主动性和连续性，使得非法药品难以进入合法的流通市场，有力地防范打击药品市场的违法违规行为。

(2)提高药品生产经营企业的效能

药品信息化追溯体系应有利于减少药品生产经营企业的打假支出。每年药品企业投入了大量的人力、物力和财力用于药品的检查和打假。药品信息化追溯体系在一定程度上减少了非法药品进入合法的流通市场，可有效节省企业的打假成本支出。同时，可向社会组织、公众提供真实、准确的药品追溯数据，共同打造统一、高效的药品信息化追溯环境。此外，药品信息化追溯体系有助于辅助企业实施药品供应链精细化管理，助力企业合理安排生产经营活动。

(3)提高监管部门的监管效能

建设药品信息化追溯体系，可提高药品信息化追溯监管效能。创新药品质量监管手段，有利于探索实施药品全过程信息化、智能化监管，完善风险预警机制，有利于对问题药品产生原因和相关责任人进行追溯，提高药品的安全保障水平。同时，药品信息化追溯体系将为药品监管相关部门更好地履行其管理职能提供信息支持，促进有效合理地分配监督资源，提高药品监管效能，降低行政管理成本。药品信息化追溯体系将推进药品追溯监管工作过程可监控、公众可监督，实现药品监管工作综合、动态、事前、事中、事后相结合，最终形成全方位、多层次、规范化信息化监管模式，增加监管的深度和力度，促进新型药品上市后监管机制和监管模式的建立，实现科学监管。

(4)促进形成药品安全治理新模式

药品信息化追溯体系应有利于推动药品上市许可持有人、生产企业、经营企业、使用单位按要求共同建设追溯系统，上传药品流向、出厂自检报告或疫苗批签发等追溯信息。国家建立药品追溯协同平台，为企业提供准确的药品企业和产品的基本信息，药品追溯码编码规则备案和管理服务以及药品追溯系统地址解析服务，辅助实现各药品追溯系统互联互通；监管部门建设追溯监管系统，汇总各环节各部门追溯数据，通过大数据分析，监控药品流向，实现风险预警、决策支持。通过药品信息化追溯体系的建设，形成全社会共建、共用、共享、共治的新型药品安全治理模式。

1.2　国内外相关动态

1.2.1　国外

1. 美国

美国重视药品追溯法律法规建设，采用了立法先行、处方药序列化为主，并给予企业较长准备时间。

早在 1988 年，美国就发布了《处方药销售法案》(The Prescription Drug Marketing Act，PDMA)以确保消费者购买的药品安全有效[1]，并且避免掺假、贴错标签、无效或过期的药品给消费者带来风险。该法案加强了对药品的分销体系监管，要求所有药品经营企业记录药品来源和销售去向。2007 年 9 月 27 日，美国食品药品监督管理局(Food and Drug Administration，FDA)颁布实施《食品药品管理修正法案》(Food and Drug Administration Amendments Act，FDAAA)[2]，该法规的第 505D 部分提出了处方药的识别、验证、认证、跟踪和追溯的要求，还明确在 FDAAA 颁布后的 30 个月内，相关部门应在药品包装上使用标准化数码标识(Standardized Numerical Identification，SNI)，这是一套序列化的国家药品编码，也是 FDA 实施序列化来确保药品供应链安全的第一步。2013 年 11 月 27 日，美国颁发了《药品供应链安全法案》(Drug Supply Chain Security Act，DSCSA)[3]，该法案要求药品供应链上的企业(包括生产商、批发商/分销商、零售药房/配售点等)分步实施处方药的一物一码序列化管理，药品交易时的电子化记录和验证，最终实现处方药在全供应链的信息化追溯。这项由 FDA 实施的法规于 2014 年底开始生效，将于 2023 年之前逐步实施。

美国采用“全流程追溯”模式，由企业承担主体责任，药品生产企业自行选择符合法规的商业化信息平台服务商来实现药品序列化和追溯，把追溯相关信息传递给药品经营企业，并由药品经营企业验证信息的准确性。该模式的特点是在药品供应链的每一个环节都进行交易信息验证，从而保障供应链安全。在监管方面，FDA 实行“触发式”，平时不审核企业存储的药品追溯信息，只有在接到药品问题投诉，或是对某批次产品产生怀疑时，才通知企业配合进行追溯和检查。提供商业化服务的信息平台需按照统一法规建设，确保药品追溯信息“全流程”可识别。

2. 欧盟

欧盟在探索和推进药品追溯工作中，也建立了较为完善的组织机构和法律法规。欧盟要求企业利用信息技术从源头实现药品序列化(即“一物一码”)，并记录和验证药品追溯信息。欧洲制药工业协会联合会(European Federation of Pharmaceutical Industries and Associations，EFPIA)于 2006 年 2 月联合药品供应链相关集团，着手建立一套在欧洲范围内通行的药品电子监管系统，即欧洲药品验证系统(European Medicines Verification System，EMVS)[4]。

2008 年 9 月，欧盟成立了专门的 EMVS 指导委员会。通过相对均衡的机构设置来平衡原研药商、药房、药品批发企业和仿制药商的利益，以便于监管制度的积极推行，共同对 EMVS 的推行进行指导[5]。在 EMVS 系统指导委员会的协助下，欧盟还建立了欧洲药品验证组织(European Medicines Verification Organization，EMVO)。

为了确保在欧盟市场流通的药品的质量、安全和功效，对公众健康提供高水平的保护，欧盟于 2011 年 7 月通过了《欧盟反伪造药品法令》(European Falsified Medicines Directive，EU FMD)[6]，明确要求为欧盟境内流通的每一盒药品建立可供验证其真实性的唯一标识，建立一套统一的处方药序列化数据交换体系，协同药品生产企业在各成员国间实现药品追溯信息的互联互通，以避免假药进入合法供应链。欧盟法令(2016/161/EU)对前述法令提到的包装上的“safety feature”进行了补充，如编码的组成中应包括产品代码、序列号、批号、失效日期等，载体采用 Data Matrix。

在欧盟药品电子监管系统中，药品生产商必须在药品出厂前，将包含有药品信息的编码，以符合 GS1 标准的二维矩阵码的形式印在每盒药品直接接触的包装组件上。编码包含的药品信息有：该药品的全球贸易项目代码(Global Trade Item Number，GTIN)、药品序列号(不重复)、药品过期日和药品批次。其中，药品序列号是电子监管系统识别药品的重要标识[7]。需要特别注意的是，药品序列号的生成过程完全随机(保存期 7 年)。最后，药品生产商需要将编码信息发送至欧洲药品编码中心数据库。

欧盟采用的是“一头一尾”的模式，由企业承担主体责任，按照统一的标准，药品生产商/进口商对药品进行序列化，将药品信息上传到统一的平台，再由零售药房/配售点的药剂师在销售前扫描验证药品的真实性，并在销售确认后把药品状态标记为“已售出”。该模式的特点是不强制要求批发环节验证，而是由零售环节验证药品真假，从而实现打击假药的目的。药品生产商/进口商和零售药房/配售点都是按照统一标准分别建设追溯系统，确保药品信息能够识别和验证。与美国不同，欧盟各国的经济发展水平差异较大。该模式效率高、易推行，符合欧洲药品安全监管执行的实际情况。

3. 日本

日本建立了完善的法律体系，更加强调企业的追溯主体责任。日本政府在1960 年公布了第一部《药事法》[8]，次年，由日本厚生省公布了相应的《药事法实施规则》[9]。在此之后至今的 60 余年里，《药事法》不断地修订，《药事法实施规则》也经历 390 余次的修订。最新的《药事法》第 3 章针对药店、第 4 章针对生产流通企业，将是否具备药品安全、信息采集、处理、报告等管理能力，作为经营许可审查的必须基础要求。在 2005 年版的《药事法实施规则》第 87 条中，明确规定了生产流通企业实行三主管制度，将企业药品品质管理职责与药品安全管理职责分开定义，规定了企业负责人的总体责任与协调责任。在最新的《药事法实施规则》中则进一步明确了利用信息通信技术的方法(第 11-5 条)、药品信息公开(第 11-6 条)等规定。生产流通企业的三主管制度如图 1.1 所示。

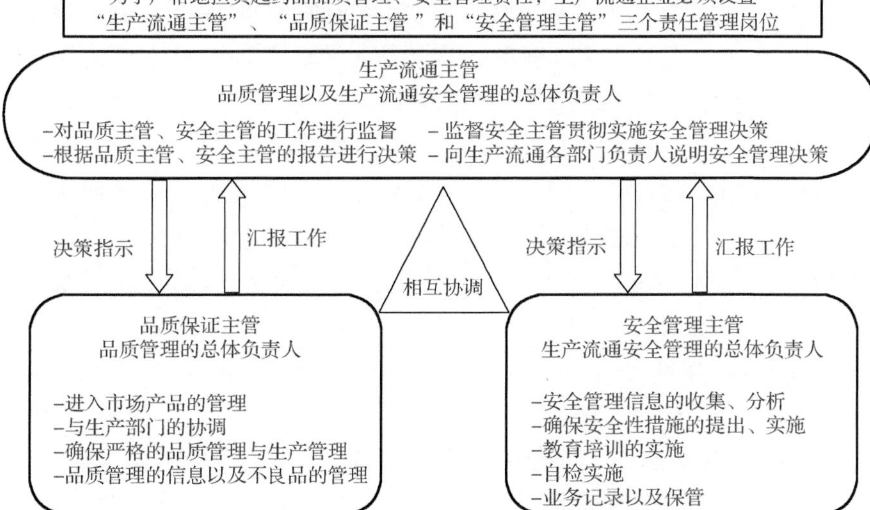

图 1.1　生产流通企业的三主管制度

随着药品安全问题的不断凸显，日本政府在2004年颁布了省令第135号，《医药品、医药部外品、化妆品、医疗机器以及再生医疗等制品的制造流通后安全管理的基准》（Good Vigilance Practice，GVP）[10]，它是对药品上市后的安全监管建立的一系列标准规范，涉及药品安全监管信息的收集和分析，安全保障措施的制定和实施等。

2006年，日本厚生省针对医疗产品包装上的条码使用发布了指南，并在2012年、2016年进行了修订，要求所有处方药的最小销售包装及以上各级包装都需要包含GTIN、失效日期、批号或序列号。2019年日本对《药品和医疗器械法》进行了再次修订，要求从2022年12月起，处方药和医疗器械包装必须带有条码以实现追溯。

不断健全完善的政府法律体系，成熟可行的企业业务规范与管理制度，再加上社会诚信体系，为日本的药品质量安全提供了可靠的保障。

4. 俄罗斯

近年来，俄罗斯通过建立健全法律法规，政府积极推动药品赋码来降低假药流通。2017年，《药品流通修正案》通过，旨在要求对药品进行强制标签管理，并加入追溯系统，使药物在生产和流通全流程环节中能得到精确追踪。从2018年11月1日起，俄罗斯药品强制标签管理系统的运营商由俄罗斯税务局转为前沿技术发展中心。该中心或将成为俄罗斯所有商品的电子标签系统唯一运营商。从2020年1月1日起，俄罗斯实施《俄罗斯药品加密追踪追溯码法规》，旨在使政府和消费者更容易核实指定产品的真实性和来源。2020年7月，俄罗斯政府发布第1079号决议对第1556号决议进行修改，并对信息上报流程、加密位数等进行说明。与欧盟和美国等法规不同，俄罗斯法规要求记录更为广泛详尽的产品流动状况。这些记录事件必须传送给贸易合作伙伴和监控药物流通的联邦政府信息系统[11,12]。法规规定，在俄罗斯销售的指定物品包装上需要赋予特殊二维码，并规定产品包装上的二维码必须包含以下四个构成部分：加密密钥（crypto key）、加密号（crypto number）、美国和欧洲法规要求的GTIN和序列号[13]。

此外，根据俄罗斯法律，所有产品单元（销售单元、包装单元以及运输单元）的信息必须关联。供应链中的每个成员都必须报告在产品流通过程中的每个批次的每一个变化，例如，有多少批次仍然在一起、被移除单元的去向等。这些要求比其他全球药品法规的要求有了相当大的提高。

1.2.2　国内

我国药品信息化追溯起步于 2006 年。为了推进药品全品种全过程监管，原中华人民共和国国家食品药品监督管理局（China Food and Drug Administration，CFDA）开始试行药品电子监管。从 2007 年 11 月 1 日起，麻醉药品、第一类精神药品制剂被全部纳入电子监管。从 2008 年 11 月 1 日起，第二类精神药品、中药注射剂、血液制品、疫苗被全部纳入电子监管系统。2012 年 2 月底前，国家基本药品全品种全部被纳入电子监管[14,15]。2015 年 1 月 4 日，CFDA 发布公告，要求在 2015 年 12 月 31 日前将境内药品制剂生产企业、进口药品制药厂商全部纳入中国药品电子监管网[16]。同时，所有药品批发、零售企业必须全部入网。至此，中国所有药品全部被纳入电子监管范围。

从 2015 年起，国务院等有关部门先后提出了一系列法规文件推动药品追溯体系的建设。2015 年，《国务院办公厅关于加快推进重要产品追溯体系建设的意见》（国办发〔2015〕95 号）发布，将药品纳入重要产品，并明确了企业应承担产品追溯的主体责任。2016 年 2 月 20 日，CFDA 宣布暂停药品电子监管，研究新的追溯监管模式。同年，《国家食品药品监督管理总局关于推动食品药品生产经营者完善追溯体系的意见》（食药监科〔2016〕122 号）发布，提出了药品追溯体系建设总体原则和要求，明确了药品生产经营企业应当承担建设药品追溯体系的主体责任[17]。2018 年 11 月 1 日，国家药品监督管理局（National Medical Products Administration，NMPA）就药品信息化追溯体系建设提出了《国家药监局关于药品信息化追溯体系建设的指导意见》（国药监药管〔2018〕35 号）[18]，进一步细化了药品生产经营企业承担追溯体系建设主体责任的职责内容，要求企业实现对其生产经营产品的来源可查、去向可追。2018 年 12 月，中共中央办公厅、国务院办公厅印发《关于改革和完善疫苗管理体制的意见》，要求改革和完善疫苗管理体制，严格市场准入，强化市场监管，优化流通配送，规范接种，完善相关法律法规，尽快解决针对疫苗的违法成本低、处罚力度弱等突出问题。

2019 年 6 月 29 日，第十三届全国人民代表大会常务委员会第十一次会议通过了《中华人民共和国疫苗管理法》[19]。首次从法律层面对疫苗研制、生产、流通、预防接种等全链条进行了系统性规范，并提出国家实行疫苗全程信息化追溯制度。2019 年 8 月 26 日，第十三届全国人民代表大会常务委员会第十二次会议表决通过了《中华人民共和国药品管理法》（2019 年修订）[20]。新修订的《中华人民共和国药品管理法》中明确规定：国家建立健全药品追溯制度，国务院药品监督管理部门制定统一的标准和规范。2019 年 12 月，国家药品监督管理理局综合司与国家卫生健康委办公厅发布《关于做好疫苗信息化追溯体系建设工作的通知》（药监综药管〔2019〕103 号），要求贯彻落实《中华人民共和国疫苗管理法》以及党中央、国务院关于建立疫苗全程电子追溯制度的决策部署，积极推动建立覆盖疫苗生产、流通和预防接种全过程的信息化追溯体系，实现所有疫苗全过程可追溯，做到来源可查、去向可追、责任可究，提高疫苗监管工作水平和效率，切实保障疫苗质量安全[21]。同时，提出了 2020 年 3 月 31 日前，全国各地应当建成疫苗信息化追溯体系，实现所有上市疫苗全过程可追溯，确保疫苗最小包装单位可追溯、可核查。2020 年 3 月 30 日，市场监管总局发布了《药品生产监督管理办法》（市场监管总局〔2020〕第 28 号）[22]，并于 2020 年 7 月 1 日起正式施行。《药品生产监督管理办法》明确，上市许可持有人、药品生产企业应当建立并实施药品追溯制度，按照规定赋予药品各级销售包装单元追溯标识，通过信息化手段实施药品追溯，及时准确地记录、保存药品追溯数据，并向药品协同平台提供追溯信息。2020 年 10 月 10 日，《国家药监局关于做好重点品种信息化追溯体系建设工作的公告》（2020 年第 111 号）发布，明确提出上市许可持有人要落实全过程质量管理的主体责任，建立信息化追溯系统，收集全过程追溯信息。2020 年 12 月 31 日之前，将基本实现国家药品集中采购的中选品种、麻醉药品、精神药品、血液制品等重点品种可追溯[23]。

为贯彻落实《中华人民共和国药品管理法》、《中华人民共和国疫苗管理法》和药品追溯相关文件精神，推动药品信息化追溯体系建设，2019 年～2020 年，国家药品监督管理局分三次印发了 10 个药品追溯标准规范，首次以标准形式对业界药品追溯体系建设提出了统一要求，明确了药品信息化追溯体系建设总体要求，统一了药品追溯码编码要求，提出了药品追溯过程中需要企业记录、存储和提交信息的内容和格式，以及数据交换要求等。为打通各环节、企业独立系统之间的壁垒，构建药品追溯数据链，实现全品种、全过程药品追溯打下了重要基础[24-33]。

1.3 中国药品信息化追溯体系剖析

1.3.1 药品信息化追溯体系

在当前背景下，我国药品信息化追溯体系的建设采取政府引导、企业为主、第三方参与、全社会共建共享的模式，借助药品电子监管等已有工作基础，整合共享药品追溯信息资源，形成新的药品信息化追溯体系。中国药品信息化追溯体系框架如图 1.2 所示。

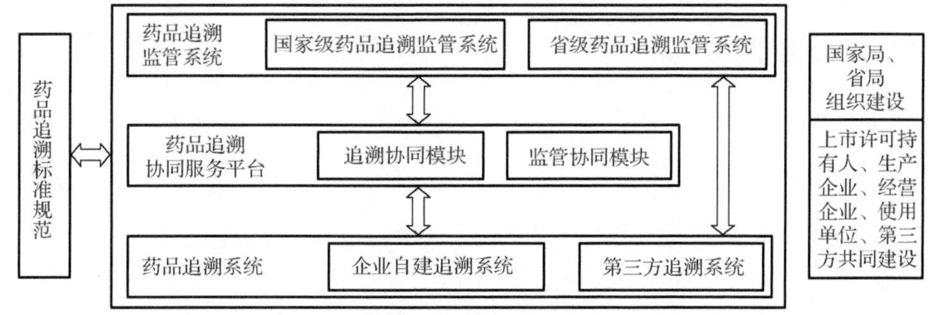

图 1.2　中国药品信息化追溯体系框架

具体来讲，就是以统一的标准规范为指引，打通各环节、各企业独立系统之间的壁垒，构建追溯信息的闭环；以药品追溯协同服务平台为支撑，连接企业自建追溯系统和第三方追溯系统的信息，辅助追溯系统最终形成完整的药品追溯数据链。在此基础上，应用大数据分析、人工智能算法等技术，构建监管部门的追溯监管系统，提升监管的预见性、靶向性、时效性，达到“智慧监管”的目的。因此，药品信息化追溯体系的主要建设内容包括以下几个方面。

1. 药品追溯系统

由药品上市许可持有人、生产企业会同经营企业、使用单位建设药品追溯系统。该系统基于药品追溯码、相关软硬件设备和通信网络，获取药品追溯过程中相关数据，用于实现药品生产、流通和使用全程追溯信息的采集、存储和共享。

2. 药品追溯协同服务平台

由国家药品监管部门负责建设药品追溯协同平台。该平台通过提供不同药品追溯系统的访问地址解析、药品追溯码编码规则的备案和管理，以及药品、企业基础数据分发等服务，辅助实现药品追溯相关信息系统互联互通。

3. 药品追溯监管系统

药品追溯监管系统是药品监督管理部门根据自身的药品追溯监管需求而建设的信息系统，应具有追溯数据获取、数据统计、数据分析、智能预警、召回管理、调配管理、信息发布等功能，辅助相关部门开展日常检查、协同监管等工作，加强风险研判和预测预警，为监管决策提供数据支持。药品追溯监管系统可分为国家级和省级药品追溯监管系统。

1.3.2 药品追溯码

1. 药品追溯码定义

药品追溯码是由一系列数字、字母和(或)符号组成的代码，用于唯一标识药品销售包装单元，通过一定的载体(如一维码、二维码、电子标签等)赋码到药品产品上，应可被扫码设备和人眼识别。药品追溯码包含药品标识码和生产标识码两个组成部分。根据“一物一码，物码同追”的要求，药品生产标识码应至少包含药品单品序列号，根据监管和实际应用需求，还可包含药品生产批次号、生产日期、有效期等。药品追溯码是建立药品及其追溯数据关联关系的钥匙，是实现“一物一码，物码同追”药品追溯的必要前提和重要基础。

2. 药品追溯码编制原则

药品追溯码应满足唯一性原则，保证药品追溯码不能重复和相互冲突。同时应具备可扩展性原则，保证发生药品生产企业的变更、药品生产种类和数量的增长等诸多变化时，药品追溯码能根据实际使用需求在编码规则不变的情况下进行容量扩充。还应满足通用性原则，即在实施药品信息化追溯的过程中，企业可以选择广泛使用的编码规则，并充分考虑与之相关的上下游企业、第三方或监管部门信息系统对接的技术需求，保护已有投入。

3. 药品追溯码构成

药品追溯码包含药品标识码和生产标识码两个组成部分。编码构成可以采用两种形式：其一是符合代码长度为 20 个字符的定长码，前 7 位为药品标识码，后 13 位为生产标识码(如“码上放心”追溯码)，编码构成如图 1.3 所示；其二是符合 ISO/IEC 15459 等相关国际标准编码规则的药品追溯码(如 GS1 码)。

目前，我国药品企业使用并且符合上述编码要求的药品追溯码的编码用例主要有“码上放心”追溯码(符合第一种形式)和“GS1 码”(符合第二种形式)等。

1)“码上放心”追溯码

“码上放心”追溯码是由 20 位数字编码，采用 Code 128C 一维条码和数字字符形式体现，支持自动识别设备及人眼识读。“码上放心”追溯码分为一级追溯码(药品最小销售包装)、二级追溯码(药品中包装)、三级追溯码(药品外层包装)，分别用来标识最小销售包装药品、中间独立包装药品和外箱独立包装药品。“码上放心”追溯码的构成如图 1.4 所示。

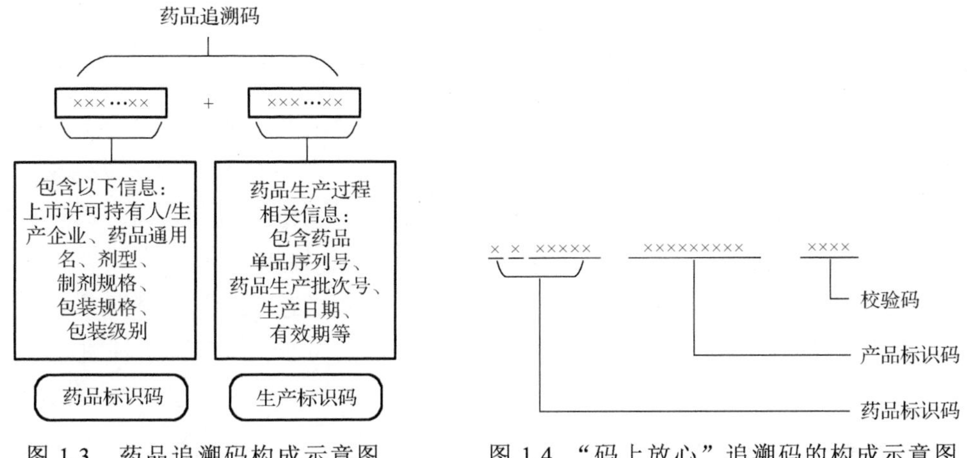

图 1.3　药品追溯码构成示意图　　图 1.4 “码上放心”追溯码的构成示意图

第 1 位：药品标志位，定值 8；第 2 位：追溯码级别区分；3～7 位：产品资源码，精确到药品品种；8～16 位：单件产品序列号；最后 4 位：校验位。对照前文药品追溯码构成分析，码上放心追溯码 2～7 位，关联企业信息、药品名称、制剂规格、剂型、批准文号、包装规格等信息，对应着药品标识码；8～16 位，是单件序列号，对应着生产标识码；再加最后 4 位校验位，共 20 位。

2) GS1 药品追溯码

将 GS1 编码体系代码用于药品追溯码可使用 GTIN 与应用标识符(Application Identifier，AI)及其对应编码数据的组合，符合 ISO/IEC 15459 系列标准。GS1 编码体系由国际物品编码组织(GS1)及其全球的 115 个成员组织发行、管理、维护，国内的管理机构为中国物品编码中心。

GS1 药品追溯码的具体构成如下。

(1) GTIN

GTIN 用作识别贸易项目的全球唯一编码。在药品追溯中采用的 GTIN-13/14 编码数据格式如表 1.1 所示，使用应用标识符 AI(01)。GTIN 符合 ISO/IEC 15459 系列标准，能够表示包含企业信息、药品名称、制剂规格、剂型、批准文号、包装规格等信息，可以用做药品标识码。GTIN 中的厂商识别代码由药品生产企业向中国物品编码中心(境内企业)或 GS1 其他地区组织(境外企业)申请。项目代码由药品生产企业自行分配，并向所在地区 GS1 成员组织备案。

表 1.1 GTIN-13/14 编码数据格式

应用标识符	指示符	厂商识别代码与项目代码	校验位
01	/	$N_1N_2\ N_3\ N_4\ N_5\ N_6\ N_7\ N_8\ N_9\ N_{10}\ N_{11}\ N_{12}$	N_{13}
01	N_1	$N_2\ N_3\ N_4\ N_5\ N_6\ N_7\ N_8\ N_9\ N_{10}\ N_{11}\ N_{12}\ N_{13}$	N_{14}

其中，GTIN-13 用于标识单个贸易项目，GTIN-14 第 1 位为包装指示符，取值为 1～8 时，用于标识一个或多个贸易项目组成的定量包装商品，为 9 时，用于标识变量储运包装商品。GTIN-14 能够与企业信息、药品名称、制剂规格、剂型、批准文号、包装规格等信息进行对应，用做药品标识码。

在 GTIN 中，厂商识别代码与项目代码的总长度为 12 位，根据 GS1 地区组织分配的厂商识别代码，药品生产企业可用剩余位数对其产品品种进行标识，例如，当厂商识别代码为 9 位时，药品生产企业可对最多不超过 1000 种不同药品进行标识；当厂商识别代码为 7 位时，药品生产企业可对最多不超过 10 万种的不同药品进行标识。

(2)序列号(Serial Number，SERIAL)及 AI(21)

为实现一物一码的追溯，应包含序列号，使用应用标识符 AI(21)，它是分配给一个实体永久性的序列代码，与 GTIN 结合唯一标识一个单独的项目，可以为药品各级销售包装单元赋码，编码数据串格式如表 1.2 所示。

表 1.2 应用标识符、序列号编码数据格式

应用标识符	序列号
21	X_1，…，X_j（$j \leqslant 20$）

序列号由药品生产企业分配，为字母数字字符，长度可变，最长 20 位，可用于组合成药品追溯中的生产标识码。使用 GTIN 和序列号可以组合成代码最长为 34 位的符合我国追溯码构成标准基本要求的药品追溯码，形式如图 1.5 所示。

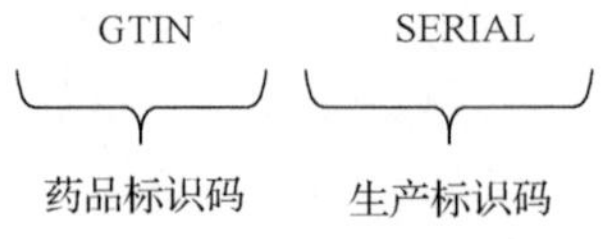

图 1.5 GS1 药品追溯码构成方案 1 示意图

(3)批次号(BATCH/LOT)及 AI(10)

批次号使用应用标识符 AI(10)，对应的编码数据的含义为贸易项目的批

号，编码数据格式如表 1.3 所示。

表 1.3　应用标识符、批次号编码数据格式

应用标识符	批次号
10	X_1，…，X_j ($j \leqslant 20$)

批次号为字母数字字符，长度可变，最长 20 位。

批次号用于产品追溯，批次号数据信息可设计贸易项目本身或其所包含的项目，如一个药品产品的生产批次号，再配合序列号，可以实现药品“一物一码”的编码要求，用做药品追溯中的产品标识码。GTIN、批次号和序列号组合成的药品追溯码形式如图 1.6 所示。

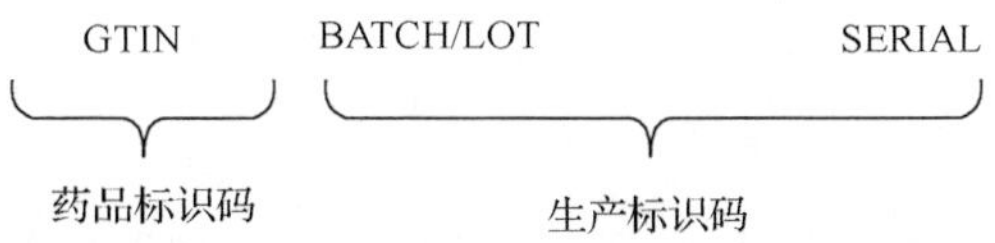

图 1.6　GS1 药品追溯码构成方案 2 示意图

(4) 有效期 (USE BY/EXPIRY) 及 AI (17)

AI (17) 对应的编码数据的含义为贸易项目的有效期，编码数据格式如表 1.4 所示。

表 1.4　应用标识符、有效期编码数据格式

应用标识符	有效期		
17	年	月	日
	N_1 N_2	N_3 N_4	N_5 N_6

年：以 2 位数字表示，不可省略，例如，2003 年为 03。

月：以 2 位数字表示，不可省略，例如，1 月为 01。

日：以 2 位数字表示，不可省略，例如，某月的 2 日为 02。

有效期与 GTIN、SERIAL 和 BATCH/LOT 组合的追溯码形式如图 1.7 与图 1.8 所示。

目前，国际上普遍使用的药品追溯码通常包含 GTIN、批次号、序列号和失效日期。

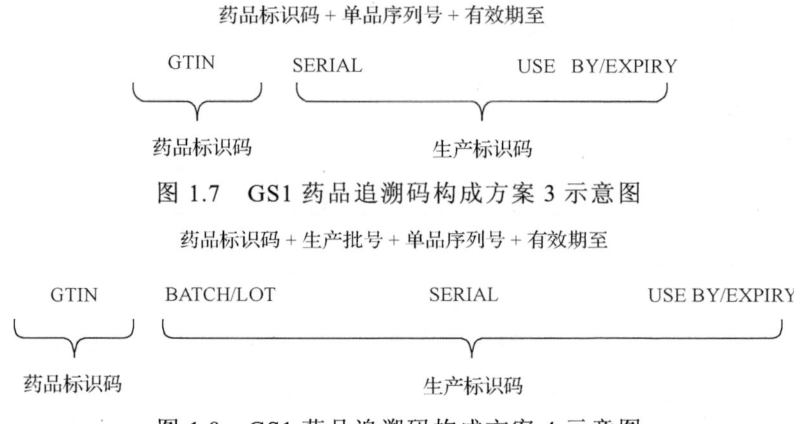

图 1.7　GS1 药品追溯码构成方案 3 示意图

图 1.8　GS1 药品追溯码构成方案 4 示意图

1.3.3　药品本位码以及与药品标识码关系

1. 药品本位码

国家药品编码本位码(以下简称为药品本位码)属于国家药品编码的一种。药品本位码用于国家药品注册信息管理，药品首次注册登记时赋予本位码，是国家批准注册药品唯一的身份标识。药品本位码共 14 位，由药品国别码、药品类别码、药品本位码和校验码依次连接组成，不留空格，其结构如图 1.9 所示。

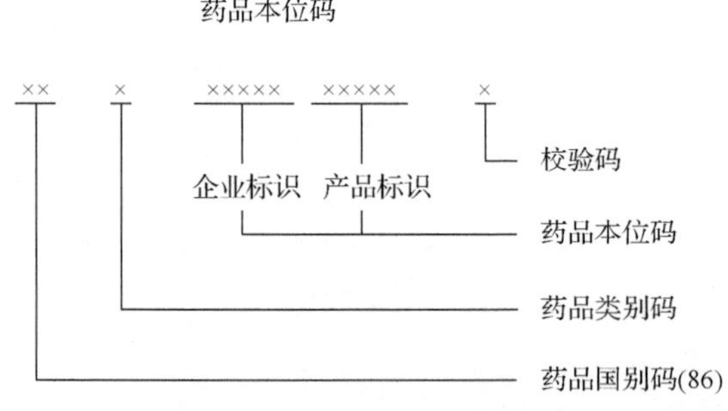

图 1.9　药品本位码结构示意图

药品本位码国别码为“86”，代表在我国境内生产、销售的所有药品；药品本位码类别码为“9”，代表药品；药品本位码前 5 位为药品企业标识，根据《企业法人营业执照》和《药品生产许可证》，遵循一照一证的原则，按照流水的方式编制；药品本位码的后 5 位为药品产品标识，是指前 5 位确定的企业所拥有的所有药品产品。

药品产品标识根据药品批准文号，依据药品通用名、剂型、制剂规格，遵循一药一码的原则，按照流水的方式编制。药品本位码由药品监督管理部门授权的维护管理机构统一编制赋码。校验码是药品本位码中的最后一个字符，通过特定的数学公式来检验药品本位码中前 13 位数字的正确性。

2. 药品本位码与药品标识码关系

药品标识码和药品本位码是按照不同编码规则编制，但存在相互关联关系。药品本位码对应“一品一码”，唯一标识药品生产企业、药品通用名、剂型、制剂规格信息，药品标识码可唯一标识药品生产企业、药品通用名、剂型、制剂规格、包装规格和包装级别。相同药品本位码的药品，由于包装规格和包装级别不同，将对应着多个药品标识码，其对应关系如图 1.10 所示。

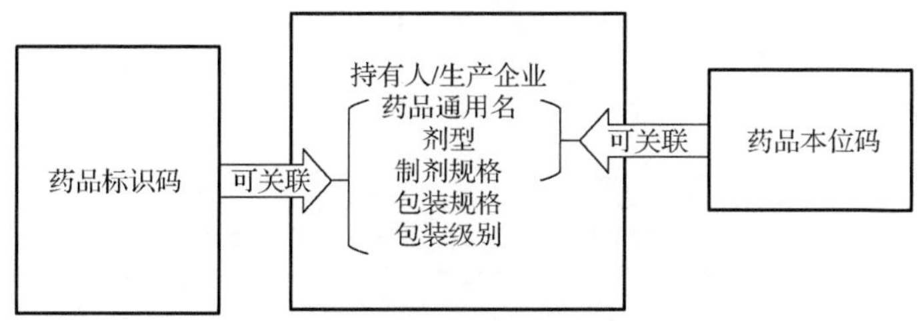

图 1.10　药品标识码与药品本位码的关系

1.3.4 国家药品标识码以及与药品标识码关系

1. 国家药品标识码

国家药品标识码用于唯一标识与上市许可持有人、生产企业、药品通用名、剂型、制剂规格和包装规格对应药品的代码。由上市许可持有人、生产企业向药品协同平台备案药品包装规格相关信息后产生。国家药品标识码共 11 位，由 5 位企业标识、4 位产品标识和 2 位包装规格组成，其结构如图 1.11 所示。

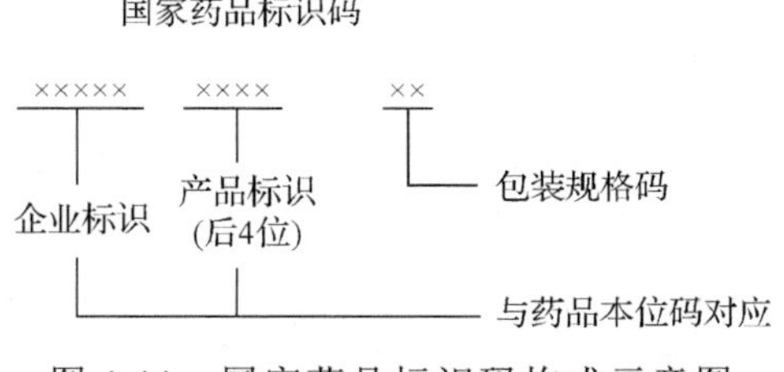

图 1.11　国家药品标识码构成示意图

国家药品标识码的 5 位药品企业标识，对应药品本位码的 5 位企业标识，4 位药品产品标识对应药品本位码产品标识的后 4 位，2 位包装规格码由企业向药品协同平台备案自行编制。

2. 国家药品标识码与药品标识码关系

与国家药品标识码相比，药品标识码增加了包装级别信息，因此一个国家药品标识码，因其对应的产品包装级别的不同，可以对应多个药品标识码，即国家药品标识码与药品标识码是 1∶*N* 的关系。对应关系示意如图 1.12 所示。

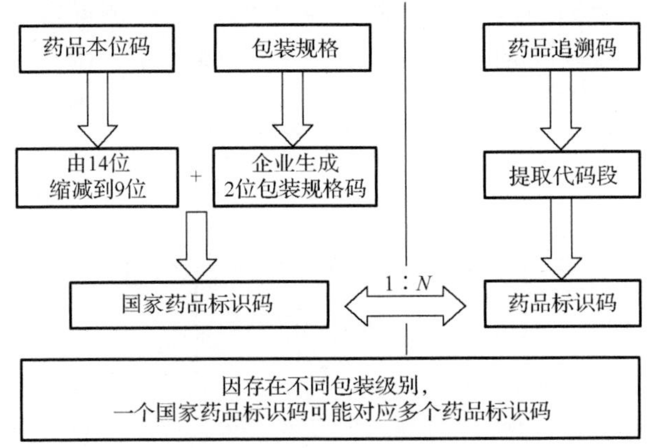

图 1.12　国家药品标识码和药品本位码、药品标识码的关系

第 2 章　药品信息化追溯体系标准化研究

2.1　药品信息化追溯标准体系发展历程

2.1.1　国外发展历程

1. 立法保障先行，分步骤实施

欧盟和美国非常重视药品追溯的法律法规建设，均建立了较为完善的法律法规体系，并有配套的组织执行机构。欧盟和美国通过立法要求企业落实追溯主体责任，利用信息技术从源头实现对药品各级包装单元的唯一标识，分步实施对处方药的“一物一码”序列化管理，并要求企业记录和验证追溯信息，以处方药为主，分步骤实施药品“一物一码”序列化管理。美国于 2013 年颁布了 DSCSA 法案[3]，该法案要求药品供应链上的企业(包括生产商、批发商/分销商、零售药房/配售点等)在 2018 年～2023 年，分步实施处方药的“一物一码”序列化管理，以及药品信息在交易时进行电子化记录和验证，并最终实现处方药在全供应链的信息化追溯。欧洲议会和理事会于 2011 年 6 月通过了法令 2011/62/EU[6]，该法令通过提供防止药品伪造的措施来加强公共健康保护。

2. 药品序列化为基础，多种编码方案并行

药品信息化追溯体系建设的关键和基础，是按照“一物一码”原则对药品进行赋码管理，即“药品序列化”，对药品各级包装单元进行唯一标识，并记录药品相关信息。

在药品序列化实施过程中，欧盟存在多种编码方案并行的情况，大多数国家使用 GS1 编码标准的药品标识，同时也存在部分国家如比利时、希腊、意大利在本国使用自有的编码方案。未来为了提高管理效率，统一标准，意大利、希腊等国均立法要求将于 2025 年前完成药品标识向国际标准的转换。美国企业采用的是统一标准的 GS1 NTIN 方案，其编码结构与 GTIN 相同，包含美国国家药品编码信息。

3. 企业承担追溯主体责任，行业标准引导建设

欧盟和美国在建立追溯相关法律法规的基础上，引导协会、企业自主制定追溯标准并推进标准落地，推动企业落实药品追溯主体责任。在具体的实施过程中，是由行业协会等团体自愿组织制定标准规范，根据法规要求和实际需求指导企业实施药品追溯工作。例如，美国和欧盟用于药品追溯的标准均符合国际物品编码组织制定的 GS1 相关标准[5,6]，从编码赋码、追溯数据存储和交换等角度，对药品追溯工作提出了具体的技术要求，为最终形成的追溯数据链提供有效指导。

2.1.2 国内发展历程

1. 兼容已有工作基础

我国从 2006 年开始试行的药品电子监管，分期分批将特殊药品、疫苗、中药注射剂、基本药物等品种纳入了电子监管，全国药品生产企业基本全部配置了生产线赋码设备，生产企业和批发企业药品信息化追溯基本全覆盖，培养了一批熟悉药品电子监管流程的人才队伍。但随着工作的不断深入推广，也面临着法律依据不足、企业缺乏主动等困难和问题，亟须通过技术标准提出统一的要求。

2. 国家法律提出新要求

2019 年 6 月，《中华人民共和国疫苗管理法》正式颁布[19]，提出国家实行疫苗全程电子追溯制度，国务院药品监督管理部门会同国务院卫生健康主管部门制定统一的疫苗追溯标准和规范。2019 年 8 月，《中华人民共和国药品管理法》(2019 年修订)正式颁布[20]，明确规定国家建立健全药品追溯制度，要求国务院药品监督管理部门制定统一的药品追溯标准和规范。

3. 适应追溯工作新形势

随着经济、技术的发展，药品信息化追溯工作环境也发生了较大变化。药品生产企业开始选择不同的药品追溯码来标识所生产的药品，原来仅有中国药品电子监管码，现在已经增加了国际物品编码和企业自行编码等。编码的展现形式也不只是原来的一维条码，增加了二维码、射频识别标签等。药品追溯系统也在增加，目前包括企业自建追溯系统和第三方追溯系统两类，但是追溯系统所使用的药品编码和数据标准不同，导致各药品追溯系统之间不能互联互通，无法形成完整的追溯信息链。监管人员无法通过信息化手段来追溯药品来源和流向，这给监管带来了困难。

2.2　药品信息化追溯体系标准化建设思路

1. 指导思想

兼容历史、国际接轨；依法依规、各负其责、共建共享；落实企业主体责任；强化追溯信息互通共享，实现药品来源可查、去向可追；促进药品质量安全综合治理；提升药品质量安全保障水平；体现政府“放管服”职能；保障公众用药安全。

2. 编制原则

编制药品信息化追溯标准体系要做到全面性、系统性、先进性、预见性、可扩充性等五个方面。药品供应链是一个大系统，各环节都存在着追溯信息采集、交换、传输等问题。编制药品信息化追溯标准体系要考虑药品追溯本身的技术特点以及在药品供应链过程中的应用特点，尤其要遵循以下原则。

1)全面完整

系统分析药品追溯各参与方所应用到的信息技术，提出完整的信息标准体系。在一段时间内，根据药品追溯工作需要，标准体系应包括现有的、应有的和预计发展的药品追溯标准。

2)科学准确

依照国家法律法规和相关政策文件，同时借鉴国际药品信息化追溯经验，并重点研究分析重要产品追溯标准化体系以及药品监管标准化体系。药品属于“重要产品追溯标准体系”中“产品专用标准子体系”下的“药品”类，因此构建的药品信息化追溯标准体系需要与重要产品追溯标准体系统一协调，同时，参照较为成熟的药品监管信息化标准体系进行框架构建，保证科学和准确。

3)规范指导

构建的药品信息化追溯标准体系，强化追溯信息互通共享，覆盖了药品监督管理机构、上市许可持有人、生产企业、经营企业、药品使用单位、药品消费者，对建设标准统一、先进适用、互联互通的药品信息化追溯系统具有规范指导作用。

4)结构合理

根据国家药品监督管理局组织编制的《药品信息化追溯体系建设导则》，将药品信息化追溯标准分层次进行梳理统计，查缺补漏，从而保证构建的药品信息化追溯标准体系层次分明、结构合理。适用范围大的标准处于标准体系的顶端，反之处于较低层次上，具体的个性标准处于最低层次。

5）提升意识

国家提出“实施标准化战略，促进世界互联互通”。药品信息化追溯标准体系不仅应提升药品安全监管水平，同时应使全社会标准化意识进一步提高。通过构建标准体系，不仅促进关键技术、核心技术向标准进行转化，同时促进标准的适用性、竞争力和应用水平显著提升，部分技术标准达到国际先进水平，标准化在经济社会发展的促进和推动方面得到充分体现。

6）持续发展

充分考虑药品信息化追溯的发展规律和需求，既要注重与已发布追溯技术有关的国家标准、行业标准的相互衔接，又要充分考虑药品信息化追溯体系发展对标准提出的更新、扩展和延伸要求，以及国际药品追溯标准化的发展趋势。对于一些尚未成熟的新技术在标准体系中也应给出相应的位置，列出标准体系的框架，以便于将来推广。

3．编制思路

药品信息化追溯标准编制应以保障公众用药安全为目标，以落实企业主体责任为基础，以实现“一物一码，物码同追”为方向，促进药品信息化追溯体系建设，为追溯信息互通共享，实现全品种、全过程追溯提供依据，促进药品质量安全综合治理，提升药品质量安全保障水平。

充分调研分析国内外重要产品追溯、药品追溯现状，分析药品信息化追溯体系的标准化需求，提炼共性要素和个性特点，以划清政府和企业的责任边界、药品追溯数据“谁产生、谁所有”等为基本原则，将标准分为综合通用标准和具体应用标准；系统梳理重要产品追溯国内外现有标准、药品信息化追溯现有标准、药品监管相关标准，并分析现有标准间的交叉重叠关系，构建药品追溯标准体系框架；确定覆盖药品追溯标准体系所需要的所有标准，梳理药品追溯标准体系，提出急需标准计划，为药品信息化追溯标准制修订工作提供科学依据。

利用药品信息化追溯标准，规范药品追溯体系建设的架构、技术和数据，完善药品追溯数据交换、共享机制，确立药品追溯数据使用规则，推进追溯信息互联互通，拓展药品追溯数据应用价值。帮助确定药品追溯数据“谁产生、谁所有”，界定未经所有方授权的不法行为。鼓励相关方按照合法合规方式，利用药品追溯数据为社会服务。各级药品监督管理部门基于药品信息化追溯体系构建大数据监管系统，创新药品安全监管手段，探索实施药品全过程信息化、智能化监管，完善风险预警机制。充分发挥药品追溯数据在问题产品召回及应急处置工作中的作用，进一步挖掘药品追溯数据在监督检查、产品抽检和日常监管中的应用价值。

4. 编制依据

药品信息化追溯标准体系是根据《中华人民共和国药品管理法》、《中华人民共和国药品管理法实施条例》、《中华人民共和国疫苗管理法》和《药品经营质量管理规范》等法律法规及规章，原国家食品药品监督管理总局、商务部相关政策文件(重点是《国家药监局关于药品信息化追溯体系建设的指导意见》和《国家食品药品监督管理总局关于推动食品药品生产经营者完善追溯体系的意见》)要求，以及《重要产品信息化追溯标准体系》和《药品信息化监管标准体系》等相关标准进行编制。

2.3　药品信息化追溯标准

药品追溯标准规范是药品信息化追溯体系建设的重要组成部分，是强化追溯信息互通共享的重要基础。目前，根据急用先行的原则，国家药品监督管理局组织编制并发布了 10 个药品追溯标准规范，包括《药品信息化追溯体系建设导则》、《药品追溯码编码要求》等。已发布的 10 个药品追溯标准名称和范围如表 2.1 所示。

表 2.1　已发布的 10 个药品追溯标准

序号	药品追溯标准	标准范围
1	药品信息化追溯体系建设导则	本标准适用于规范药品上市许可持有人、生产企业、经营企业(包括批发企业和零售企业)、使用单位、发码机构及监管部门等追溯参与方协同建设药品信息化追溯体系
2	药品追溯码编码要求	本标准适用于规范药品上市许可持有人、生产企业、经营企业、使用单位和发码机构等追溯参与方，针对在中国境内销售和使用的药品选择或使用符合本标准的药品追溯码

续表

序号	药品追溯标准	标准范围
3	药品追溯系统基本技术要求	本标准适用于规范药品上市许可持有人、生产企业、经营企业、疾病预防控制机构、使用单位及第三方技术机构等药品信息化追溯体系参与方建设和使用药品追溯系统
4	疫苗追溯基本数据集	本标准适用于规范追溯数据产生方采集和存储满足相关要求的追溯数据
5	疫苗追溯数据交换基本技术要求	本标准适用于规范疫苗追溯协同服务平台、药品(疫苗)追溯系统、省级疾病预防控制机构信息系统、疫苗追溯监管系统等数据交换方之间进行疫苗追溯数据的交换
6	药品上市许可持有人和生产企业追溯基本数据集	本标准适用于规范药品追溯系统中药品上市许可持有人和生产企业相关的药品(不含疫苗)追溯数据
7	药品经营企业追溯基本数据集	本标准适用于规范药品追溯系统中药品经营企业的药品(不含疫苗)追溯数据
8	药品使用单位追溯基本数据集	本标准适用于规范药品追溯系统中药品使用单位相关的药品(不含疫苗)追溯数据
9	药品追溯消费者查询基本数据集	本标准适用于规范药品追溯系统应提供给消费者的药品(不含疫苗)追溯信息
10	药品追溯数据交换基本技术要求	本标准适用于规范药品追溯协同服务平台、药品追溯系统、药品追溯监管系统等数据交换方之间进行药品(不含疫苗)追溯数据的交换

2.3.1 标准分类

已发布的10个药品追溯标准可分为药品追溯基础通用标准、疫苗追溯数据及交换标准、药品(不含疫苗)追溯数据及交换标准三大类。三大类标准既相互协调，又各有侧重。

基础通用标准，从药品追溯统筹指导、夯实基础角度出发，提出了药品信息化追溯体系建设总体要求、药品追溯码编码要求和药品追溯系统基本技术要求，包括《药品信息化追溯体系建设导则》、《药品追溯码编码要求》和《药品追溯系统基本技术要求》三个标准。

疫苗追溯数据及交换标准，考虑到疫苗单独立法的情况及其管理的特殊性，从疫苗生产、流通到接种等环节，提出了追溯数据采集、存储及交换的具体要求，包括《疫苗追溯基本数据集》和《疫苗追溯数据交换基本技术要求》两个标准。

药品(不含疫苗)追溯数据及交换标准，从药品生产、经营、使用和消费者查询等环节，提出了追溯数据采集、存储和交换的具体要求，包括《药品上市许可持有人和生产企业追溯基本数据集》、《药品经营企业追溯基本数据集》、《药品使用单位追溯基本数据集》、《药品追溯消费者查询基本数据集》和《药品追溯数据交换基本技术要求》五个标准。

2.3.2　标准主要内容

1.《药品信息化追溯体系建设导则》

该标准规定了药品信息化追溯体系建设基本要求和药品信息化追溯体系各参与方基本要求，适用于追溯体系各参与方，如图 2.1 所示。

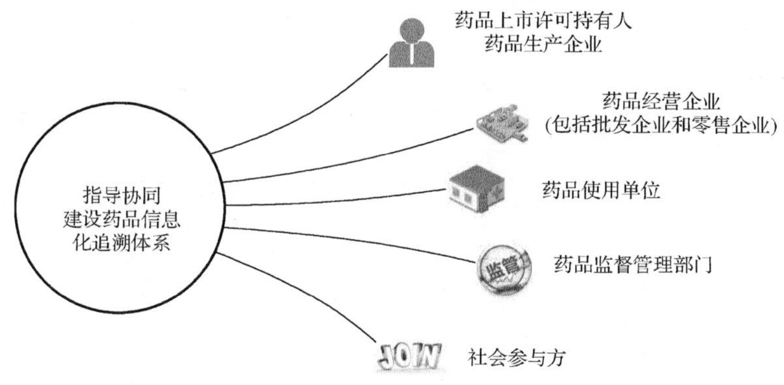

图 2.1　追溯体系各参与方

该标准的内容包括了核心术语定义、追溯体系架构以及各参与方职责，如图 2.2 所示。

核心术语定义
药品信息化追溯体系
药品追溯协同服务平台
药品追溯码
…
追溯体系架构
药品追溯系统
药品追溯协同服务平台
药品追溯监管系统
各参与方职责
药品上市许可持有人和生产企业
药品经营企业
药品使用单位
药品监督部门
社会参与方

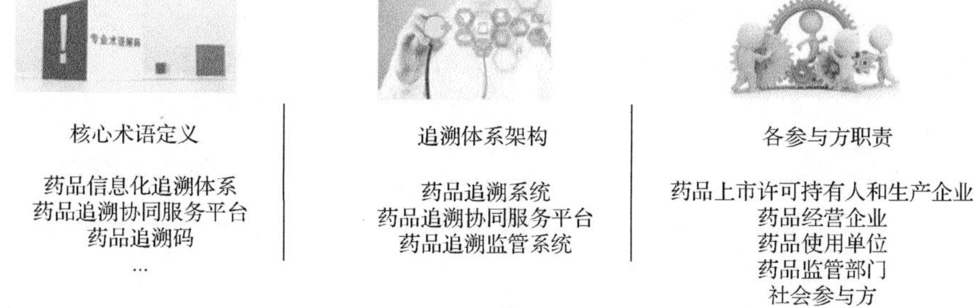

图 2.2　药品信息化追溯体系建设导则的内容

药品信息化追溯体系是指上市许可持有人、生产企业、经营企业、使用单位、监管部门、社会公众等药品追溯参与方，通过信息化手段，对药品生产、经营、使用等各环节的信息进行追踪、溯源的有机整体。企业可以按照标准建立健全追溯系统，如图 2.3 所示。药品信息化追溯体系可以根据监管需求采集数据，监控药品流向，进行数据汇总分析等，也可以发挥“桥梁”和“枢纽”作用，辅助实现不同药品追溯系统互联互通。此外，还实现了药品生产、流通及使用等全过程追溯信息的采集、存储和共享。

药品信息化追溯体系应包含药品追溯系统、药品协同平台和药品追溯监管系统。药品追溯系统应包含药品在生产、流通及使用等全过程追溯信息，并具有对追溯信息的采集、存储和共享功能，可分为企业自建追溯系统和第三方机构提供的追溯系统两大类。药品协同平台应包含追溯协同模块和监管协同模块，追溯协同模块服务企业和消费者，监管协同模块服务监管工作。应提供准确的药品品种及企业基础信息、药品追溯码编码规则的备案和管理服务以及不同药品追溯系统的地址服务，辅助实现不同药品追溯系统的互联互通。药品追溯监管系统包括国家和各省药品追溯监管系统，根据各自监管需求采集数据，监控药品流向，应包含追溯数据获取、数据统计、数据分析、智能预警、召回管理、信息发布等功能。

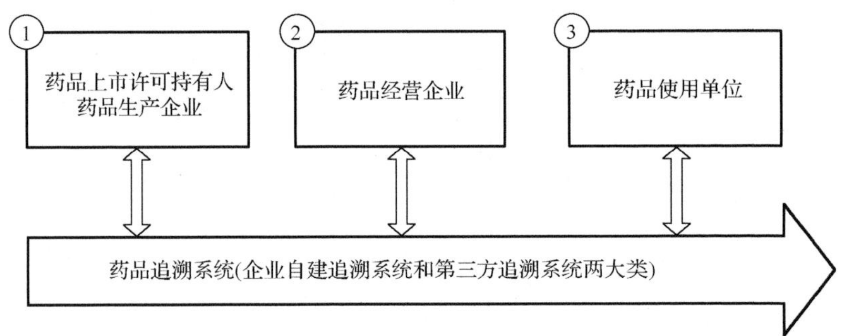

图 2.3 追溯系统

药品追溯系统、药品协同平台、药品追溯监管系统之间的数据交换应符合国家药品监督管理局制定的数据交换相关技术标准。用户安全访问应提供用户的身份注册、验证和统一管理功能；应提供用户认证、权限管理与访问控制功能。数据安全传输应提供数据接入验证功能，以确保数据接收的有效性；应提供数据传输过程中的隐私保护和防篡改功能。应采用有效的数据安全存储技术，防止数据泄露；应能够验证存储数据的完整性和有效性，防止非授权用户非法获取及修改数据，记录授权用户对数据的修改行为及内容；应具备数据备份与容灾功能。系统(平台)安全管理应提供日志和安全事件的管理及分析功能，可统计安全事件的相关情况，可按不同条件快速查询和统计分析系统(平台)的日志和事件。

2.《药品追溯码编码要求》

该标准规定了药品追溯码的术语和定义、编码原则、编码对象、基本要求、构成要求、载体基本要求、发码机构基本要求以及上市许可持有人、生产企业基本要求，适用于在中国境内销售和使用的药品。

追溯编码基本要求如图 2.4 所示，其中，编码原则是实用性、唯一性、可扩展性、通用性。

实用性：药品追溯码应保证其科学合理，满足药品追溯业务实际需求和监管要求。

唯一性：药品追溯码的唯一性应指向单个药品销售包装单元；药品标识码的唯一性应指向特定于某种与上市许可持有人、生产企业、药品通用名、剂型、制剂规格、包装规格和(或)包装级别对应的药品。

可扩展性：药品追溯码应可根据实际使用需求进行容量扩充。

通用性：药品追溯码应基于上市许可持有人、生产企业、经营企业、使用单位广泛使用的编码规则进行设计或选择,并充分考虑与之相关的上下游企业、第三方或监管部门信息系统对接的技术需求。

编码对象包括药品各级销售包装单元。药品追溯码应关联上市许可持有人名称、药品生产企业名称、药品通用名、药品批准文号、药品本位码、剂型、制剂规格、包装规格、生产日期、药品生产批号、有效期和单品序列号等信息；应符合以下两项要求中的一项：代码长度为 20 个字符，前 7 位为药品标识码；符合 ISO 相关国际标准(如 ISO/IEC 15459 系列标准)的编码规则。此外，载体要求是一维条码、二维码、电子标签，应可被设备和人眼识别。

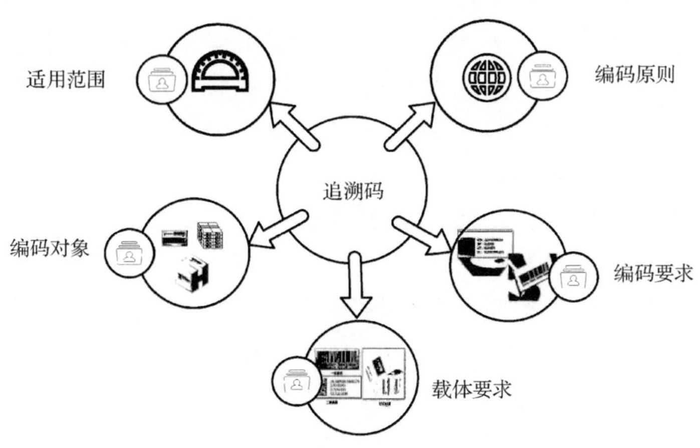

图 2.4　追溯码编码基本要求

此外，国家规划统一的药品标识体系，以形成统一的中国国家药品标识码(China-National Drug Code，C-NDC)。该标识码与国际药品编码接轨，定义到包装规格。此外，该标识码提升药品监管精细度，监管至包装规格，同时也满足医药供应链业务需求，如生产、储运、销售等。

药品上市许可证持有人和生产企业应根据《药品追溯码编码要求》对各级销售包装单元进行赋码关联，在赋码之前，应向药品协同平台进行备案。备案可以保证编码唯一性，具体如图 2.5 所示。

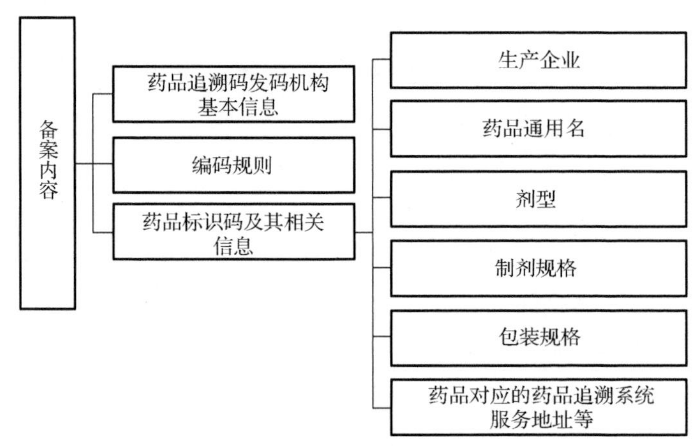

图 2.5　备案内容

3.《药品追溯系统基本技术要求》

该标准规定了药品追溯系统的通用要求、功能要求、存储要求、安全要求和运维要求等内容，适用于追溯体系参与方建设和使用药品追溯系统。该标准用于指导药品信息化追溯体系参与方建设和使用追溯系统。

上市许可持有人应当按照相关法律要求和标准规范建立药品追溯系统，可以自建药品追溯系统，也可以采用第三方机构提供的药品追溯系统。药品追溯系统通用要求包括：包含全过程追溯数据，对接药品协同平台，对接药品追溯监管系统，确保数据完整、不可篡改和可追溯，具有多种追溯信息采集方式，保护数据安全，防止追溯数据被非法使用，如图 2.6 所示。

上市许可持有人应当按照相关法律要求和标准规范建立药品追溯系统，记录保存相关追溯信息，并上传企业、产品基本信息，以及流向等追溯信息。药品追溯系统功能要求包括：基本信息管理、信息备案管理、药品追溯码管理、追溯应用信息管理、追溯信息共享、追溯信息查询，如图 2.7 所示。

包含全过程追溯数据
确保数据完整、不可篡改和可追溯
对接药品追溯协同服务平台
药品追溯系统
(自建或采用第三方服务)
具有多种追溯信息采集方式
对接药品追溯监管系统
保护数据安全，防止追溯数据被非法使用

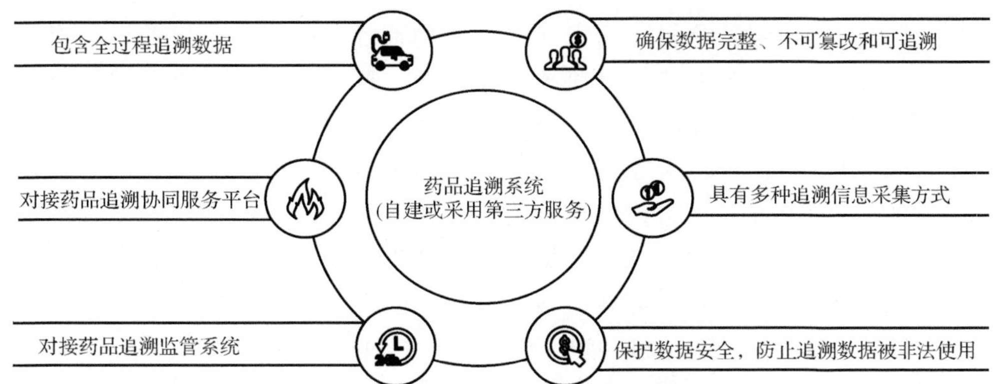

图 2.6　药品追溯系统通用要求

基本信息管理

维护药品上市许可持有人、
生产企业等基本信息；
生产许可证基本信息；
药品产品基本信息

追溯应用信息管理

维护全链条药品追溯信息，包括
生产信息、自检信息、批签发信息、
收发货信息、使用信息、
召回信息等应用信息

信息备案管理

将包装规格、药品标识码及其对应的
药品名称和制剂规格、生产每种产品
所在的药品追溯系统的链接地址等相关信息，
备案到协同平台

追溯信息共享

与协同平台可以上传、接收数据；
各环节数据传递；
核对验证下游机构的追溯信息

药品追溯码管理

导入来自发码机构的药品追溯码，
并根据实际业务需要进行维护

追溯信息查询

向消费者提供药品追溯信息查询功能；
为监管方提供追溯数据查询的功能

图 2.7　药品追溯系统功能要求

追溯系统存储要求包括：支持存储调度，支持实例运行的容错机制，支持集中控制和分布自主控制数据备份等。追溯系统安全要求包括了用户身份验证、用户权限配置以及达到相应的信息系统安全等级保护要求等。此外，追溯系统的运维要有应急预案，在追溯系统发生故障时，可以快速切换到备用系统，或者可以离线发码维护追溯数据，保障生产任务。专职运维人员定期维护系统，以达到最佳性能，并在故障发生时，第一时间修复故障。

4.《疫苗追溯基本数据集》

该标准规定了与疫苗信息化追溯体系建设相关的疫苗追溯基本数据集分类、数据集与疫苗追溯数据产生方关系及数据集内容，适用于规范追溯数据产生方采集和存储满足相关要求的追溯数据。疫苗追溯基本数据集是为了规范追溯数据标准，统一数据字段名称，更好地在追溯系统之间、协同监管平台上进行数据交互，查询统计分析。为已建成的追溯系统提供数据映射关系，为准备建设的追溯系统提供数据表、字段的设计依据，达到疫苗生产流通使用全过程的数据互联互通，统一标准。数据集分类如图 2.8 所示。

国产疫苗流通过程如图 2.9 所示。国内疫苗生产企业生产疫苗供给疾病预防控制机构，并由疾病预防控制机构下发给接种单位。生产企业需要维护企业基本信息，以及疫苗基本信息等数据子集，在生产流通过程中，需要维护生产信息、批签发信息、收发货信息、召回信息、温度信息等应用信息数据子集；疾病预防控制机构需要维护疾病预防控制机构和配送单位的基本信息数据子集，在流通环节维护收发货、召回、温度信息等应用信息数据子集；接种单位需要维护接种单位、配送单位基本信息数据子集，同时要维护疫苗的收发货、召回、使用、温度信息等应用信息数据子集。

疫苗生产企业基本信息数据子集
药品生产许可证基本信息数据子集
疾病预防控制机构基本信息数据子集
疫苗物流/配送企业基本信息数据子集
接种单位基本信息数据子集
国产疫苗基本信息数据子集
进口疫苗基本信息数据子集

基本信息数据子集

应用信息数据子集

生产信息数据子集
进口信息数据子集
生产企业自检信息数据子集
批签发信息数据子集
发货信息数据子集
收货信息数据子集
配送信息数据子集
使用信息数据子集
召回信息数据子集
消费者查询基本信息数据子集

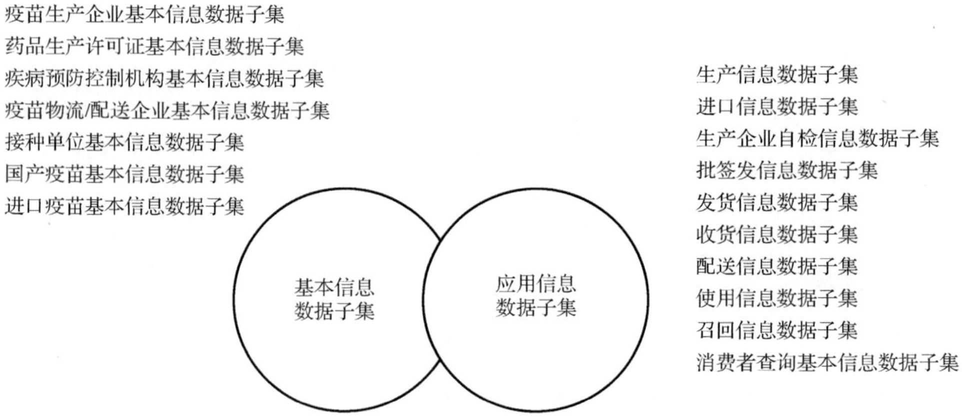

图 2.8　数据集分类

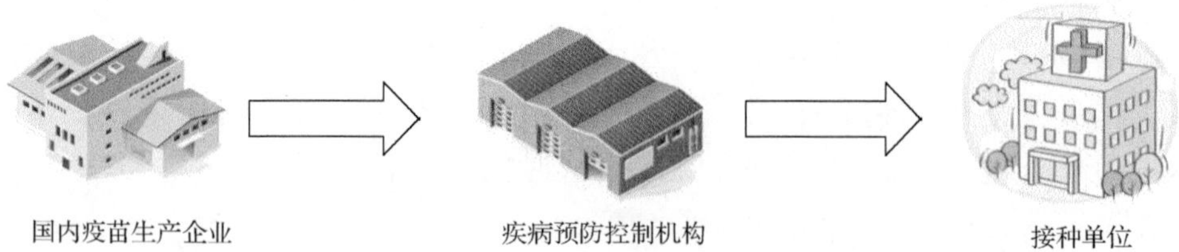

图 2.9　国产疫苗流通过程

进口疫苗流通过程如图 2.10 所示。进口疫苗经过国内进口药品代理企业供给疾病预防控制机构，或者供给国内疫苗生产企业(分包装厂)重新装包，供给疾控预防控制机构，最后由疾病预防控制机构下发给接种单位。进口疫苗上市许可持有人或代理机构需要维护企业基本信息，以及疫苗基本信息等基本信息数据子集，在生产流通过程中，需要维护生产信息、批签发信息、收发货信息、召回信息、温度信息等应用信息数据子集；进口疫苗代理企业需要维护疫苗生产企业基本信息、代理企业基本信息，以及疫苗基本信息等基本信息数据子集，在生产流通过程中，需要维护生产信息、批签发信息、收发货信息、召回信息、温度信息等应用信息数据子集；疾病预防控制机构需要维护疾病预防控制机构和配送单位的基本信息数据子集，在流通环节维护收发货、召回、温度信息等应用信息数据子集；接种单位需要维护接种单位、配送单位基本信息数据子集，同时要维护疫苗的收发货、召回、使用、温度信息等应用信息数据子集。

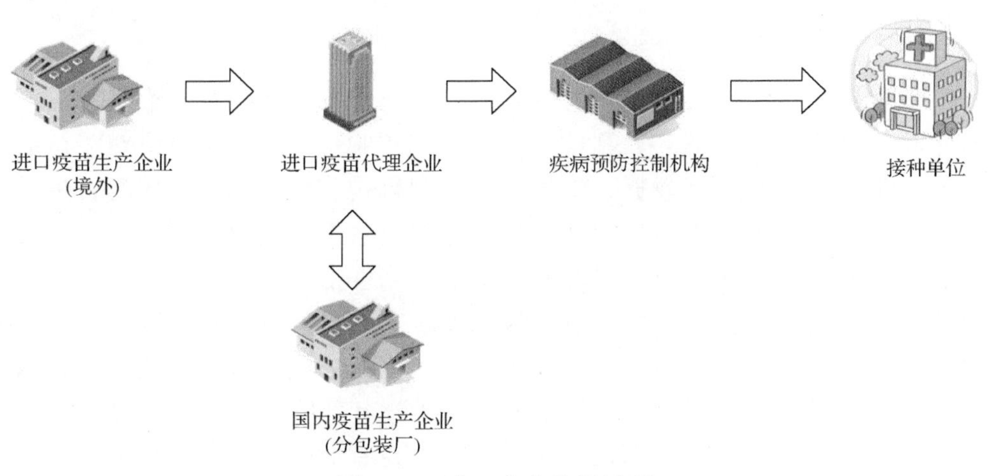

图 2.10　进口疫苗流通过程

5.《疫苗追溯数据交换基本技术要求》

该标准规定了疫苗信息化追溯体系中疫苗追溯数据交换的方式、数据格式、数据内容和安全要求，适用于规范相关数据交换方之间进行疫苗追溯数据的交换。

数据交换基本技术要求，是为了在疫苗的全生命周期中，追溯系统与疫苗协同平台、监管系统进行数据交换。通过明确交换方式、数据格式、交换内容来协助生产企业建立疫苗全流程追溯数据。在疫苗的全生命周期中，疾病预防控制机构、接种单位、物流企业配合生产企业建立全流程的追溯数据。疫苗追溯数据流程如图 2.11 所示。

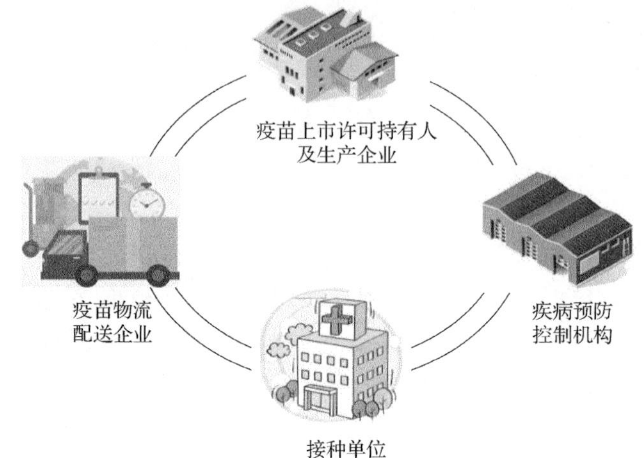

图 2.11　疫苗追溯数据流程

生产企业要建立疫苗全流程追溯数据，将疫苗发货数据发送给疾控部门与接种单位，用于疫苗验证；并且接收疾病预防控制机构与接种单位对疫苗的使用信息，形成全流程追溯数据。疾病预防控制机构与接种单位，应配合生产企业建立全流程的疫苗追溯数据，并将相应追溯信息上传到追溯系统。

疫苗追溯数据交换是指疫苗追溯监管系统、疫苗协同平台和疫苗追溯系统相互之间进行的与追溯相关的信息交换。数据交换宜采用 Web 服务方式，追溯系统与监管系统之间的数据交换可采用消息队列的方式。数据交换一定要保证交换安全性，数据传输要加密，并对传输文件进行数字签名验证，系统间的数据交换要有状态回执，确保数据传输的完整性及有效性，如图 2.12 所示。

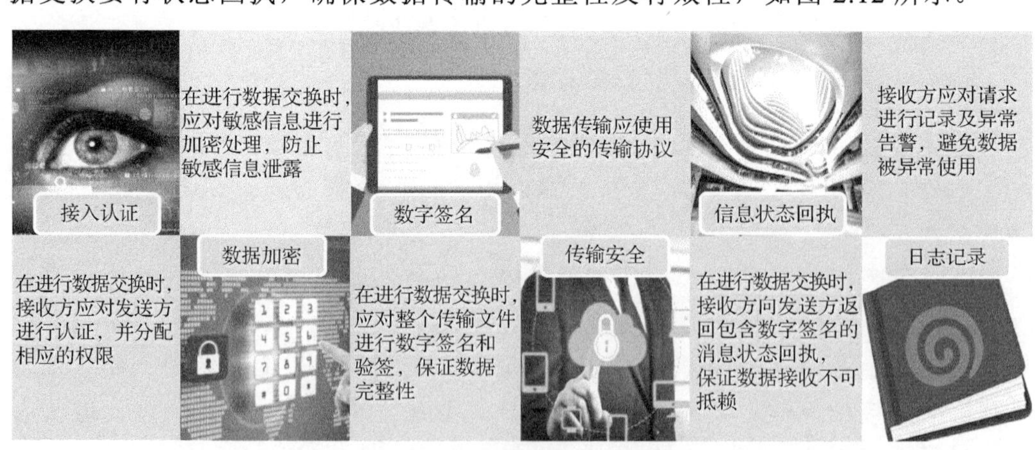

图 2.12　数据交换安全性

疫苗信息化追溯体系中疫苗追溯数据的交换内容如下。

1) 追溯系统应提供的数据内容

追溯系统应提供的数据内容可参照《疫苗追溯基本数据集》，但不能少于其所规范的数据项，具体相关数据子集如表 2.2 所示。

表 2.2　追溯系统应提供的数据内容

	疫苗协同平台
追溯系统	境内疫苗生产企业基本信息数据子集
	境外疫苗生产企业基本信息数据子集
	进口疫苗代理企业基本信息数据子集
	药品生产许可证基本信息数据子集
	药品经营许可证基本信息数据子集
	疫苗配送单位基本信息数据子集
	国产疫苗基本信息数据子集
	进口疫苗基本信息数据子集
	生产信息数据子集
	进口信息数据子集
	生产企业自检信息数据子集
	批签发信息数据子集
	发货单信息数据子集
	收货单信息数据子集
	召回信息数据子集

2) 追溯系统可获取的数据内容

追溯系统可获取的数据内容可参照《疫苗追溯基本数据集》，具体相关数据子集如表 2.3 所示。

表 2.3　追溯系统可获取的数据内容

	追溯系统
疫苗协同平台	疾病预防控制机构基本信息数据子集
	疫苗配送单位基本信息数据子集
	接种单位基本信息数据子集
	发货单信息数据子集
	收货单信息数据子集
	使用信息数据子集
	召回信息数据子集

3）免疫规划信息系统提供的数据内容

免疫规划信息系统应提供的数据内容可参照《疫苗追溯基本数据集》。免疫规划信息系统应根据追溯数据所对应的不同追溯系统对数据进行分包处理，具体相关数据子集如表 2.4 所示。

表 2.4　免疫规划信息系统应提供的数据内容

	疫苗协同平台
免疫规划信息系统	疾病预防控制机构基本信息数据子集
	疫苗配送单位基本信息数据子集
	接种单位基本信息数据子集
	发货单信息数据子集
	收货单信息数据子集
	使用信息数据子集
	召回信息数据子集

4）免疫规划信息系统可获取的数据内容

免疫规划信息系统可获取的数据内容可参照《疫苗追溯基本数据集》，具体相关数据子集如表 2.5 所示。

表 2.5　免疫规划信息系统可获取的数据内容

	免疫规划信息系统
疫苗协同平台	境内疫苗生产企业基本信息数据子集
	境外疫苗生产企业基本信息数据子集
	进口疫苗代理企业基本信息数据子集
	药品生产许可证基本信息数据子集
	药品经营许可证基本信息数据子集
	疫苗配送单位基本信息数据子集
	国产疫苗基本信息数据子集
	进口疫苗基本信息数据子集
	生产信息数据子集
	进口信息数据子集
	生产企业自检信息数据子集
	批签发信息数据子集
	发货单信息数据子集
	收货单信息数据子集

6.《药品上市许可持有人和生产企业追溯基本数据集》

该标准规定了上市许可持有人和生产企业应采集、存储及向药品追溯系统提供的基本数据集分类和内容，适用于规范药品追溯系统中上市许可持有人和生产企业相关的药品(不含疫苗)追溯数据。

在该标准中，药品追溯基本数据集可分为基本信息数据子集和应用信息数据子集两类。基本信息数据子集包含药品协同平台分发的基础数据及补充内容，共包括六项。应用信息数据子集包含药品在生产、流通及召回等全过程追溯信息，共包含七项。

该标准的数据集分为三个部分。

①数据项描述：对数据集表格中数据项属性进行说明。

②基本信息数据子集：列出了与药品生产企业相关的六个基本信息数据子集，包括参与方基本信息、生产许可证信息、国产和进口药品基本信息三个数据子集。

③应用信息数据子集：列出了与药品生产企业相关七个应用信息数据子集。

7.《药品经营企业追溯基本数据集》

该标准规定了药品经营企业应采集、存储及向药品追溯系统提供的基本数据集分类和内容，适用于规范药品追溯系统中药品经营企业的药品(不含疫苗)追溯数据。

在该标准中，药品追溯基本数据集可分为基本信息数据子集和应用信息数据子集两类。基本信息数据子集包含药品协同平台分发的基础数据及补充内容，共包括三项。应用信息数据子集包含药品在进口、流通及零售等全过程追溯信息，共包含四项。

该标准的数据集内容分为三个部分。

①数据项描述：对数据集表格中数据项属性进行说明。

②基本信息数据子集：列出了与药品经营企业相关的三个基本信息数据子集，包括参与方基本信息、经营许可证信息两个数据子集。

③应用信息数据子集：列出了与药品经营企业相关四个应用信息数据子集。

8.《药品使用单位追溯基本数据集》

该标准规定了药品使用单位应采集、存储及向药品追溯系统提供的基本数据集的分类和内容，适用于规范药品追溯系统中药品使用单位相关的药品(不含疫苗)追溯数据。

在该标准中，药品追溯基本数据集可分为基本信息数据子集和应用信息数据子集两类。基本信息数据子集包含药品协同平台分发的药品使用单位基本信息数据子集。应用信息数据子集包含药品在流通和使用过程中的追溯信息，共包含四项。

该标准的数据集内容分为三个部分。

①数据项描述：对数据集表格中数据项属性进行说明。

②基本信息数据子集：规范了药品使用单位信息数据子集的要求。

③应用信息数据子集：列出了与药品使用单位相关四个应用信息数据子集。

9.《药品追溯消费者查询基本数据集》

该标准规定了消费者通过药品追溯系统可查询到的药品追溯基本信息，适用于规范药品追溯系统应提供给消费者的药品(不含疫苗)追溯信息。

该标准的数据集内容分为两个部分。

①数据项描述：对数据集表格中数据项属性进行说明。

②药品追溯数据消费者查询基本数据子集：具体给出了药品追溯系统应提供给消费者查询的数据项。

10.《药品追溯数据交换基本技术要求》

该标准规定了药品信息化追溯体系中药品追溯数据的交换方式、数据格式、数据内容和安全要求，适用于规范药品协同平台、药品追溯系统、药品追溯监管系统等数据交换方之间进行药品(不含疫苗)追溯数据的交换。

该标准对数据交换方式进行了阐述。药品信息化追溯体系中的数据交换方主要包括药品协同平台、药品追溯系统、药品追溯监管系统等。由追溯系统与药品协同平台、监管系统与药品协同平台、追溯系统与监管系统相互进行药品追溯数据交换。药品追溯数据交换宜采用 HTTP、消息队列方式。

此外，该标准给出了各参与方需要进行数据交换的数据集，数据交换时应满足的安全控制方面的要求，包括接入认证、数据加密、数字签名、传输安全、消息状态回执、日志记录。同时，该标准定义了基础信息交换数据格式和应用信息交换数据格式，并分别提出了使用 XML 和 json 格式传输信息时的示例。

①XML 格式：使用 XML 格式传输《药品上市许可持有人和生产企业追溯基本数据集》、《药品经营企业追溯基本数据集》和《药品使用单位追溯基本数据集》所规定的基本信息数据子集对应的基础信息数据记录时，

应将基础信息数据记录描述为 DTTSBasic 元素，DTTSBasic 元素的 XML 格式规则如下。

datasetName 元素：基础信息数据记录的名称，具体命名可参考《药品上市许可持有人和生产企业追溯基本数据集》、《药品经营企业追溯基本数据集》和《药品使用单位追溯基本数据集》所规定的基本信息数据子集名称；

示例 1，如“国产药品基本信息”、“药品配送企业基本信息”和“境内药品生产企业基本信息”等。

dataset 元素：基础信息数据记录的内容，可由一条或多条基础信息数据记录构成；

data 元素：一条基础信息数据记录，对不同数据项可包含三种类型的描述。

若数据项在该条基础信息数据记录中只出现一次，则以<[数据项短名]>[数据项允许值]</[数据项短名]>的形式描述；

若数据项在该条基础信息数据记录中出现多次，则以<[数据项短名].List>元素中使用多条<[数据项短名]>[数据项允许值]</[数据项短名]>的形式描述；

若数据项在该条基础信息数据记录中与其他数据项成组出现，且该组合出现多次，则以<[数据项短名].List>元素中使用多条<[数据项短名].Detail>元素，且在每条<[数据项短名].Detail>元素中使用成组数据项的<[数据项短名]>[数据项允许值]</[数据项短名]>的形式描述，其中，[数据项短名]可采用所成组数据项在其基础信息数据子集中序号最小的数据项短名。

②json 格式：使用 json 格式传输《药品上市许可持有人和生产企业追溯基本数据集》、《药品经营企业追溯基本数据集》和《药品使用单位追溯基本数据集》所规定的基础信息数据子集对应的基础信息数据记录时，应将基础信息数据记录描述为 DTTSBasic 数组，DTTSBasic 数组的 json 格式规则如下。

datasetName 对象：基础信息数据记录的名称，具体命名可参考《药品上市许可持有人和生产企业追溯基本数据集》、《药品经营企业追溯基本数据集》和《药品使用单位追溯基本数据集》所规定的基本信息数据子集名称；

示例 2，如“国产药品基本信息”、“药品配送企业基本信息”和“境内药品生产企业基本信息”等。

dataset 数组：基础信息数据记录的内容，可由一条或多条基础信息数据记录构成；

data 数组：一条基础信息数据记录，对不同数据项可包含三种类型的描述。

若数据项在该条基础信息数据记录中只出现一次，则以{"[数据项短名]":"[数据项值]"}的形式描述；

若数据项在该条基础信息数据记录中出现多次，则以[数据项短名].List 数组中使用多条{"[数据项短名]":"[数据项值]"}的形式描述；

若数据项在该条基础信息数据记录中与其他数据项成组出现，且该组合出现多次，则以[数据项短名].List 数组中使用多条[数据项短名].Detail 数组，且在每条[数据项短名].Detail 数组中使用成组数据项的{"[数据项短名]":"[数据项值]"}的形式描述，其中，[数据项短名]可采用所成组数据项在其基本信息数据子集中序号最小的数据项短名。

第 3 章　药品信息化追溯体系架构设计

3.1　设计基础、原则与目标

药品信息化追溯体系设计参考了 ISO 与 IEC 的体系架构定义和中国政务体系架构框架，并根据我国药品信息化追溯需求确定了设计原则和目标。

ISO/IEC 对一个体系架构的定义是[34]：

①一个系统的正式描述，或指导系统实施的组件层级的详细计划。

②组件结构、组件之间相互关系，以及对这些组件的设计和随时间演进进行治理的原则和指南。

《电子政务顶层设计：理论、方法与实践》[35]一书中也给出了中国政务体系架构框架（Chinese Government Architecture Framework，CGAF）以及设计方法 CGAF1.0。按照 CGAF1.0，一个体系架构可分为业务架构、数据架构、应用架构、技术架构和安全架构，如图 3.1 所示。

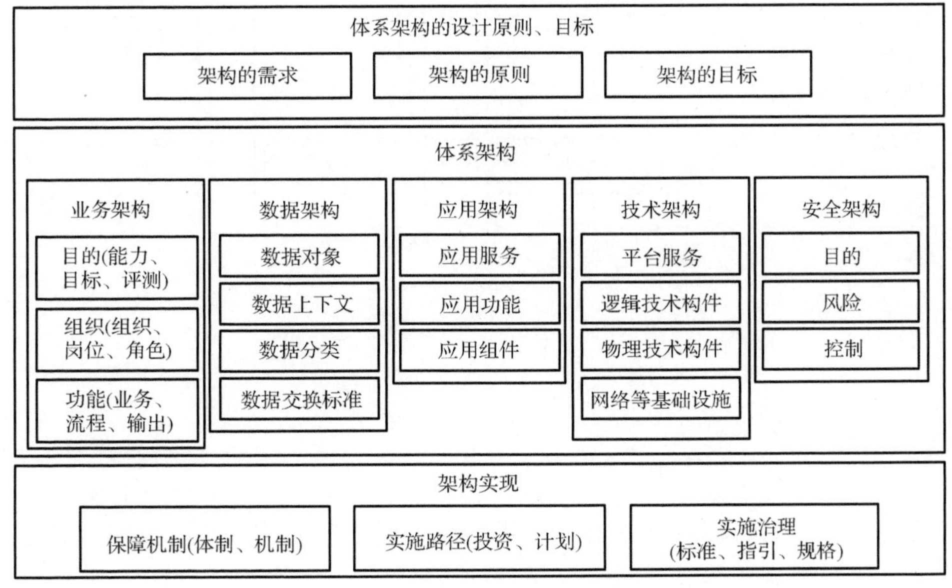

图 3.1　CGAF1.0 内容架构[35]

①业务架构：业务目的包括业务能力、目标以及评测指标；业务组织包括业务组织机构、岗位、角色；业务功能包括业务功能、业务流程、业务成果。

②数据架构：数据对象指所有业务表格、数据格式；数据上下文指数据属性的描述，以理解、使用数据；数据分类指基础、主题、应用数据库等；数据交换标准是系统互操作、业务协同的依据。

③应用架构：应用功能是业务功能的实现载体；应用服务是应用功能的封装；应用组件指应用功能实现的载体。

④技术架构是支撑上述架构的基础与实现手段。

⑤安全架构包括目的、风险和控制。

参考CGAF1.0的框架设计模型，如图3.2所示，以及开放组群(The Open Group，TOG)体系架构框架(The Open Group Architecture Framework，TOGAF)最新版的TOGAF标准文件，TOGAF9.2中的体系架构开发周期图，如图3.3所示。

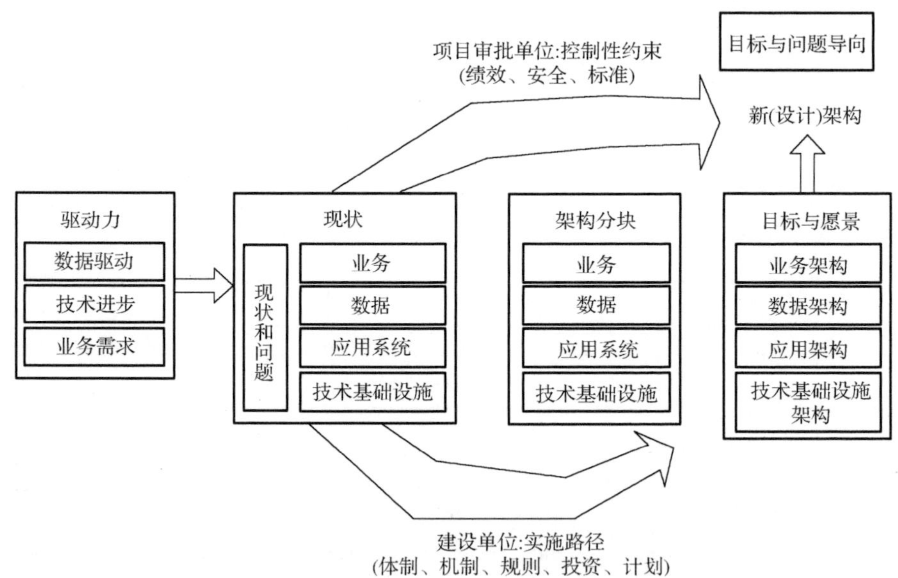

图3.2　CGAF1.0的框架设计模型[35]

架构设计首先需要明确驱动力与业务需求、目标与愿景。在对现状、问题分析的基础上，制定目标与愿景。其次，按照设计要求，按顺序进行业务架构、数据架构、技术架构、解决方案、迁移规划的设计。通过不断的架构设计迭代，最终实现架构愿景。

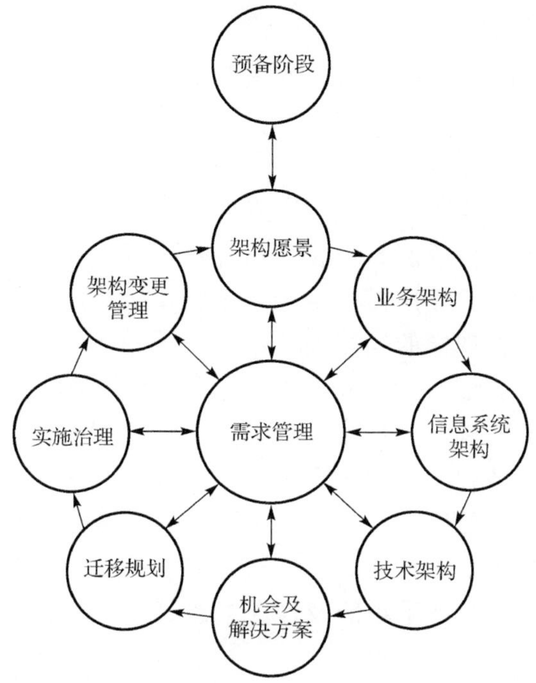

图 3.3　架构开发周期

在国家药品监督管理局主导的药品信息化追溯体系建设过程中，药品信息化追溯体系设计的驱动力、主要业务需求，目标与愿景已经明确，相应的法律法规以及技术标准也已相继发布。如 CGAF1.0 内容框架描述的：业务架构中的业务目的、业务组织；数据架构中的业务表格/数据格式、数据属性、数据库分类等，大部分在前期的工作中已经给出了明确的定义。另外，在药品企业、医疗机构、监管部门多年来信息化实践的过程中，信息化基础、技术应用及安全实现方案已经较为成熟。

在上述工作的基础上，可制定本设计遵循的原则如下。

(1) 一致性与完整性

设计的结果应符合相应的法律法规以及已经发布的所有技术标准，应全面地支持体系下各项业务流程，连贯地适用于药品供应链体系中所有的环节。

(2) 数据与业务的独立性

设计应保持所有数据拥有方的数据的独立性与原始数据属性。数据处理过程与结果不改变原有的数据属性。业务设计内容限于参与方之间的业务关联，不涉及参与方内部业务的内部规定。

(3) 兼容性与开放性

设计采用符合国际标准的开放的物联网数据管理架构，可以适应开放式药品供应链中不断变化的管理要求。

(4) 前瞻性与可扩展性

系统架构应具有前瞻性，并支持适应性强、灵活的解决方案。随着新的标准、法律法规等相关文件的发布，设计可提供数据迁移策略和向后兼容性。设计应适用于体系中不同业务规模的企业，小到单体药店，大到大型跨国公司，并且能够随着企业业务规模的发展而扩展。

本章的目标是：在现有的法律法规、技术标准的基础上，完成 CGAF1.0 内容框架中所述的业务架构、数据架构以及应用架构的设计，利用现有成熟的技术实现方案、信息化基础、关键安全体系，形成药品追溯数据价值链，通过数据治理，实现体系架构的愿景，完成药品信息化追溯体系建设。

本章的主要内容如下。

①对药品信息化追溯体系功能及性能的设计要求进行归纳整理，明确各项具体设计要求。

②根据前述的体系架构定义进行业务架构、数据架构以及应用架构的设计。

③参考现有相关信息化基础设施建设、安全体系建设的成熟案例，结合药品信息化追溯体系的功能及性能的设计要求，提出了信息化基础设施和关键安全体系的建设参考方案。

3.2　功能及性能设计要求

3.2.1　体系功能及性能设计要求的提出

多年来，在药品质量安全追溯的研究及实践方面，国内外药企以及各相关专业化组织机构已经积累了大量的经验，特别是在移动通信、物品标识与自动识别、互联网、物联网技术等信息化技术快速发展的今天。新技术的进步、基础设施能力的提升拓展了药品质量安全管理信息化、数字化的应用领域。相应的，对药品信息化追溯体系的功能、性能也提出了新的要求。近年来，一系列与药品信息化追溯相关的法律法规和技术标准的颁布为追溯体系功能及性能要求的提出奠定了法律依据与技术标准基础。据此，本书第 1 章和第 2 章中给出了一部分的药品信息化追溯体系功能总体要求，完成了对药品信息化追溯体系架构愿景的描述。在这些工作的基础之上，按照 TOGAF9.2，3.1 节给出了体系架构开发的步骤。本节将根据体系架构愿景的要求，对药品信息化追溯体系的功能及性能进行定性以及定量的具象化的描述，为之后的体系架构设计提出具体、明确的功能及性能的设计要求。

3.2.2　追溯系统的功能设计要求

1. 基本信息管理

1) 参与方基本信息管理

药品追溯系统应根据体系中各参与方的业务实际，并按照药品追溯数据和交换相关标准的规定，具备药品追溯参与方基本信息数据管理的功能。药品追溯参与方可使用该功能对其自身基本信息进行登记、查询、修改等操作。

2) 药品基本信息数据管理

药品追溯系统应根据上市许可持有人、生产企业等药品追溯参与方的业务实际，并按照药品追溯数据和交换相关标准的规定，具备药品基本信息数据管理的功能。上市许可持有人和生产企业可使用该功能对其生产的药品基本信息进行登记、查询、修改等操作。

2. 信息备案管理

药品追溯系统应根据国家药品信息化追溯体系建设相关要求，具备由上市许可持有人和生产企业批量向药品协同平台备案药品追溯有关信息的功能，备案内容包括：包装规格、药品标识码及其对应的药品名称和制剂规格、其生产每种产品所在的药品追溯系统的链接地址等相关信息。

3. 药品追溯码管理

药品追溯系统应根据上市许可持有人、生产企业等药品追溯参与方的业务需求，按照《药品追溯码编码要求》的规定，具备药品追溯码管理功能。上市许可持有人及生产企业可使用该功能导入来自发码机构的药品追溯码，并根据实际业务需要进行维护。

4. 追溯应用信息管理

1) 生产信息管理

药品追溯系统应根据上市许可持有人、生产企业等药品追溯参与方的业务需求，按照药品追溯数据和交换相关标准的规定，具备相应的药品基本生产信息、进口信息、生产企业自检信息、批签发信息等生产过程相关信息管理的功能。

2) 流通信息管理

药品追溯系统应根据上市许可持有人、生产企业、经营企业、疾病预防控制机构、使用单位等药品追溯参与方的业务需求，并按照药品追溯数据和交换相关标准的规定，具备相应的药品进口信息、发货信息、收货信息、配送信息等流通过程相关信息管理的功能。

3) 使用信息管理

药品追溯系统应根据上市许可持有人、生产企业、药品使用单位的业务需求，按照药品追溯数据和交换相关标准的规定，具备相应的药品使用过程相关信息管理的功能。

4) 召回信息管理

药品追溯系统应根据上市许可持有人、生产企业等药品追溯参与方的业务需求，按照药品追溯数据和交换相关标准的规定，具备相应的药品召回相关信息管理的功能。

5. 追溯信息共享

1) 追溯信息上传

药品追溯系统应根据药品流通监管的业务要求，按照药品追溯数据和交换相关标准的规定，具备相应的向药品协同平台上传数据的功能，并与药品协同平台进行数据对接。

2) 基础数据接收

药品追溯系统应根据上市许可持有人、生产企业、经营企业、疾病预防控制机构、使用单位等药品追溯参与方的业务需求，按照药品流通管理的相关规定要求，具备相应的接收药品协同平台分发的药品追溯相关数据的功能。

3) 追溯信息传递

药品追溯系统应根据上市许可持有人、生产企业、经营企业、疾病预防控制机构、使用单位等药品追溯参与方的业务需求，按照药品追溯数据和交换相关标准的规定，具备相应的向追溯相关参与方传递追溯信息的功能。

4) 追溯信息验证

药品追溯系统应具有对接收的追溯信息进行校核，并将校核结果反馈上游企业/机构的功能。

6. 追溯信息查询

1) 消费者查询

药品追溯系统应具有向消费者提供药品追溯信息查询功能。消费者查询功能应满足以下要求：

①能配合药品协同平台提供和自行提供基于网页和移动终端的追溯结果展示；

②药品追溯查询时，追溯展示内容应遵照药品追溯数据消费者查询相关标准的规定。

2) 监管方查询

药品追溯系统应具备按照监管需求，向监管方提供追溯数据查询的功能。

3.2.3　药品协同平台的功能设计要求

1. 药品追溯协同功能需求

1) 追溯码编码规则备案功能需求

药品追溯码编码规则备案管理。提供新增药品追溯码编码规则、修改药品追溯码编码规则、删除药品追溯码编码规则等功能。

2) 主数据分发和管理功能需求

①药品企业基本信息管理。提供药品企业基本信息查询和查看等功能。

②药品基本信息管理。提供药品基本信息查询和查看等功能。

③主数据分发服务实现药品、企业基础数据分发功能，包括打包下载、批量推送、订阅服务等功能。

3) 地址解析服务管理功能需求

提供不同药品企业追溯系统的地址服务，辅助实现不同药品追溯系统互联互通。

4) 药品追溯公众查询功能需求

药品追溯公众查询功能提供药品追溯码查询入口，能够查询追溯码对应的药品信息。

5）系统管理功能需求

系统管理实现协同服务的统一监控与管理，并为主数据分发等协同业务提供基于资源目录的数据自动下载、基于服务目录的服务调用、基于接口服务的统一管理等多渠道协同服务，主要提供协同管理、运行监控、日志审计、权限及配置、接口服务等功能。

协同管理实现药品追溯协同的目录管理、服务管理和接入管理。目录管理提供目录编目、目录分类、目录审核、目录发布等功能，服务管理包括服务注册、服务挂接、服务配置、服务维护、服务启用、服务停用、服务发布、服务查询等功能。接入管理包括接入单位管理、接入系统管理、凭证管理等功能。

接口服务为各药品企业追溯系统发布的接口服务提供统一接口服务管理，主要包括接口服务发布、接口服务发布审核、接口服务注册、接口服务申请、接口服务申请审核、接口服务授权、接口批量服务请求监测、接口版本管理、接口服务代理、接口服务认证等功能。

运行监控实现对协同服务运行状态、服务申请进行监控；实现服务告警、流量控制、服务质量管理，包括服务状态监控、服务申请监控、服务告警、流量控制、服务质量等功能。

2. 药品监管协同功能需求

药品监管协同模块为监管工作提供服务，根据监管需求采集数据，并进行数据交换。

1）药品数据交换功能需求

药品数据交换连接企业自建追溯系统和第三方追溯系统，集中汇聚全国的药品企业信息、药品信息、药品追溯信息等业务信息库，在全国范围内实现药品追溯信息数据的共享和利用。

药品数据交换为各药品企业和第三方追溯系统提供统一的数据交换和共享能力，承载着大量的数据共享交换任务，负责采集数据、传输路由、加载数据、管理监控等工作，与各省药品监管部门前置库进行对接，完成药品基础数据交换共享工作。

部署方式上，各参与方分别部署前置系统，将数据同步至前置系统，通过数据交换代理、交换管理控制中心等系统实现数据提供方与数据需求方的数据交换。

（1）前置交换

前置交换部署在各个交换节点的前置机上，用于存储待交换数据，并对待交换数据进行基础处理(包括但不限于增量识别、数据格式转换等)，各交换节点服务器一起构成分布式的数据交换系统运行环境。交换前置能够从交换信息库中提取数据交给交换传输传递，也能够从交换传输中获取数据存储到交换信息库。前置交换提供桥接系统、应用代理、交换代理、前置库、数据适配、数据抽取、数据处理、节点配置、交换触发、节点备份恢复、交换日志统计上传等功能。

(2) 交换传输

交换传输在原有保证数据可靠传输的基础上，需要提高数据传输的高可靠性、安全性，增加交换节点集群支持、交换节点认证，同时提供传输通道的流量控制功能，以满足不同的网络环境和传输需要。交换传输主要包括传输检测、传输加密、断点续传、通道加密、数据加密、数据签名等功能。

(3) 交换中心管理

交换中心管理提供数据交换中心的统一管理功能，主要包括交换目录管理、前置交换管理、中心节点管理、节点配置管理、交换监控、交换统计分析、系统管理等功能。

2) 药品追溯数据采集功能需求

药品追溯数据采集管理即药品追溯数据采集的方式管理。药品追溯数据采集功能涉及采集的数据主要有企业基本信息、产品基本信息、单据信息等。将从上市许可持有人、药品进口企业、第三方机构追溯系统等各数据源采集相关数据，并存储至药品协同平台数据库中，需根据各企业单位、各数据类型的数据格式及特征，分别采取不同的方式进行数据采集。

3) 药品数据加工功能需求

(1) 规则管理

规则管理针对数据加工处理过程，用标准的语法描述数据加工各环节的具体工作及数据加工各环节间的关系。通过灵活的配置方式获得加工业务类型和加工逻辑，最终生成数据的加工脚本，完成数据的加工过程。

药品协同平台将数据处理过程，即缓存库到加工库、加工库到产品库、产品库到服务库等数据处理过程，分解到多个流程。每个流程又有多个加工组件构成，流程通过配置组件的顺序、参数等信息，形成加工脚本，最后由加工任务调度加工规则处理数据。

系统功能主要包括数据加工规则分类管理、数据加工规则管理、数据加工规则运维管理等功能。

(2) 任务管理

任务管理即依据数据加工规则，配置数据加工任务，并且可按任务优先级，灵活调度任务，同时对任务的执行情况进行跟踪监控。

药品协同平台对数据加工处理过程中涉及的任务进行分类管理，编制任务列表，实现数据加工过程的统一管理和导航，为加工环节的配置和调度提供快速便捷的手段和途径；对每种任务分类下具体任务的执行过程进行设定，对调度规则进行定义，设置任务执行相关的数据资源和规则信息等内容；选择和设定任务执行所需的基本配置模块，包括任务队列管理、任务执行控制、计算资源信息采集、计算资源信息分析、任务执行监控、执行状态采集、执行状态分析、流程解析等。

(3) 数据处理

药品协同平台数据处理主要负责从缓存库到加工库以及加工库到产品库的数据处理过程，从业务角度对数据进行清洗、加工、比对、校核等处理，实现数据间的关联、映射、去重、整合、分析等处理，为业务提供数据支撑。并将这些清晰的、准确的结果数据持久化到数据中心中，才能为各业务环节所分析和使用。数据加载入库模块功能，可以灵活配置、调度、执行、监控这些数据持久化过程。

数据处理模块主要包括数据提取、清洗比对、数据校核、关联映射、数据整合、数据加载等功能。

4) 药品数据治理功能需求

(1) 数据质量管理

数据质量管理是对药品信息进行全面的质量管理。依据数据在数据生命周期的各个阶段的特性，建立数据质量控制机制，及时发现数据质量问题，不断改善数据的使用质量，从而提升数据的可用性，实现数据更大的利用价值。

检查规则管理：检查规则管理提供各类药品信息实体的检查规则的配置管理和查询。

检查任务执行：根据检查规则定时生成的任务，或者人工触发指定的检查规则执行所生成的任务。

质量事件管理：主要管理数据质量检查过程中发现数据质量问题时告警类事件，包括告警通知、告警升级、告警过滤、数据质量申告单提示等。

质量评估：定期完成数据质量评价校核、数据质量分析、抽样检查、业务规则检查管理等。

问题数据管理：负责对数据融合治理过程中产生的异常数据进行管理，包括数据反馈、按企业统计、历史情况比对等。

(2) 数据对账管理

为保证核心数据准确性、一致性，需要采取对账的手段保证数据加载过程的准确性，保证数据维护输入与输出端的一致性。数据对账模块实现数据加载的各环节输入与输出结果、内容的比对，以确定加载环节的正确性。例如，采集的各节点数据与数据中心之间、加工库与产品库之间的数据对账。通过在数据更新时实现的可跟踪、可审计要求，提供每个阶段的数据核对，保障每一阶段数据的一致性和完整性，支持信息比对范围设置、信息比对内容和规则设置、信息比对返回记录条数设置。比对任务在每个工作量数据维护加载结束后由系统触发自动执行。

(3) 问题数据反馈与跟踪

问题数据反馈与跟踪模块负责对数据处理过程中产生的问题数据进行统一管理和展现，包括问题数据的接收、存储、跟踪、分发、反馈和统计。并通过建立一套机制，能够精确地将一笔数据在不同的时间点上、不同物理位置的原始状态及流转痕迹进行有效的采集、管理和展现，统一建立数据轨迹库，利用轨迹信息，快速、准确定位问题的源头，实现全域模式下的数据追溯。

问题数据反馈与跟踪模块主要包括问题数据管理、问题数据跟踪、问题数据分发、问题数据反馈、问题数据预警、问题数据统计等功能。

(4) 数据安全管理

统一规划设计日志与审计管理。建立整个平台的日志管理中心，实现全程留痕，可追溯可审计，同时通过构建应用和数据安全审计，以保证数据的安全，实现数据的保密性、完整性和有效性，能实时发现数据库的脆弱性漏洞，并能对各类应用的操作行为进行有效审计，万一发生安全事件，也能寻到事故根源，找到事故责任人。

3.2.4　追溯监管系统的功能设计要求

药品追溯监管系统为监管工作提供服务，监控药品流向，通过数据汇总分析，实现风险预警、决策支持、应急召回等。

1. 药品流向分析与查询功能需求

监管部门查询企业药品的流向信息，可查看药品批次流向，并以图形化界面展示。

对药品企业信息、药品信息、流向的数据进行多种方法的综合统计分析。实现统计条件和范围的自由组合，实现统计报表的自由定制，实现统计结果的多种表现形式。用户类型适用于所有系统用户。根据不同用户，赋予不同权限的统计分析功能。

可视化展示实现对药品企业和药品流向等信息根据区域、种类、时间等多种方式的全视角、全方位可视化展示，帮助决策者快速、高效地掌握药品追溯监管总体状况。

2. 药品召回功能需求

监管部门向企业发布召回信息，对召回信息进行管理，企业能够接收召回信息。

3. 药品紧急调配功能需求

监管部门向企业发布紧急调配信息，药品企业能够接收紧急调配信息，辅助实现药品的调配工作。

4. 药品风险预警与疑似问题药品跟踪功能需求

药品风险预警指为监管用户提供的预警任务管理和预警处置等功能，可对企业异常现象或违规操作进行检查和处理，以大数据分析、图表等形式，帮助监管用户进行药品风险分析预警。系统中的预警管理侧重对追溯过程中发现的问题进行预警，利用信息化手段建立预警规则并按照此规则建立预警任务与预警阈值条件，预警任务监控药品流向信息，根据设置的预警阈值条件发起预警事件并提供给监管用户。在完成对预警事件的处置后，记录预警处置情况。

疑似问题药品跟踪指根据药品的生产日期和流通单据等信息，判断药品是否失效和过期，并加以处置。对疑似问题药品列出清单并提供给用户，帮助药品生产企业、监管部门及时核查疑似问题药品，并进行后续相关处理。

3.2.5　体系性能设计要求

1. 可用性

应确保体系架构的合理性，保证系统稳定运行，在满足性能和业务功能的前提下，保障整个系统稳定运行。应用系统保证 7×24 小时正常运行，有效工作时间达到 99.9%，平均故障间隔时间不小于 200 天。

2. 易用性

系统要保持操作简单、界面简捷、容易上手、良好的 UI 接口和界面操作方式一致，提供复杂操作注释、出错处理人性化提示等功能。

3. 可扩展性

系统要有良好的可扩展性及开放性，能够满足业务不断变化的需要，为系统后期功能的增强提供良好的支撑。要体现分层理念，利用合理的分层降低开发与运维的复杂性；合理利用分布式架构的优势，保证应用的高性能运行及计算能力的弹性扩展；利用组件化、服务化的思想进行建设，确保高效的业务扩展性。

4. 可移植性

系统要有良好的可移植性，支持跨平台部署，能支持国产 Linux 操作系统、国产主流数据库系统。

5. 可维护性

系统要具备准确的、完整的与系统一致的说明文档。支持维护人员通过阅读源代码和相关文档，轻松了解软件系统的结构、接口、功能和内部过程，支持维护人员完成运行、部署、扩容或伸缩等维护工作。

6. 友好性

在用户体验上，实现操作人员与 Web 界面的良好人机交互。充分考虑不同操作系统的使用习惯等。

7. 兼容性

能兼容主流操作系统和浏览器访问。

8. 容错能力

系统应有较强的逻辑纠错容错能力。系统能对用户操作顺序、输入数据的正确性检查，能够以显著的方式提示错误信息，并具有出错处理机制。系统提供运行监视和故障恢复机制，能够建立和维护系统运行日志文件，对系统的所有操作进行跟踪和记录。系统提供软件异常处理措施。

3.3　业务、数据以及应用架构设计

3.3.1　总体设计思路、目标与方法

1.5 节对我国药品信息化追溯体系的概念进行了解剖，提出了建设药品追溯协同服务平台、建设药品追溯监管系统、健全药品追溯系统三项任务以及如图 1.2 所示的药品信息化追溯体系框架。3.2.2 节～3.2.4 节分别对药品追溯系统、药品协同平台、药品追溯监管系统的功能提出了具体的设计要求。

根据该体系框架的描述，药品信息化追溯体系的核心是药品追溯系统、药品协同平台以及药品追溯监管系统。药品追溯系统汇集药品生产、流通、使用过程中的药品追溯信息，形成完整的药品追溯数据链；协同平台通过对不同药品追溯码、追溯系统的协同管理，实现药品追溯系统的互联互通，同时，为药品追溯监管提供数据支撑；追溯监管系统利用协同平台提供的追溯数据支撑，高效地实施药品追溯监管。

药品追溯监管系统、药品协同平台以及药品追溯系统各自的职责、业务目标如下。

药品追溯监管系统的业务目标是为监管工作提供服务，监控药品流向，通过数据汇总分析，实现风险预警、决策支持、应急召回等。通过药品协同平台以及药品追溯系统向药品生产、经营、使用单位发布药品召回、紧急调配、风险预警等信息，并且，通过同样的路径获取相关发布信息的落实执行反馈信息。另一方面，监管部门可利用药品追溯监管系统按批次查询、监控药品流向、提供药品安全管控决策。

药品协同平台的业务目标是追溯码编码规则的备案，药品、企业基础数据的分发及管理，不同追溯系统的访问地址的解析服务管理，公众以及监管机构的药品追溯查询入口，辅助实现药品追溯相关信息系统的互联互通。另一方面，协同平台应按照监管部门的需求为监管工作提供服务，根据监管需求采集、交换数据。通过物联网、大数据分析等技术手段有效利用药品生产、经营、使用等过程中的追溯信息，为药品监管提供数据支撑。

药品追溯系统的业务目标是根据各项药品追溯标准的要求采集、核对、管理、维护药品、参与方的基本信息以及药品生产、经营、使用过程中的药品追溯数据信息，构建、维护药品全生命周期的追溯数据链。按照药品监管机构的要求向参与方转发药品召回、风险预警等信息以及向监管机构提供相关执行反

馈信息，向药品协同平台提供相关药品追溯资源信息地址，以及按照社会公众、监管机构等的用户查询要求提供相关查询服务。

上市许可持有人、生产企业是药品安全责任主体，药品经营、药品使用单位是相关责任方。药品安全责任方通过药品追溯系统以及药品协同平台构建药品追溯数据链。各级监管机构以及社会公众通过协同平台、追溯系统、监管系统实现对药品信息化追溯监管。上述各体系参与方以及药品追溯系统、药品协同平台和药品追溯监管系统之间的主要业务内容以及业务关联如图 3.4 所示。

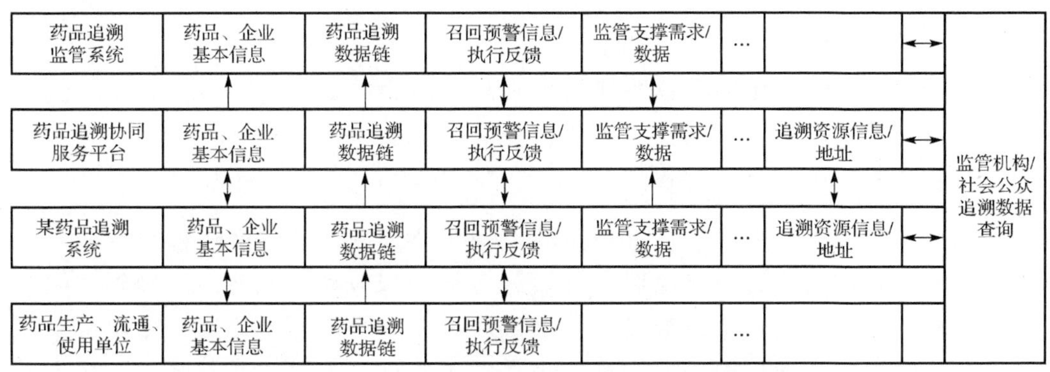

图 3.4　各参与方、信息服务方之间的业务关联以及主要业务内容

可见，五个主要的业务参与方(生产、经营、使用、监管、消费者)之间的业务、信息是通过三个信息服务方(追溯系统、监管系统、药品协同平台)进行交互，以三个信息服务方为纽带展开数据治理。

本章采用的业务架构设计的方法是：首先，从药品信息化追溯体系各参与方之间的业务责任关系分析入手，明确由法律法规以及商业规则规定的各参与方的药品质量安全职责以及相关参与方之间责任关联。其次，通过对追溯体系业务各参与方的业务内容与目标、各参与方之间的业务关联(组件结构、组件之间相互关系)、业务目的、业务内容及流程的分析，明确业务类型、层次、线条，完成整体业务架构的设计。

数据架构的设计方法是：以体系各参与方之间的业务、责任关系为导向，通过对各追溯体系参与方/数据节点相互之间的数据关联、数据流内容(数据管理资源的结构及交互的描述)的分析，紧密结合业务层次、线条完成数据架构的设计。

应用架构的设计方法是，向上承接各级药品监管机构以及社会公众的应用需求，向下规划和指导药品生产、流通以及使用单位的信息系统建设。考虑到企业自建追溯系统与第三方追溯系统建设各自有不同的诉求，这一部分的设计按照各项追溯标准的基本业务与应用业务的通用要求提出。企业各自的需求可以在系统建设的过程中不断添加。

信息化基础设施建设、关键安全实现方案的设计则是参考各类成熟可靠的企业信息化建设方案，提出通用的设计、建设参考方案以及关键安全体系的建设参考方案。

3.3.2 业务架构设计

1. 业务架构概述

根据《药品信息化追溯体系建设导则》以及相关要求，药品信息化追溯体系各参与方及其承担的主要业务内容及业务目标如下。

1) 上市许可持有人与药品生产企业

自建或采用第三方机构提供的药品追溯系统。在药品生产过程中，要对生产药品的各级销售包装单元赋码，并做好各级销售包装单元药品追溯码之间的关联。在药品流通过程中，要及时、准确获得所生产药品的流通、使用等全过程信息，按照监管要求，向监管部门提供相关数据。在销售药品时，应向下游企业或医疗机构提供相关追溯信息，以便下游企业或医疗机构验证反馈。上市许可持有人与药品生产企业还应按照《药品追溯消费者查询基本数据集》相关技术标准要求为社会公众提供药品追溯信息查询。

2) 药品经营企业

配合上市许可持有人和生产企业建设追溯系统。药品批发企业在采购药品时，应向上游企业索取相关追溯信息，在药品验收时进行核对，并将核对信息反馈上游企业；在销售药品时，应向下游企业或使用单位提供相关追溯信息。药品零售企业在采购药品时，应向上游企业索取相关追溯信息，在药品验收时进行核对，并将核对信息反馈上游企业；在销售药品时，应保存销售记录明细，并及时更新售出药品的状态。

3) 药品使用单位

配合上市许可持有人和生产企业建设追溯系统。药品使用单位在采购药品时，应向上游企业索取相关追溯信息；在药品验收时进行核对，并将核对信息反馈上游企业；在销售药品时，应保存销售记录明细，并及时更新售出药品的状态。

4)社会参与方

社会参与方主要指受上市许可持有人、药品生产企业委托与授权，向委托方以及委托方指定的参与方提供药品追溯专业服务的第三方信息技术企业、行业组织等信息服务机构。另外还有向上市许可持有人、药品生产企业等单位提供药品追溯码编码服务的专业服务机构。

5)药品消费者

查询药品追溯数据链信息，行使社会监督职责。

6)药品监管机构(国家药品监管部门以及各级药品监管部门)

各级药品监管部门建设药品追溯监管系统，采集其行政区域内药品追溯相关数据，利用追溯数据在日常监管、风险防控、产品召回、应急处置等监管工作中发挥作用。

根据 TOGAF9.2 对业务架构的定义，业务架构是“对业务战略、组织、功能、业务流程和信息需要之间的结构和交互的描述”。对于业务战略、组织，第 1 和第 2 章已经给出了描述，本章不再赘述。本章所涉及的药品信息化追溯体系的业务架构由业务参与方、业务关联、业务目的、业务内容、业务流程诸要素所构成，这些业务架构的构成要素通过药品协同平台、监管系统以及追溯系统这三个信息服务系统进行交互。

按照药品安全责任划分，业务参与方可以分为两类：一类是药品生产、经营、使用单位以及药品质量安全责任与监管方，具体是上市许可持有人、药品生产企业(含受托的药品储运方)、药品经营企业(含受托的药品储运方)、药品使用单位、药品消费者、各级药品监管机构；另一类是社会参与方(第三方追溯系统提供方以及有关编码机构)，这一类参与方仅对他们提供的信息化服务质量负责，药品质量安全责任关系不因社会参与方的参与而发生改变。

关于业务关联与业务目的，本章从药品协同平台、监管系统、追溯系统分别与各参与方之间的业务关联及业务目的分析入手，对各项业务关联、业务目的、业务内容加以描述。各参与者内部的与药品追溯系统无关的业务内容不作为本节的描述对象。

下面分别以药品协同平台、药品监管系统、追溯系统为纽带，按照相关法律法规、技术标准的要求，分别分析、整理这三个系统与其他各参与方之间的业务关联、业务内容及业务流程。并且，将这些业务关联关系矩阵、业务流程以较为简单的列表、图形方式加以描述。在本书的附录中，按照 TOGAF9.2 提出的用目录、矩阵、图表形式表示体系架构设计交付物的方法，给出了业务参与方目录、业务参与方之间业务关联、各参与方的业务内容列表，以期明确药品追溯体系整体业务架构，为药品协同平台、药品监管系统、追溯系统的建设以及各参与方的业务实施提供帮助。

2. 药品协同平台的业务架构分析

1) 药品协同平台的基本业务

药品协同平台的业务有两大类，一类是追溯协同业务，另一类是监管协同业务。

追溯协同类业务围绕各类药品追溯码编码规则的备案、异构解析，药品追溯信息资源所在地地址解析，公众查询服务，数据及系统异常发现等基本业务展开，具体有：

①审核、备案上市许可持有人或药品生产企业提交的药品追溯码规则；

②分发、管理药品、企业基本信息；

③注册、管理药品追溯信息资源所在地(追溯系统)网络地址并提供地址解析服务；

④提供公众查询服务(根据药品追溯码，提供统一的药品追溯信息的查询入口)；

⑤系统管理(系统管理、协同管理、接口服务、运行监控)。

监管协同类业务围绕采集、交换监管数据等展开，具体有：

①与追溯系统、各省药品监管部门进行对接，进行药品基础数据交换和共享；

②根据监管需求，从药品生产企业、药品进口单位、追溯系统等各数据源，采取不同的方式采集各类相关数据。

2) 协同平台与各业务相关方之间的业务内容

与协同平台直接发生业务关联关系的业务相关方为追溯系统、监管系统以及药品消费者。

①协同平台与追溯系统之间的业务内容如表 3.1 所示。

表 3.1　协同平台与追溯系统之间的业务内容

序号	业务内容
1	接收/发送境内药品生产企业基本信息
2	接收/发送境外药品生产企业基本信息
3	接收/发送药品生产许可证基本信息

续表

序号	业务内容
4	接收/发送药品经营企业基本信息
5	接收/发送药品经营许可证基本信息
6	接收/发送药品使用单位基本信息
7	接收/发送药品配送企业基本信息
8	接收/发送发码机构的基本信息
9	接收/发送国产药品基本信息
10	接收/发送进口药品基本信息
11	接收国产药品生产信息
12	接收药品进口信息
13	接收药品自检信息
14	接收发货单信息
15	接收收货单信息
16	接收药品召回信息
17	接收药品零售信息
18	接收药品使用信息
19	接收药品标识码备案信息
20	接收药品追溯码规则备案信息
21	接收发码机构编码规则
22	发送药品风险预警信息
23	发送药品召回通知信息
24	接收药品召回执行信息
25	发送药品紧急调配信息
26	接收药品紧急调配响应信息
27	接收药品追溯系统访问地址备案信息
28	发送药品追溯系统访问地址解析信息

②协同平台与监管系统之间的业务内容如表 3.2 所示。

表 3.2　协同平台与监管系统之间的业务内容

序号	业务内容
1	发送境内药品生产企业基本信息
2	发送境外药品生产企业基本信息
3	发送药品生产许可证基本信息
4	发送药品经营企业基本信息
5	发送药品经营许可证基本信息

续表

序号	业务内容
6	发送药品使用单位基本信息
7	发送药品配送企业基本信息
8	发送发码机构的基本信息
9	发送国产药品基本信息
10	发送进口药品基本信息
11	发送国产药品生产信息
12	发送药品进口信息
13	发送药品自检信息
14	发送发货单信息
15	发送收货单信息
16	发送药品召回信息
17	发送药品零售信息
18	发送药品使用信息
19	发送药品标识码备案信息
20	发送药品追溯码规则备案信息
21	发送发码机构编码规则
22	接收药品风险预警信息
23	接收药品召回通知信息
24	发送药品召回执行信息
25	接收药品紧急调配信息
26	发送药品紧急调配响应信息
27	发送药品追溯系统访问地址解析信息

③协同平台与消费者之间的业务内容如表 3.3 所示。

表 3.3　协同平台与消费者之间的业务内容

序号	业务内容
1	提供统一药品追溯信息查询入口

3. 监管系统的业务架构分析

1)监管系统的业务相关方及基本业务

在药品信息化追溯体系中，本书涉及的监管系统的业务主要有三大类。

药品流向监控。协同平台与追溯系统向监管系统提供动态的药品追溯数据链信息，监管系统据此通过大数据分析、图表展现等形式提供给监管用户进行药品流向监管。

药品风险预警与疑似问题药品跟踪。监管系统可以利用协同平台与追溯系统提供的数据采集、数据共享等互联互通条件，发现企业异常现象或违规操作，根据药品的生产日期和流通单据等信息，判断药品是否失效和过期。以大数据分析、图表展现等形式，帮助监管用户进行药品风险分析预警、疑似问题药品跟踪处理。在完成对预警事件及疑似问题药品跟踪的处置后，记录处置结果。

通过协同平台或追溯系统向药品生产、流通、使用单位发布召回及紧急调配信息。根据监管需要，药品生产、流通、使用单位可以通过协同平台或追溯系统将召回及紧急调配的执行结果信息反馈给监管系统。

2) 监管系统与各业务相关方之间的业务内容

与监管系统存在直接的业务关联关系的业务相关方为追溯系统以及协同平台。

①监管系统与追溯系统之间业务内容如表3.4所示。

表3.4　监管系统与追溯系统之间的业务内容

序号	业务内容
1	接收国产药品生产信息
2	接收药品进口信息
3	接收药品自检信息
4	接收发货单信息
5	接收收货单信息
6	接收药品召回信息
7	接收药品零售信息
8	接收药品使用信息
9	接收药品标识码备案信息
10	接收药品追溯码规则备案信息
11	接收发码机构编码规则
12	发送药品风险预警信息
13	发送药品召回通知信息
14	接收药品召回执行信息
15	发送药品紧急调配信息
16	接收药品紧急调配响应信息

②监管系统与协同平台之间的业务内容如表3.5所示。

表 3.5　监管系统与协同平台之间的业务内容

序号	业务内容
1	接收境内药品生产企业基本信息
2	接收境外药品生产企业基本信息
3	接收药品生产许可证基本信息
4	接收药品经营企业基本信息
5	接收药品经营许可证基本信息
6	接收药品使用单位基本信息
7	接收药品配送企业基本信息
8	接收发码机构的基本信息
9	接收国产药品基本信息
10	接收进口药品基本信息
11	接收国产药品生产信息
12	接收药品进口信息
13	接收药品自检信息
14	接收发货单信息
15	接收收货单信息
16	接收药品召回信息
17	接收药品零售信息
18	接收药品使用信息
19	接收药品标识码备案信息
20	接收药品追溯码规则备案信息
21	接收发码机构编码规则
22	发送药品风险预警信息
23	发送药品召回通知信息
24	接收药品召回执行信息
25	发送药品紧急调配信息
26	接收药品紧急调配响应信息
27	接收药品追溯系统访问地址解析信息

4. 追溯系统的业务架构分析

1)追溯系统业务相关方及基本业务

药品追溯系统相关业务围绕药品生产、流通、使用供应链展开，系统的业务目的是通过在药品生产阶段药品追溯码的赋码(一物一码)，流通过程及使用中每一关键业务环节的信息采集(物码同追)，按相关标准汇集药品生产、流通、使用过程中的追溯信息，形成互联互通的药品追溯数据链，实现药品生产、流通和使用全过程中的药品来源可查、去向可追，有效防范非法药品进入合法渠道，确保存在质量安全风险的药品可召回、可追责。

上市许可持有人和药品生产企业可以使用自行建设的药品追溯系统或使用第三方专业技术服务机构提供的药品追溯系统。注意到上市许可持有人和生产企业是药品质量安全的主体责任方，药品经营企业、药品使用单位是药品质量安全责任参与方，药品追溯系统的提供方仅仅是对业务委托方负责，药品质量安全的责任关系未发生改变，追溯系统导致的药品质量安全责任仍然是由上市许可持有人和药品生产企业承担。另外，本书描述的药品信息化追溯系统不特指药品企业自建的药品追溯系统还是第三方机构提供的药品追溯系统。

图 3.5 给出了药品追溯系统与各相关业务参与方的业务关联关系。

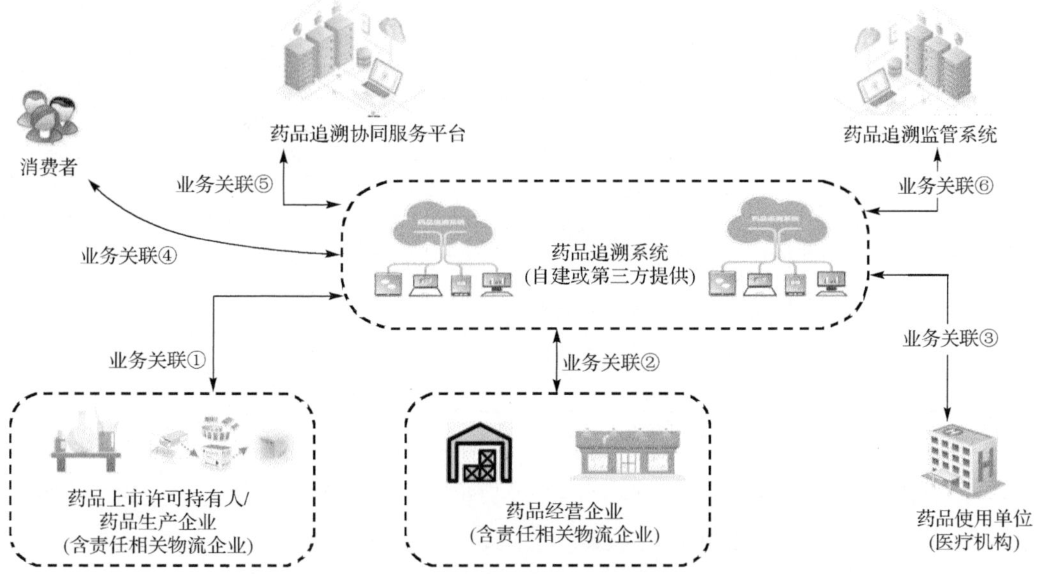

图 3.5　药品追溯系统与各相关业务参与方的业务关联

2) 追溯系统与各业务相关方之间的业务内容

与追溯系统存在直接的业务关联关系的业务相关方为上市许可持有人和药品生产企业、药品经营企业、药品使用单位、药品消费者、协同平台以及监管系统。

①追溯系统与上市许可持有人/药品生产企业之间的业务关联如图 3.5 中的“业务关联①”所示，相应各项业务内容如表 3.6 所示。

表 3.6　追溯系统与上市许可持有人/药品生产企业之间的业务内容

序号	业务内容
1	接收境内上市许可持有人/药品生产企业基本信息
2	接收境外上市许可持有人/药品生产企业基本信息
3	接收药品生产许可证基本信息
4	接收药品配送企业基本信息
5	接收发码机构的基本信息
6	接收国产药品基本信息
7	接收进口药品基本信息
8	接收国产药品生产信息
9	接收药品进口信息
10	接收药品自检信息
11	接收发货单信息
12	接收收货单信息
13	接收药品召回信息
14	接收药品标识码备案信息
15	接收药品追溯码规则备案信息
16	发送药品风险预警信息
17	发送药品召回通知信息
18	接收药品召回执行信息
19	发送药品紧急调配信息
20	接收药品紧急调配响应信息
21	接收发码信息
22	接收温度信息

②追溯系统与药品经营企业(包括药品批发、零售以及储运企业)之间的业务关联如图 3.5 中的 “业务关联②”所示，相应各项业务内容如表 3.7 所示。

表 3.7　追溯系统与药品经营企业之间的业务内容

序号	业务内容
1	接收药品经营企业基本信息
2	接收药品经营许可证基本信息
3	接收药品配送企业基本信息
4	接收发货单信息
5	接收收货单信息
6	接收药品零售信息
7	发送药品风险预警信息

续表

序号	业务内容
8	发送药品召回通知信息
9	接收药品召回执行信息
10	发送药品紧急调配信息
11	接收药品紧急调配响应信息
12	接收温度信息

③追溯系统与药品使用单位之间的业务关联如图 3.5 中的“业务关联③”所示，相应各项业务内容如表 3.8 所示。

表 3.8　追溯系统与药品使用单位之间的业务内容

序号	业务内容
1	接收药品使用单位基本信息
2	接收药品配送企业基本信息
3	接收发货单信息
4	接收收货单信息
5	接收药品使用信息
6	发送药品风险预警信息
7	发送药品召回通知信息
8	接收药品召回执行信息
9	发送药品紧急调配信息
10	接收药品紧急调配响应信息
11	接收温度信息

④追溯系统与药品消费者之间的业务关联如图 3.5 中的“业务关联④”所示，相应业务内容如表 3.9 所示。

表 3.9　追溯系统与药品消费者之间的业务内容

序号	业务内容
1	发送药品追溯数据消费者查询信息

⑤追溯系统与协同平台之间的业务关联如图 3.5 中的“业务关联⑤”所示，相应各项业务内容如表 3.10 所示。

表 3.10　追溯系统与协同平台之间的业务内容

序号	业务内容
1	接收/发送境内药品生产企业基本信息
2	接收/发送境外药品生产企业基本信息
3	接收/发送药品生产许可证基本信息
4	接收/发送药品经营企业基本信息
5	接收/发送药品经营许可证基本信息
6	接收/发送药品使用单位基本信息
7	接收/发送药品配送企业基本信息
8	接收/发送发码机构的基本信息
9	接收/发送国产药品基本信息
10	接收/发送进口药品基本信息
11	发送国产药品生产信息
12	发送药品进口信息
13	发送药品自检信息
14	发送发货单信息
15	发送收货单信息
16	发送药品召回信息
17	发送药品零售信息
18	发送药品使用信息
19	发送药品标识码备案信息
20	发送药品追溯码规则备案信息
21	发送发码机构编码规则
22	接收药品风险预警信息
23	接收药品召回通知信息
24	发送药品召回执行信息
25	接收药品紧急调配信息
26	发送药品紧急调配响应信息
27	接收药品追溯系统访问地址解析信息

⑥追溯系统与监管系统之间的业务关联如图 3.6 中的“业务关联⑥”所示，各项具体业务内容如表 3.11 所示。

表 3.11　追溯系统与监管系统之间的业务内容

序号	业务内容
1	发送国产药品生产信息
2	发送药品进口信息

续表

序号	业务内容
3	发送药品自检信息
4	发送发货单信息
5	发送收货单信息
6	发送药品召回信息
7	发送药品零售信息
8	发送药品使用信息
9	接收药品风险预警信息
10	接收药品召回通知信息
11	发送药品召回执行信息
12	接收药品紧急调配信息
13	发送药品紧急调配响应信息
14	发送温度信息

3.3.3 数据架构设计

1. 数据架构设计概述

根据 TOGAF9.2 对数据架构的定义，数据架构是对体系的主要数据类型及来源、逻辑数据资产、物理数据资产，以及数据管理资源的结构及交互的描述。第 2 章已经对药品追溯相关各类数据集进行了描述。本章涉及的数据架构由数据系统或平台中的数据节点(追溯数据参与方)、数据关联、数据流以及数据等所构成，对各数据节点之间的数据交互关系进行数据架构的描述。

药品信息化追溯体系中，药品源头信息由上市许可持有人和药品生产企业产生;药品流通信息由上市许可持有人和药品生产企业(含受托的药品储运方)、药品经营企业(含受托的药品储运方)、药品使用单位产生；药品使用单位提供了药品使用信息。这三类药品信息形成了药品的数据流。完整的药品生产、经营、使用信息构成了药品追溯数据链。除此之外，药品的监管方对药品追溯数据链实施监管，药品监管信息数据加上药品追溯数据链，构成了完整的药品信息化追溯体系的数据集。

在药品生产、经营企业、药品使用单位的委托、授权之下，药品追溯系统按照相关法律、法规、技术及管理标准获取、传递、处理、管理这些数据，向药品监管机构以及社会公众提供药品追溯数据链相关信息。该体系中的所有参与方以及药品协同平台、监管系统和追溯系统构成了药品信息化追溯体系中的数据节点，数据节点之间的数据关联、数据流、数据内容等交互关系构成了本章描述的数据架构。

本节的重点是描述药品追溯系统中各个数据节点，以及各节点之间的药品追溯数据的逻辑关系，对相关各数据的来源、去向以及重要的数据处理过程进行描述。而与药品追溯系统相关的、各参与方内部的信息系统不作为本书描述对象。另外，药品追溯数据的所有权、使用权等权利由相关法律法规以及参与方之间的商业行为决定，本章不涉及相关信息资产的权益。

2. 药品信息化追溯标准体系中的相关数据集

随着药品追溯应用的普及、扩展，药品追溯监管要求的数据化、药品信息化数据集将随之相应动态地调整。第 2 章已经就药品信息化追溯体系相关的数据集、数据子集、数据项、数据进行了详细的说明。考虑到追溯体系中数据参与方的数据交互是以数据子集为单位进行交互，因而本章不再对数据项、数据进行展开讨论分析。药品信息化追溯体系中的数据分为两大类，一类是基本信息数据，另一类是应用信息数据。这些数据构成了药品信息化追溯体系的数据集。图 3.6 为构成药品信息化追溯体系数据架构的基本信息数据子集与应用信息数据子集。

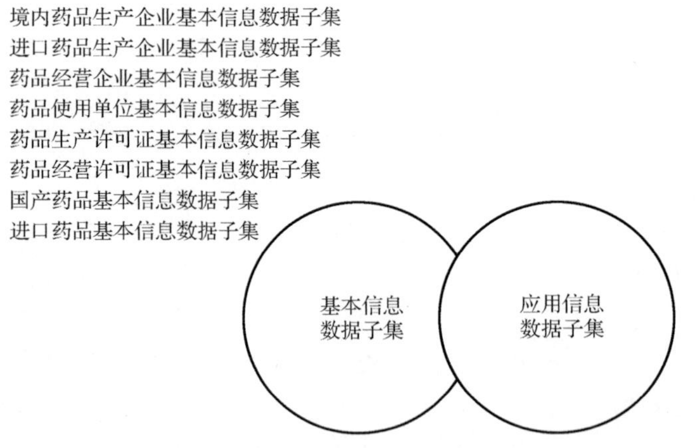

图 3.6　基本信息数据子集与应用信息数据子集

药品追溯数据集中的基本信息数据子集与应用信息数据子集的具体内容如图 3.7 与图 3.8 所示。

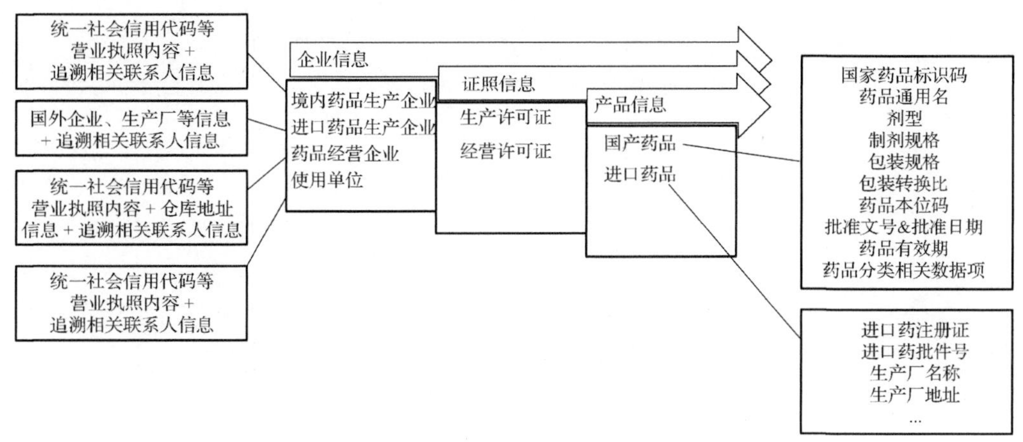

统一社会信用代码等
营业执照内容 +
追溯相关联系人信息
国外企业、生产厂等信息
+ 追溯相关联系人信息
统一社会信用代码等
营业执照内容 + 仓库地址
信息 + 追溯相关联系人信息
统一社会信用代码等
营业执照内容 +
追溯相关联系人信息
企业信息
境内药品生产企业
进口药品生产企业
药品经营企业
使用单位
证照信息
生产许可证
经营许可证
产品信息
国产药品
进口药品
国家药品标识码
药品通用名
剂型
制剂规格
包装规格
包装转换比
药品本位码
批准文号&批准日期
药品有效期
药品分类相关数据项
进口药注册证
进口药批件号
生产厂名称
生产厂地址
...

图 3.7　基础数据子集

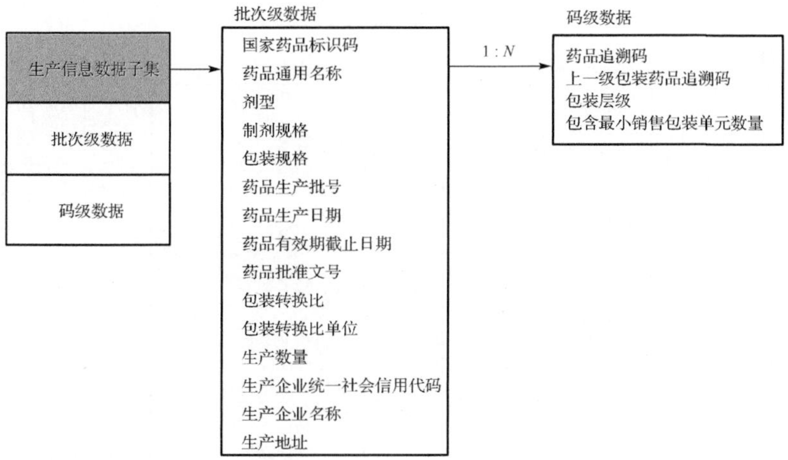

生产信息数据子集
批次级数据
码级数据
批次级数据
国家药品标识码
药品通用名称
剂型
制剂规格
包装规格
药品生产批号
药品生产日期
药品有效期截止日期
药品批准文号
包装转换比
包装转换比单位
生产数量
生产企业统一社会信用代码
生产企业名称
生产地址
1 : N
码级数据
药品追溯码
上一级包装药品追溯码
包装层级
包含最小销售包装单元数量

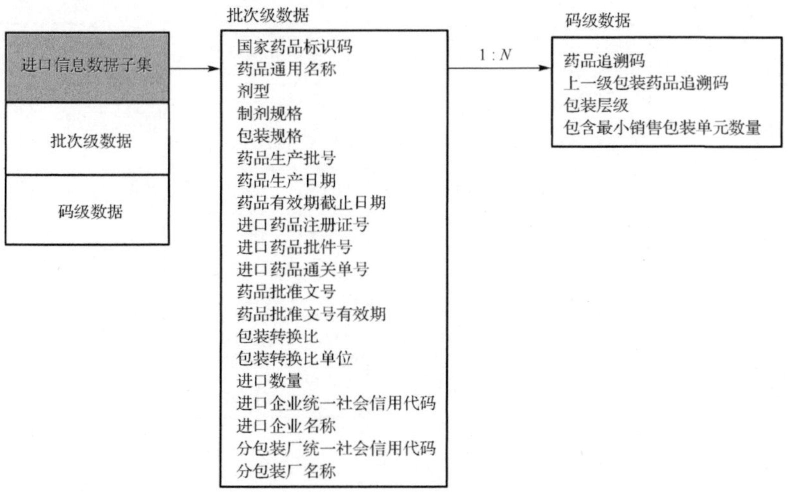

进口信息数据子集
批次级数据
码级数据
批次级数据
国家药品标识码
药品通用名称
剂型
制剂规格
包装规格
药品生产批号
药品生产日期
药品有效期截止日期
进口药品注册证号
进口药品批件号
进口药品通关单号
药品批准文号
药品批准文号有效期
包装转换比
包装转换比单位
进口数量
进口企业统一社会信用代码
进口企业名称
分包装厂统一社会信用代码
分包装厂名称
1 : N
码级数据
药品追溯码
上一级包装药品追溯码
包装层级
包含最小销售包装单元数量

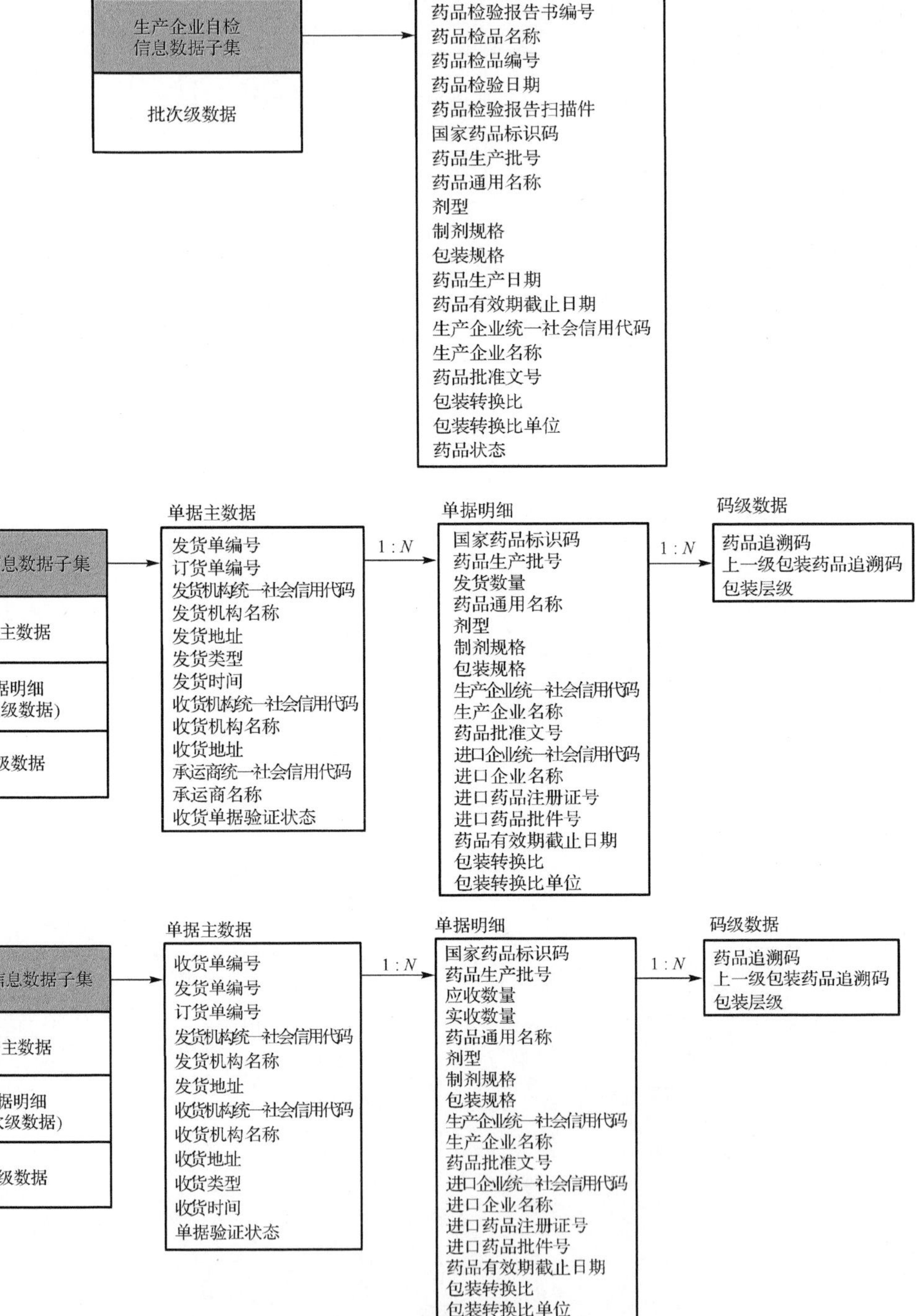
生产企业自检信息数据子集
批次级数据
批次级数据
药品检验报告书编号
药品检品名称
药品检品编号
药品检验日期
药品检验报告扫描件
国家药品标识码
药品生产批号
药品通用名称
剂型
制剂规格
包装规格
药品生产日期
药品有效期截止日期
生产企业统一社会信用代码
生产企业名称
药品批准文号
包装转换比
包装转换比单位
药品状态
发货单信息数据子集
单据主数据
单据明细
(批次级数据)
码级数据
单据主数据
发货单编号
订货单编号
发货机构统一社会信用代码
发货机构名称
发货地址
发货类型
发货时间
收货机构统一社会信用代码
收货机构名称
收货地址
承运商统一社会信用代码
承运商名称
收货单据验证状态
1 : N
单据明细
国家药品标识码
药品生产批号
发货数量
药品通用名称
剂型
制剂规格
包装规格
生产企业统一社会信用代码
生产企业名称
药品批准文号
进口企业统一社会信用代码
进口企业名称
进口药品注册证号
进口药品批件号
药品有效期截止日期
包装转换比
包装转换比单位
1 : N
码级数据
药品追溯码
上一级包装药品追溯码
包装层级
收货单信息数据子集
单据主数据
单据明细
(批次级数据)
码级数据
单据主数据
收货单编号
发货单编号
订货单编号
发货机构统一社会信用代码
发货机构名称
发货地址
收货机构统一社会信用代码
收货机构名称
收货地址
收货类型
收货时间
单据验证状态
1 : N
单据明细
国家药品标识码
药品生产批号
应收数量
实收数量
药品通用名称
剂型
制剂规格
包装规格
生产企业统一社会信用代码
生产企业名称
药品批准文号
进口企业统一社会信用代码
进口企业名称
进口药品注册证号
进口药品批件号
药品有效期截止日期
包装转换比
包装转换比单位
1 : N
码级数据
药品追溯码
上一级包装药品追溯码
包装层级

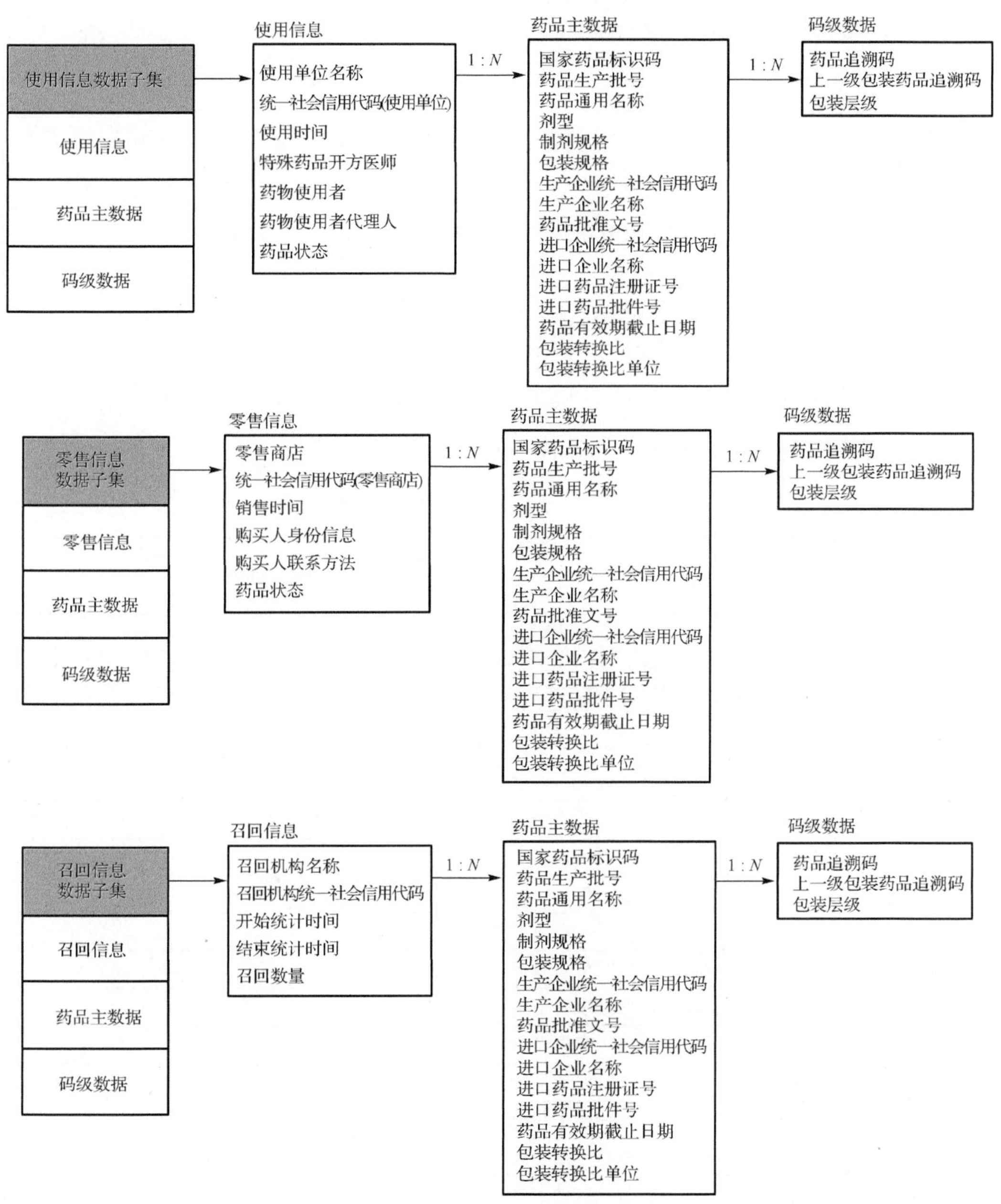

图 3.8　应用信息数据子集

在本章讨论分析的数据追溯体系数据架构中，数据参与方的数据交互是以具体内容如图 3.7 和图 3.8 所示的数据子集为单位进行交互。因此，在以下的数据架构讨论分析时，数据参与方之间数据流的最小单位内容都是数据子集。

3. 药品协同平台数据架构分析

1)药品协同平台相关数据节点

与药品协同平台存在直接的数据关联关系的参与方(数据节点)有追溯系统与监管系统。

2)药品协同平台与各相关数据节点之间的数据流以及数据流内容

(1)药品协同平台与追溯系统之间的数据流

①药品协同平台从追溯系统接收的药品和企业基本信息、备案信息和应用信息数据流。

②药品协同平台向追溯系统发送的药品基本信息和监管信息数据流。

药品协同平台从药品追溯系统接收的数据流内容如表 3.12 所示。

表 3.12　药品协同平台从追溯系统接收的数据流内容

序号	业务内容
1	境内药品生产企业基本信息数据子集
2	境外药品生产企业基本信息数据子集
3	药品生产许可证基本信息数据子集
4	药品经营企业基本信息数据子集
5	药品经营许可证基本信息数据子集
6	药品使用单位基本信息数据子集
7	药品配送企业基本信息数据子集
8	发码机构的基本信息
9	国产药品基本信息数据子集
10	进口药品基本信息数据子集
11	国产药品生产信息数据子集
12	药品进口信息数据子集
13	药品自检信息数据子集
14	发货单信息数据子集
15	收货单信息数据子集
16	药品召回信息数据子集
17	药品零售信息数据子集
18	药品使用信息数据子集
19	药品标识码备案信息
20	药品追溯码规则备案信息
21	发码机构编码规则
22	药品召回执行信息

续表

序号	业务内容
23	药品紧急调配响应信息
24	药品追溯系统访问地址备案信息
25	药品追溯系统访问地址解析信息

药品协同平台向追溯系统发送的数据流内容如表 3.13 所示。

表 3.13　药品协同平台向追溯系统发送的数据流内容

序号	业务内容
1	境内药品生产企业基本信息数据子集
2	境外药品生产企业基本信息数据子集
3	药品生产许可证基本信息数据子集
4	药品经营企业基本信息数据子集
5	药品经营许可证基本信息数据子集
6	药品使用单位基本信息数据子集
7	药品配送企业基本信息数据子集
8	发码机构的基本信息数据子集
9	国产药品基本信息数据子集
10	进口药品基本信息数据子集
11	药品风险预警信息
12	药品召回通知信息
13	药品紧急调配信息
14	药品追溯系统访问地址解析信息

(2)药品协同平台与监管系统之间的数据流

①协同平台从监管系统接收的预警、召回和急调信息数据流。

②协同平台向监管系统发送的药品和企业基本信息、备案信息和应用信息数据流。

药品协同平台从监管系统接收的数据流内容如表 3.14 所示。

表 3.14　药品协同平台从监管系统接收的数据流内容

序号	业务内容
1	药品风险预警信息
2	药品召回通知信息
3	药品紧急调配信息

药品协同平台向监管系统发送的数据流内容如表 3.15 所示。

表 3.15　药品协同平台向监管系统发送的数据流内容

序号	业务内容
1	境内药品生产企业基本信息数据子集
2	境外药品生产企业基本信息数据子集
3	药品生产许可证基本信息数据子集
4	药品经营企业基本信息数据子集
5	药品经营许可证基本信息数据子集
6	药品使用单位基本信息数据子集
7	药品配送企业基本信息数据子集
8	发码机构的基本信息
9	国产药品基本信息数据子集
10	进口药品基本信息数据子集
11	国产药品生产信息数据子集
12	药品进口信息数据子集
13	药品自检信息数据子集
14	发货单信息数据子集
15	收货单信息数据子集
16	药品召回信息数据子集
17	药品零售信息数据子集
18	药品使用信息数据子集
19	药品标识码备案信息
20	药品追溯码规则备案信息
21	发码机构编码规则
22	药品召回执行信息
23	药品紧急调配响应信息
24	药品追溯系统访问地址备案信息
25	药品追溯系统访问地址解析信息

4. 监管系统数据架构分析

1) 监管系统相关数据节点

与监管系统有直接数据关联关系的参与方是药品追溯系统、协同平台。

2) 监管系统与各相关数据节点之间的数据流以及数据流内容

(1) 监管系统与追溯系统相关的数据流

①监管系统向追溯系统发送的预警、召回和急调信息数据流。

②监管系统从追溯系统接收的药品和企业基本信息、备案信息和应用信息数据流。

监管系统向追溯系统发送的数据流内容如表 3.16 所示。

表 3.16　监管系统向追溯系统发送的数据流内容

序号	业务内容
1	药品风险预警信息
2	药品召回通知信息
3	药品紧急调配信息

监管系统从追溯系统接收的数据流内容如表 3.17 所示。

表 3.17　监管系统从追溯系统接收的数据流内容

序号	业务内容
1	境内药品生产企业基本信息数据子集
2	境外药品生产企业基本信息数据子集
3	药品生产许可证基本信息数据子集
4	药品经营企业基本信息数据子集
5	药品经营许可证基本信息数据子集
6	药品使用单位基本信息数据子集
7	药品配送企业基本信息数据子集
8	发码机构的基本信息
9	国产药品基本信息数据子集
10	进口药品基本信息数据子集
11	国产药品生产信息数据子集
12	药品进口信息数据子集
13	药品自检信息数据子集
14	发货单信息数据子集
15	收货单信息数据子集
16	药品召回信息数据子集
17	药品零售信息数据子集
18	药品使用信息数据子集
19	药品标识码备案信息
20	药品追溯码规则备案信息
21	发码机构编码规则
22	药品召回执行信息
23	药品紧急调配响应信息
24	药品追溯系统访问地址备案信息
25	温度信息数据子集

(2)监管系统与药品协同平台之间的数据流

①监管系统向协同平台发送的预警、召回和急调信息数据流。

②监管系统从协同平台接收的药品和企业基本信息、备案信息和应用信息数据流。

监管系统向药品协同平台发送的数据流内容如表 3.18 所示。

表 3.18　监管系统向药品协同平台发送的数据流内容

序号	业务内容
1	药品风险预警信息
2	药品召回通知信息
3	药品紧急调配信息

监管系统从药品协同平台接收的数据流内容如表 3.19 所示。

表 3.19　监管系统从药品协同平台接收的数据流内容

序号	业务内容
1	境内药品生产企业基本信息数据子集
2	境外药品生产企业基本信息数据子集
3	药品生产许可证基本信息数据子集
4	药品经营企业基本信息数据子集
5	药品经营许可证基本信息数据子集
6	药品使用单位基本信息数据子集
7	药品配送企业基本信息数据子集
8	发码机构的基本信息
9	国产药品基本信息数据子集
10	进口药品基本信息数据子集
11	国产药品生产信息数据子集
12	药品进口信息数据子集
13	药品自检信息数据子集
14	发货单信息数据子集
15	收货单信息数据子集
16	药品召回信息
17	药品零售信息
18	药品使用信息
19	药品标识码备案信息
20	药品追溯码规则备案信息
21	发码机构编码规则
22	药品召回执行信息
23	药品紧急调配响应信息
24	药品追溯系统访问地址备案信息

5. 追溯系统数据架构分析

1) 追溯系统相关数据节点

在实际的药品信息化追溯体系中，药品企业自建的药品追溯系统或受药品企业委托提供技术服务的第三方药品追溯系统担负着收集、汇总、处理、管理分布在药品供应链中的追溯数据的工作。一个典型的追溯系统的数据架构由该追溯系统相关的药品供应链上的企业、药品使用单位、药品监管机构等数据节点以及相应的数据关联、数据所构成。相关的药品企业、单位按照相关法律法规、技术管理标准以及商业规则向追溯系统提供相关的药品追溯基本数据以及应用数据，在追溯系统形成完整的药品追溯数据链。追溯系统还担负着管理这些追溯数据资源的职能，在药品协同平台的统一管理之下，按照各级监管部门以及社会大众等用户的需求提供他们所需要的相关药品追溯信息。

一个典型的追溯系统以及相关的数据节点如图 3.9 所示，图中的连接线表示追溯系统与相关数据节点之间的数据关联关系。

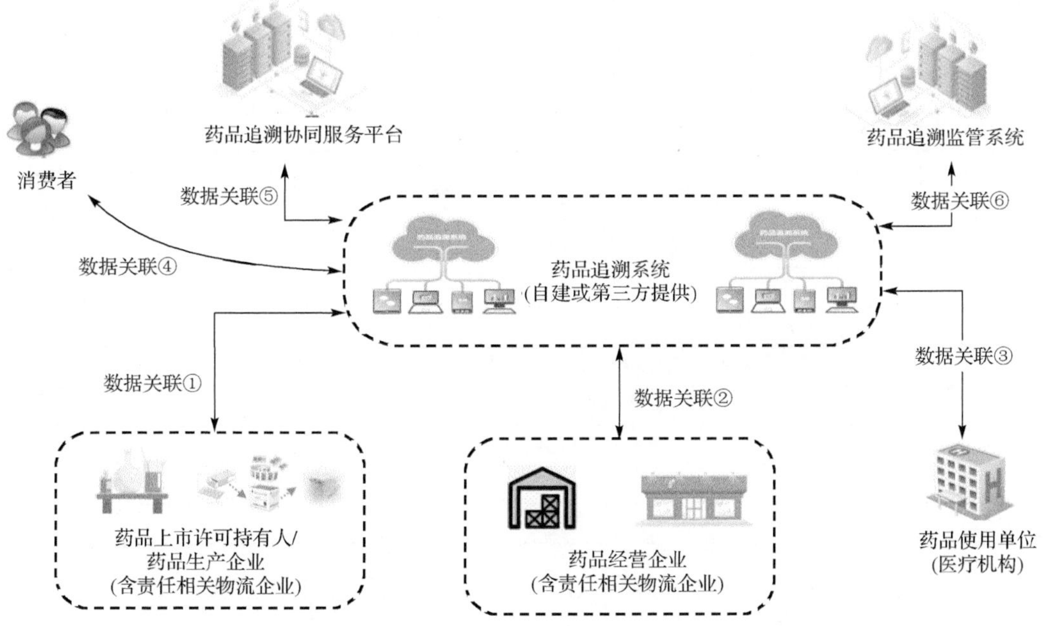

图 3.9　一个典型的药品追溯系统与相关数据节点之间的数据关联

2) 追溯系统与相关数据节点之间的数据流以及数据内容

(1) 图 3.9 中的“数据关联①”为追溯系统与上市许可持有人、药品生产企业(包括药品储运企业)之间的数据关联

①追溯系统从上市许可持有人、药品生产企业接收的药品和企业基本信息、备案信息、发码信息和应用信息数据流。

②追溯系统向上市许可持有人、药品生产企业发送的预警、召回和紧急调配信息数据流。

追溯系统从药品上市许可持有人/生产企业接收的数据流内容如表 3.20 所示。

表 3.20　追溯系统从药品上市许可持有人/生产企业接收的数据流内容

序号	业务内容
1	境内上市许可持有人/药品生产企业基本信息数据子集
2	境外上市许可持有人/药品生产企业基本信息数据子集
3	药品生产许可证基本信息数据子集
4	药品配送企业基本信息数据子集
5	发码机构的基本信息
6	国产药品基本信息数据子集
7	进口药品基本信息数据子集
8	国产药品生产信息数据子集
9	药品进口信息数据子集
10	药品自检信息数据子集
11	发货单信息数据子集
12	收货单信息数据子集
13	药品召回信息数据子集
14	药品标识码备案信息
15	药品追溯码规则备案信息
16	发码机构编码规则
17	药品召回执行信息
18	药品紧急调配响应信息
19	发码信息
20	温度信息数据子集

追溯系统向药品上市许可持有人/生产企业发送的数据流内容如表 3.21 所示。

表 3.21　追溯系统向药品上市许可持有人/生产企业发送的数据流内容

序号	业务内容
1	药品风险预警信息
2	药品召回通知信息
3	药品紧急调配信息

(2) 图 3.9 中的"数据关联②"为追溯系统与药品经营企业(包括药品批发、零售以及储运企业)之间的数据关联

①追溯系统从药品经营企业接收的企业信息和应用信息数据流。

②追溯系统向药品经营企业发送的预警、召回和急调信息数据流。

追溯系统从药品经营企业接收的数据流内容如表 3.22 所示。

表 3.22　追溯系统从药品经营企业接收的数据流内容

序号	业务内容
1	药品经营企业基本信息数据子集
2	药品经营许可证基本信息数据子集
3	药品配送企业基本信息数据子集
4	发货单信息数据子集
5	收货单信息数据子集
6	药品零售信息数据子集
7	药品召回执行信息
8	药品紧急调配响应信息
9	温度信息数据子集

追溯系统向药品经营企业发送的数据流内容如表 3.23 所示。

表 3.23　追溯系统向药品经营企业发送的数据流内容

序号	业务内容
1	药品风险预警信息
2	药品召回通知信息
3	药品紧急调配信息

(3) 图 3.9 中的"数据关联③"为追溯系统与药品使用单位之间的数据关联

①追溯系统从药品使用单位接收的企业信息、应用基本信息数据流。

②追溯系统向药品使用单位发送的预警、召回和急调信息数据流。

追溯系统从药品使用单位接收的数据流内容如表 3.24 所示。

表 3.24　追溯系统从药品使用单位接收的数据流内容

序号	业务内容
1	药品使用单位基本信息数据子集
2	药品配送企业基本信息数据子集
3	发货单信息数据子集
4	收货单信息数据子集

续表

序号	业务内容
5	药品使用信息数据子集
6	药品召回执行信息
7	药品紧急调配响应信息
8	温度信息数据子集

追溯系统向药品使用单位发送的数据流内容如表 3.25 所示。

表 3.25　追溯系统向药品使用单位发送的数据流内容

序号	业务内容
1	药品风险预警信息
2	药品召回通知信息
3	药品紧急调配信息

(4) 图 3.9 中的“数据关联④”为追溯系统与药品消费者之间的数据关联

追溯系统向消费者发送的数据流内容如表 3.26 所示。

表 3.26　追溯系统向消费者发送的数据流内容

序号	业务内容
1	药品追溯数据消费者查询数据子集

(5) 图 3.9 中的“数据关联⑤”为追溯系统与药品协同平台之间的数据关联

①追溯系统向药品协同平台发送的药品和企业基本信息、备案信息和应用信息数据流。

②追溯系统从药品协同平台接收的药品和企业基本信息，预警、召回和急调信息数据流。

追溯系统向协同平台发送的数据流内容如表 3.27 所示。

表 3.27　追溯系统向协同平台发送的数据流内容

序号	业务内容
1	境内药品生产企业基本信息数据子集
2	境外药品生产企业基本信息数据子集
3	药品生产许可证基本信息数据子集
4	药品经营企业基本信息数据子集
5	药品经营许可证基本信息数据子集
6	药品使用单位基本信息数据子集
7	药品配送企业基本信息数据子集
8	发码机构的基本信息

续表

序号	业务内容
9	国产药品基本信息数据子集
10	进口药品基本信息数据子集
11	国产药品生产信息数据子集
12	药品进口信息数据子集
13	药品自检信息数据子集
14	发货单信息数据子集
15	收货单信息数据子集
16	药品召回信息数据子集
17	药品零售信息数据子集
18	药品使用信息数据子集
19	药品标识码备案信息
20	药品追溯码规则备案信息
21	发码机构编码规则
22	药品召回执行信息
23	药品紧急调配响应信息
24	药品追溯系统访问地址备案信息

追溯系统从协同平台接收的数据流内容如表 3.28 所示。

表 3.28　追溯系统从协同平台接收的数据流内容

序号	业务内容
1	境内上市许可持有人/药品生产企业基本信息数据子集
2	境外上市许可持有人/药品生产企业基本信息数据子集
3	药品生产许可证基本信息数据子集
4	药品经营企业基本信息数据子集
5	药品经营许可证基本信息数据子集
6	药品使用单位基本信息数据子集
7	药品配送企业基本信息数据子集
8	发码机构的基本信息
9	国产药品基本信息数据子集
10	进口药品基本信息数据子集
11	药品风险预警信息
12	药品召回通知信息
13	药品紧急调配信息
14	药品追溯系统访问地址解析信息

(6) 图 3.9 中的“数据关联⑥”为追溯系统与各级监管机构之间的数据关联

①追溯系统根据监管业务需要向监管系统发送的药品和企业基本信息、应用信息、备案信息等数据。

②追溯系统从监管系统接收的预警、召回和急调信息数据。

追溯系统向监管系统发送的数据流内容如表 3.29 所示。

表 3.29　追溯系统向监管系统发送的数据流内容

序号	业务内容
1	境内上市许可持有人/药品生产企业基本信息数据子集
2	境外上市许可持有人/药品生产企业基本信息数据子集
3	药品生产许可证基本信息数据子集
4	药品经营企业基本信息数据子集
5	药品经营许可证基本信息数据子集
6	药品使用单位基本信息数据子集
7	药品配送企业基本信息数据子集
8	发码机构的基本信息
9	国产药品基本信息数据子集
10	进口药品基本信息数据子集
11	国产药品生产信息数据子集
12	药品进口信息数据子集
13	药品自检信息数据子集
14	发货单信息数据子集
15	收货单信息数据子集
16	药品召回信息数据子集
17	药品零售信息数据子集
18	药品使用信息数据子集
19	药品标识码备案信息
20	药品追溯码规则备案信息
21	发码机构编码规则
22	药品召回执行信息
23	药品紧急调配响应信息
24	药品追溯系统访问地址备案信息
25	温度信息数据子集

追溯系统从监管系统接收的数据流内容如表 3.30 所示。

表 3.30 追溯系统从监管系统接收的数据流内容

序号	业务内容
1	药品风险预警信息
2	药品召回通知信息
3	药品紧急调配信息

3.3.4 应用架构设计

1. 应用架构设计概述

3.2 节整理了体系功能及性能的设计要求，3.3.2 节和 3.3.3 节探讨了以药品追溯体系、药品追溯协同服务平台以及药品追溯监管系统为纽带的追溯体系的业务架构与数据架构。为了在标准的业务架构、数据架构的基础上实现体系功能的要求，应用架构向上需要承接药品信息化追溯体系发展方向和业务模式，向下需要规划和指导药品生产、流通、使用单位的各类应用系统的功能定位和数据衔接。这样的应用架构设计成果应该包括体系的整体应用架构图、架构标准与原则、系统的边界和定义、系统间的关联关系等。根据前文描述的药品追溯体系设计要求以及业务、数据架构，药品追溯体系整体的应用构架可以用图 3.10 进行描述。

体系的整体应用架构围绕药品追溯系统、药品追溯协同服务平台以及药品追溯监管系统这三个信息服务系统构建，向上承接各级药品监管机构以及社会公众，向下规划和指导药品生产、流通以及应用单位的信息系统建设，各自的设计目标概要如下。

1) 药品追溯系统

药品追溯系统主要提供药品在生产、流通以及预防接种等全生命过程中，追溯信息的采集、存储和共享、信息交互等功能。追溯系统可分为企业自建的系统和第三方机构提供的系统两大类。企业自建的追溯系统通常与企业的其他信息系统具有紧耦合的关系，在进行系统的应用架构设计时，为企业服务的目的性强，系统开销相对低，执行效率高。第三方专业机构提供的追溯系统在应用架构设计时采用的标准化程度高，通用性要求强，更加专业化。因此本节仅以合规、贯标作为设计原则和目标，进行系统的应用架构设计。

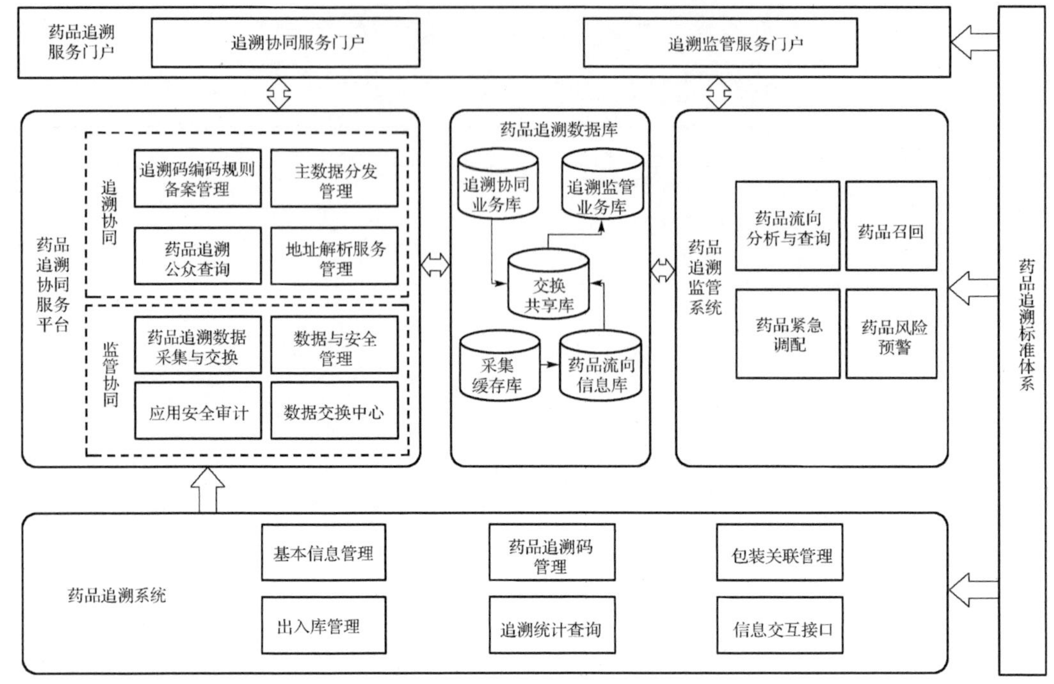

图 3.10　整体应用功能架构图

2) 药品追溯协同服务平台

根据药品追溯协同服务平台的功能要求，协同平台需提供药品追溯码编码规则的备案、药品企业和产品的基本信息分发及管理服务，以及不同药品追溯系统的地址备案服务。对药品追溯数据进行清洗、关联，完成数据标准化。主要应用设计内容包括追溯码编码规则备案管理、主数据分发管理、地址解析服务管理、药品追溯数据采集和交换、药品追溯公众查询等功能模块。

3) 追溯监管系统

药品追溯监管系统的主要用户是各级药品监管部门。根据从药品追溯系统采集的数据，监控药品批次流向，通过数据汇总分析，实现风险预警、决策支持，一旦发生药品突发事件，通过调用和分析药品流通追溯信息，实现对药品召回和紧急调配的决策及部署。主要设计内容包括药品批次流向分析与查询、药品召回、药品紧急调配、药品风险预警等功能模块。

2. 追溯系统的应用构架设计

1) 系统的应用功能结构

图 3.11 给出了药品追溯系统基本的应用功能架构图。药品追溯系统基本的功能模块包括基本信息管理模块、药品追溯码管理模块、包装关联管理模块、出入库单管理模块、全程追溯查询模块和药品召回计划模块。

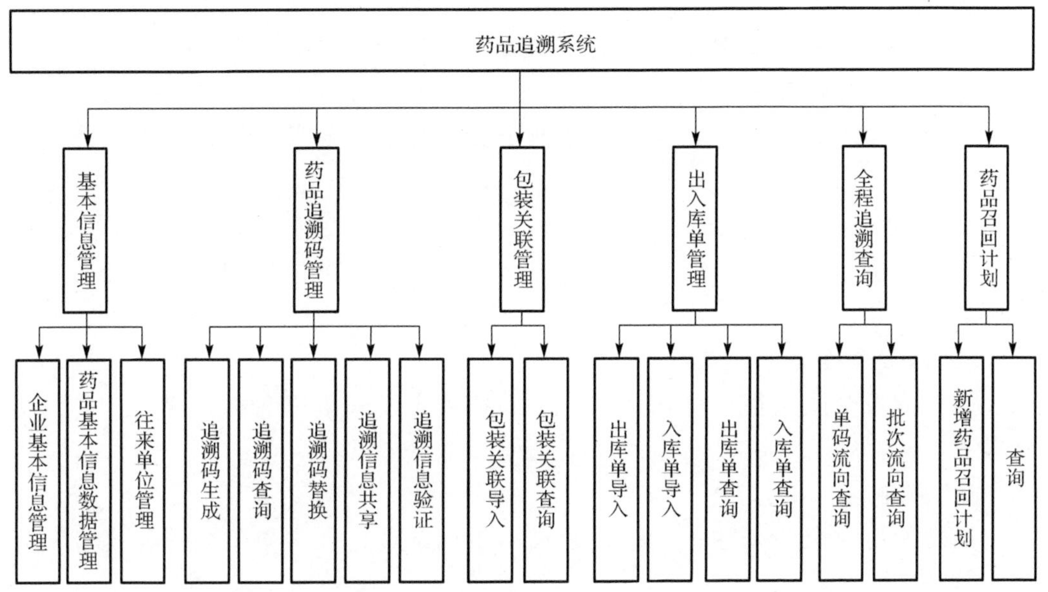

图 3.11　药品追溯系统应用功能架构图

2) 系统的功能模块

(1) 基本信息管理

①企业基本信息管理。

企业用户可使用该功能对其自身基本信息进行登记、查询、修改等操作。

(a) 修改企业基本信息。

该功能可对企业基本信息进行修改，如对“企业营业执照”、“企业地址”进行变更等。

(b) 导出 XML 文件。

该功能可将企业基本信息导出为 XML 文件，以供第三方系统进行导入。

②药品基本信息数据管理。

企业可使用该功能对其生产的药品基本信息进行登记、查询、修改等操作。

(a) 查询。

该功能可对企业的药品进行查询，查询条件：药品信息（药品信息包括药品通用名、剂型、制剂规格等）、批准文号。

查询结果为药品的详细信息，包括：药品通用名、剂型、制剂规格、批准文号、批准文号有效期至、药品有效期、药品本文码、商品名称、药品分类、包装规格、包装比例、包装级别数、国家药品标识码、商品条码。

(b) 导出 XML 文件。

该功能可将药品基础数据导出为 XML 文件，以供第三方系统导入。

③往来单位管理。

企业可使用该功能对其往来的其他企业进行基本信息登记、查询、修改等操作。

(a) 新增来往单位记录。

该功能可新增来往单位信息，其中必填项为往来单位名称、统一社会信用代码。

(b) 修改来往单位记录。

该功能可修改来往单位信息，其中必填项为往来单位名称、统一社会信用代码。

(c) 查询。

该功能可对企业来往单位进行查询，查询条件：往来单位名称、统一社会信用代码。

查询结果为来往单位的详细信息，包括有：往来单位名称、统一社会信用代码、省份、城市、区域。

(2) 药品追溯码管理

用户可使用本模块实现药品追溯码的生成、查询，以及缺损追溯码替换等功能，生产企业可使用该功能导入来自发码机构的药品追溯码，并根据实际业务需要进行维护。

①追溯码生成。

(a) 药品查询。

该功能可对希望生成追溯码的药品进行查询，查询条件：药品信息(药品信息包括药品通用名、剂型、制剂规格等)、批准文号。

(b) 提交并导出 XML 文件。

该功能可对选择的药品进行追溯码的生成，生成追溯码需要选择“包装等级的每级件数”；选择“包装单位”；输入“所需追溯码数量”；选择“是否立即启动”，最后输入“批次号”，提交并导出 XML 文件。

②追溯码查询。

该功能可对已经生成的追溯码进行查询，查询条件：药品信息(药品信息包括药品通用名、剂型、制剂规格等)、查询开始日期、查询结束日期。

查询结果为追溯码对应的具体包装信息、药品信息等，包括：药品信息(药品信息包括药品通用名、剂型、制剂规格)、批次号、申请 SSCC 数量、未使用 SSCC 数量、申请追溯码数量、未使用追溯码数量。

③追溯码替换。

产品包装上的追溯码出现缺损、毁坏或者药品被抽检时，可以使用本功能替换已缺损、毁坏、被抽检的追溯码，替换成功后原码将自动注销。

(a)单码替换。

输入“原追溯码”和“新追溯码”，提交操作即可替换原追溯码。

(b)批量替换。

选择需要上传的替换信息文件(excel 文件)，文件中必须包含“原追溯码”和“新追溯码”信息，确认文件选择无误后提交操作即可批量替换原追溯码。

④追溯信息共享。

(a)追溯信息上传。

该功能用于向药品协同平台上传相关数据的对接，并同时与药品协同平台进行数据对接。

(b)基础数据接收。

该功能用于与药品协同平台分发的药品追溯相关数据进行同步。

(c)追溯信息传递。

该功能用于与第三方追溯信息系统进行数据对接功能(需开启系统权限)。

⑤追溯信息验证。

该功能用于系统接收到追溯信息后进行核对，并将核对信息反馈上游企业/机构。

(3)包装关联管理

①包装关联导入。

(a)查询。

该功能可对包装关联关系进行查询，查询条件：查询开始日期、查询结束日期。

查询结果为追溯码对应的具体包装关联信息等，包括：文件名、导入时间、操作结果。

(b) 导入关联关系。

该功能用于导入包装关联关系文件，需先选择导入的文件(json 格式)，确认文件无误后进行提交。

②包装关联查询。

该功能可对包装关联关系进行查询，查询条件：查询开始日期、查询结束日期。

查询结果为追溯码对应的具体包装关联信息等，包括：文件名、导入时间、操作结果。

(4) 出入库单管理

①出库单导入。

(a) 查询。

该功能可对已导入的出库单进行查询，查询条件：出库开始日期、出库结束日期、药品类型、单据号码、收货单位、包含药品追溯码。

查询结果为导入出库单对应的具体信息，包括：详细信息、单据号码、文件名称、药品追溯码、单据类型、收货单位、出库时间。

(b) 导入出库表。

该功能用于导入企业出库单据信息，需先选择导入的文件(json 格式)，确认文件无误后进行提交出库单据信息。

②入库单导入。

(a) 查询。

该功能可对已导入的入库单进行查询，查询条件：入库开始日期、入库结束日期、药品类型、单据号码、发货单位、包含药品追溯码。

查询结果为导入入库单对应的具体信息，包括：详细信息、单据号码、文件名称、单据类型、发货单位、入库时间。

(b) 导入入库表。

③出库单查询。

该功能可对已导入的出库单进行查询，查询条件：出库开始日期、出库结束日期、药品类型、单据号码、收货单位、包含药品追溯码。

查询结果为导入出库单对应的具体信息，包括：详细信息、单据号码、文件名称、药品追溯码、单据类型、收货单位、出库时间。

④入库单查询。

该功能可对已导入的入库单进行查询，查询条件：入库开始日期、入库结束日期、药品类型、单据号码、发货单位、包含药品追溯码。

查询结果为导入入库单对应的具体信息，包括：详细信息、单据号码、文件名称、单据类型、发货单位、入库时间。

(5)全程追溯查询

①单码流向查询。

该功能可对单个追溯码进行查询，查询条件：药品追溯码。

查询结果为追溯码的具体信息，包括：药品流通名称、生产单位、批准文号、包装规格、生产日期、有效期、生产批号、剂型、制剂规格。

②批次流向查询。

该功能可按批次号所对应的追溯码进行查询，查询条件：药品信息(药品信息包括药品通用名、剂型、制剂规格)、生产批号。

查询结果为批次号对应的药品信息，包括：药品流通名称、生产单位、批准文号、包装规格、生产日期、有效期、生产批号、剂型、制剂规格。对应的追溯码列表，包含：单据号、发生日期、单据类型、发生业务企业、收货/发货企业、含药品数量(最小赋码单位)。

(6)药品召回计划

①新增药品召回计划。

该功能可由企业主动发起对药品的召回计划，填写对应信息包括：商品条码、生产批次号、召回区域范围、召回级别、预计召回数量、召回时限、召回原因、处理措施。

②查询。

该功能可对企业发起的药品召回计划进行查询，查询条件：药品信息(药品通用名、剂型、制剂规格)、生产批号。

查询结果为召回计划所对应的药品列表，包括：召回区域范围、药品信息、批准文号、包装规格、生产批号、预计召回数量(最小赋码单位)、召回原因、召回期限、详情，点击详情可查询具体的信息，包括：企业名称、统一社会信用代码、 商品条码、药品通用名、剂型、制剂规格、包装规格、批准文号、生产批次号、召回区域范围、召回级别、预计召回数量、召回时限、召回原因、处理措施。

3. 协同平台的应用构架设计

1)平台的应用功能结构

图3.12给出了协同平台的基本应用功能架构。协同平台基本的功能模块包括药品追溯码编码规则备案模块、主数据分发管理模块、地址解析服务管理模

块、药品追溯公众查询模块、药品追溯数据采集与交换模块、药品数据交换中心模块、应用安全审计模块、数据与安全管理模块。

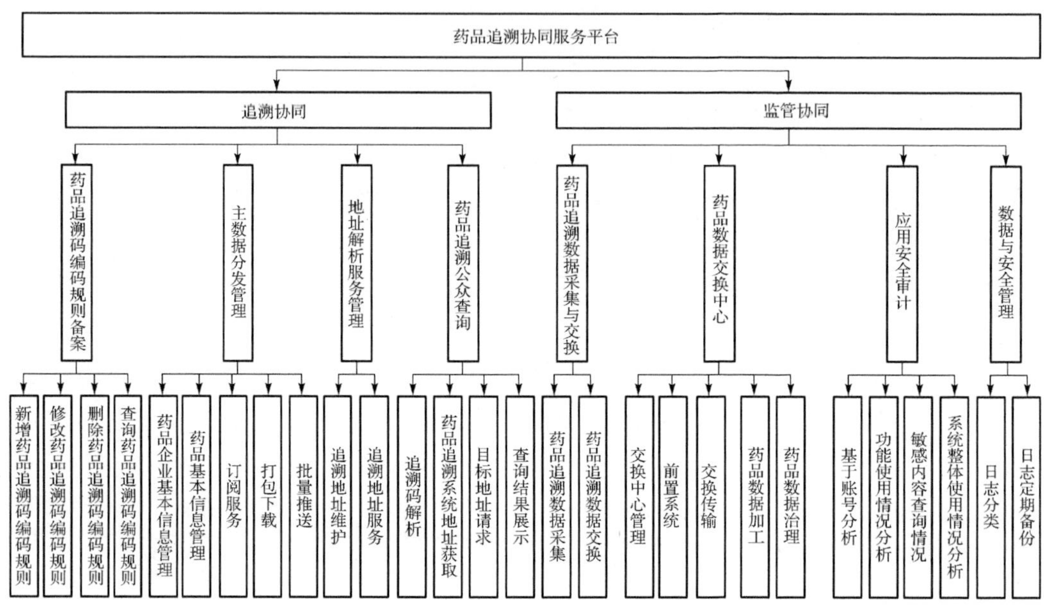

图 3.12　药品追溯协同服务平台应用功能架构图

2) 平台的功能模块

药品追溯协同服务平台为企业、监管部门、社会公众提供公共服务，同时为药品追溯监管系统提供服务，在追溯体系中发挥“桥梁”和“枢纽”作用，可提供准确的药品企业和产品的基本信息、药品追溯码编码规则的备案和管理服务、不同药品追溯系统的地址服务、主数据分发服务以及药品协同服务系统管理，辅助实现不同药品追溯系统互联互通。

(1) 药品追溯码编码规则备案

为避免药品追溯码的重复，需要建立药品追溯码编码规则的备案服务，药品追溯码是由一系列数字、字母、符号组成的代码，用于唯一标识药品销售包装单元，编码对象为药品各级销售包装单元，编码规则信息包括追溯码的组成、药品标识码位数和组成、单品码位数以及追溯码各段数字所代表的信息等。系统功能主要包括新增药品追溯码编码规则、修改药品追溯码编码规则、删除药品追溯码编码规则、查询药品追溯码编码规则。

①新增药品追溯码编码规则。

药品企业可以录入其生产企业药品的追溯码编码规则，包括追溯码的组成、药品标识码位数和组成、单品码位数以及追溯码各段数字所代表的信息等。药品上市许可持有人根据编码对象选择符合标准要求的具体编码规则进行编码。药品追溯码编码要根据国家药监局的编码规则，满足实用性、唯一性、安全性、可扩充性、简明性、通用性等原则。

②修改药品追溯码编码规则。

当药品追溯码编码规则变化时，系统可以修改其编码规则，系统保留修改历史。首先根据定义查询条件，确定要修改的药品编码规则，然后选择要进行修改的编码规则，修改要求：

(a) 修改后提交时有确认修改提示页面。

(b) 要求记录修改历史。

③删除药品追溯码编码规则。

当企业不再使用该种药品追溯码编码规则时，可以删除药品的追溯码编码规则信息。

(a) 编码规则信息在其他业务数据使用后，不可以直接删除编码信息。

(b) 删除编码规则信息时不可以多个信息同时删除。

(c) 删除的编码规则不能恢复。

(d) 删除功能要求：有确认删除提示页面；要求有异常处理；删除是逻辑删除。

④查询药品追溯码编码规则。

监管用户可以查询其管辖范围内企业及其药品的编码规则，可以用企业名称、药品名称、商品名、批准文号/注册证号等进行查询，帮助用户快速找到相应编码规则信息。

(2) 主数据分发管理

主数据分发服务实现药品和企业基础数据分发管理功能，为下游单位提供基础数据支持，促进主数据在不同药品追溯系统、药品流通链条上的标准性、准确性和一致性。系统功能主要包括药品企业基本信息管理、药品基本信息管理、订阅服务、打包下载、批量推送。

①药品企业基本信息管理。

(a) 查看药品企业基本信息。

药品企业用户可查看本企业基本信息。

(b) 查询药品企业基本信息。

监管部门可查询其管辖范围内的企业信息，可以对企业名称、注册地址、生产地址、联系人等信息进行精确查询和模糊查询。

②药品基本信息管理。

(a)查看药品基本信息。

用户可查看权限范围内的药品基本信息，企业用户只可查看本企业生产的药品信息。

(b)查询药品基本信息。

用户在查找药品信息时经常使用的查询条件，如药品通用名、商品名等，帮助用户快速找到相应药品。

主要查询条件包括：精确查询条件查询项，如药品通用名、商品名、批准文号/注册证号、批准文号有效期；模糊查询项，如药品通用名、商品名、剂型、规格、批准文号/注册证号、批准文号有效期等。

结果列表展示：药品通用名、商品名、剂型、规格、批准文号/注册证号、批准文号有效期。

(c)查看特药基本信息。

用户可查看权限范围内的特药基本信息，企业用户只可查看本企业生产的特药信息。

(d)查询特药基本信息。

用户在查找特药信息时经常使用的查询条件，如特药名称、商品名等，帮助用户快速找到相应特药。

主要查询条件包括：精确查询条件查询项，如特药名称、商品名、批准文号/注册证号、批准文号有效期；模糊查询项，如特药名称、商品名、剂型、规格、批准文号/注册证号、批准文号有效期等。

结果列表展示：特药名称、商品名、剂型、规格、批准文号/注册证号、批准文号有效期。

(e)查看血液制品基本信息。

用户可查看权限范围内的血液制品基本信息，企业用户只可查看本企业生产的血液制品信息。

(f)查询血液制品基本信息。

用户在查找血液制品信息时经常使用的查询条件，如血液制品名称、商品名等，帮助用户快速找到相应血液制品。

主要查询条件包括：精确查询条件查询项，如血液制品名称、商品名、批准文号/注册证号、批准文号有效期；模糊查询项，如血液制品名称、商品名、剂型、规格、批准文号/注册证号、批准文号有效期等。

结果列表展示：血液制品名称、商品名、剂型、规格、批准文号/注册证号、批准文号有效期。

(g) 查看集中采购中标品种基本信息。

用户可查看权限范围内的集中采购中标品种基本信息，企业用户只可查看本企业生产的集中采购中标品种信息。

(h) 查询集中采购中标品种基本信息。

用户在查找集中采购中标品种信息时经常使用的查询条件，如集中采购中标品种名称、商品名等，帮助用户快速找到相应集中采购中标品种。

主要查询条件包括：精确查询条件查询项，如集中采购中标品种名称、商品名、批准文号/注册证号、批准文号有效期；模糊查询项，如集中采购中标品种名称、商品名、剂型、规格、批准文号/注册证号、批准文号有效期等。

结果列表展示：集中采购中标品种名称、商品名、剂型、规格、批准文号/注册证号、批准文号有效期。

③订阅服务。

数据订阅服务为实现最终用户提出特定数据服务需求而提供的面向主题的数据服务流程规范性管理。

(a) 订阅申请审批。

订阅申请审批通过共享审批功能完成。

(b) 订阅数据推送。

订阅数据推送将主题数据向订阅数据者发送、传输的过程。数据推送由任务管理进行统一调度。由订阅数据推送功能、订阅数据传输过程监控功能组成。

(c) 订阅状态管理。

对订阅申请审核后的队列进行管理，提供终止、恢复、暂停等功能。由订阅申请审核状态设置功能、订阅申请队列管理功能等模块组成。

(d) 数据订阅统计。

对数据订阅使用者情况、数据推送情况、订阅主题、订阅状态等各类业务信息进行查询统计，并提供丰富的图形显示。由数据订阅查询统计功能、数据订阅业务信息加工功能、数据订阅查询统计结果展示功能等模块组成。

④打包下载。

提供信息数据打包下载功能，通过下载信息查询找到所需数据，然后进行数据打包下载。信息打包下载服务由服务内容管理、下载信息发布、下载信息查询、数据下载、数据下载情况统计等模块组成。

(a)服务内容管理。

提供对下载数据包的抽取规则定义及相关内容的描述。

(b)打包下载信息发布。

该功能主要完成基于预定义规则的数据抽取、压缩、打包，自动生成下载数据包，并提供展示相关数据下载包的发布情况列表，主要包括发布日期及信息内容、时相特征等信息。

(c)打包下载信息查询。

提供根据数据内容、时间等条件的搜索查询，快速定位需下载的信息包。提供精确查询和模糊查询条件设置。

(d)数据打包下载。

提供基于 XML 格式的文件数据包以供各单位下载，并生成下载日志。

(e)数据打包下载情况统计。

提供图表等样式的数据下载情况统计。

⑤批量推送。

批量推送主要为各单位提供批量数据服务。批量推送是一个集信息推送、内容管理于一体的智能信息推送系统。除了提供信息推送能力外，还提供高效的信息管理手段，使管理员可以快速、灵活地实现信息发布。在向各单位进行数据推送过程中，互相之间数据是独立的。

(a)批量推送设置。

数据推送设置实现推送用户组设置、推送数据匹配、推送方式设置、推送频率设置等功能。

推送用户组设置。实现推送用户按组的形式设置，一个组的用户可以查看到一致的推送数据信息，从而保证数据推送既可以是对单个用户的点对点形式，也可以是对用户组的广播形式。

推送数据匹配。根据推送数据管理中的推送数据分类，实现为不同的推送用户组设置需要推送的数据分类。

推送频率设置。对于信息推送，可以设置自动定时推送，即对信息更新和推送间隔进行的设置管理功能。不进行推送频率设置时，信息需要手动推送。

(b)推送数据管理。

推送数据管理包含推送数据分类设置和推送数据内容设置。

数据内容设置。管理员可以选择推送数据分类后，设置要推送的数据内容，可以采用自定义方式编辑需要推送的数据内容，也可以选择自动推送最新数据。

数据分类设置。管理员可以设置推送数据的分类，便于数据按分类进行推送，以及用户可以按照推送数据分类进行推送数据的订阅。

(c)批量推送统计。

采用报表方式，展现数据推送情况，包括日报、周报、月报和自定义时间段报表。

(3)地址解析服务管理

提供不同药品企业追溯系统的地址服务，辅助实现不同药品追溯系统互联互通。实现药品企业追溯系统地址管理和地址服务，系统功能主要包括：追溯地址维护、追溯码解析、药品追溯系统地址获取、目标地址请求。

①追溯地址维护。

追溯地址维护实现药品企业追溯系统地址的增加、修改、删除、查询功能。

②追溯地址服务。

(a)追溯码解析。

追溯码解析功能实现药品追溯码解析，获取药品企业名称。

(b)药品追溯系统地址获取。

通过药品企业名称，获取药品追溯系统地址信息。

(c)目标地址请求。

根据药品企业地址信息转发目标地址请求服务，企业追溯系统接收请求返回调用结果数据。

(4)药品追溯公众查询

药品追溯公众查询提供药品追溯码查询入口，能够查询追溯码对应的药品信息。通过药品追溯地址服务，调用各企业追溯系统的药品基本信息，提供具有公信力的药品查询手段，增强老百姓查药的便捷性，保障注册药品在合法销售终端可以被告知其真实信息。

用户在查找药品信息时输入药品追溯码和验证码，系统通过地址服务自动跳转到企业追溯系统查找药品信息并展示，包括药品名称、商品名、剂型、规格、生产厂家、生产日期、批次号、有效期、查询次数等。

(a)追溯码解析。

追溯码解析功能实现药品追溯码解析，获取药品企业名称。

(b)药品追溯系统地址获取。

通过药品企业名称，获取药品追溯系统地址信息。

(c)目标地址请求。

根据药品企业地址信息转发目标地址请求服务，企业追溯系统接收请求返回调用结果数据。

(d) 查询结果展示。

展示公众所查询的药品信息。

(5) 药品追溯数据采集与交换

药品追溯数据采集与交换通过采集、加工和处理药品企业信息、药品产品基本信息、单据信息、药品追溯信息等相关数据，存储至药品流向信息库，为监管业务提供数据支撑，在全国范围内实现药品追溯信息数据的共享和利用。系统包括药品数据交换、药品数据采集功能。

①药品数据交换。

药品数据交换业务框架。

药品数据交换为各药品企业追溯系统和第三方追溯系统等提供统一的数据交换和共享服务，承载着大量的数据共享交换任务，负责采集数据、传输路由、加载数据、管理监控等工作，与各药品企业追溯系统、第三方追溯系统前置库进行对接，完成药品全流程的数据交换工作。

在药品追溯系统部署前置系统，实现与药品追溯系统的安全隔离，药品追溯系统负责将数据同步至前置系统，通过数据交换代理、交换管理控制中心等系统实现数据提供方与数据需求方的数据交换。

数据交换通过统一的数据交换协议、标准和服务，确保整个信息交换过程的安全性、可靠性。通过数据交换，最终实现药品追溯系统跨平台、跨系统、跨应用、跨地区的互联互通和信息共享。

②药品数据采集。

药品追溯数据采集即药品追溯数据采集的方式管理。药品追溯数据采集涉及的数据主要有企业信息、产品基本信息、单据信息、药品流向信息等。将从药品追溯系统采集相关数据，并存储至药品流向信息库中，需根据各企业单位、各数据类型的数据格式及特征，分别采取不同的方式进行数据采集。

本系统涉及数据采集的方式主要包括库表交换、在线填报、文件上传、服务接口等方式。

(a) 库表交换。

库表交换主要通过药品数据交换功能实现药品追溯系统的药品追溯数据采集到药品流向信息库。库表交换通过药品数据交换功能实现数据采集。库表交换的数据抽取是指从源数据、源系统抽取数据过程，数据抽取功能依据映射模型配置的抽取规则，访问数据源，将数据抽取至内存、文件 (XML、文本文件)

或数据流的形式，抽取的内容可以做后续的数据质量稽核、加工、传输或加载操作。数据抽取方式包括全量抽取、增量抽取、文件解析等方式。

(b)在线填报。

在线填报是为没有有效系统支撑的各药品生产企业，提供在线信息录入的功能。通过手工录入或批量导入的方式，可将各类药品信息发送到药品追溯服务平台。系统提供各用户对录入数据的统计功能，可通过录入时间和录入方式进行统计。

通过使用在线填报功能报送药品信息，可选择在线填报、在线导入方式进行数据提交。平台提供校验规则和数据模板对提交的报送信息进行解析和规则检查，以保证数据的质量及信息安全，并为数据管理者提供报送数据审批功能对数据进行人工管理和检查。

模板管理模块为手工填报数据、批量导入数据提供文件模板，并对格式模板进行管理，包括发布、失效、版本管理等功能。

校验规则管理模块提供数据校验规则不仅包括数据格式、取值范围、标准代码等规则，还根据业务需要提供数据逻辑检查规则的管理。

(c)文件上传。

为了满足药品企业的网络要求，不能直接上网在线填报药品信息的情况，可以选择离线文件上传模式进行药品信息采集。

离线文件上传包括离线文件模板定制、文件校验、离线填报、离线批量导入、离线文件版本管理、上报历史数据查询等功能。

(d)服务接口。

提供采集接口服务，实现药品信息的自动采集功能。采集接口主要以 Web 服务方式实现。根据数据采集功能提供 Web 服务接口服务，分配数据访问权限，将前置节点的数据资源，通过数据接口上传到平台，主要功能包括服务接口资源管理、服务接口授权管理、服务接口监控管理。

(6)药品数据交换中心

①交换中心管理。

交换中心管理是数据交换系统运行的指挥中心，提供数据交换系统操控和监管的人机交互工具。为了保证数据交换系统的稳定性和可靠性，适应更多交换节点的管理和监控，增加支持交换系统中心前置节点的集群支持功能，重点提升节点集群处理能力。同时加强交换监控的准确性、及时性和全面性，提升整体数据交换的交换监控、运行维护的自动化能力，以及对下级节点和下级平台的级联/对接功能。

②前置系统。

交换节点是指系统中实际参与数据交换的一个逻辑节点，负责根据流程的配置，从业务库/前置库中按照指定的抽取数据模式抽取数据，并进行数据处理、打包，通过数据传输模块将数据发送到指定的目标交换节点，目标交换节点接收数据，并处理数据。

③交换传输。

交换传输构建各交换前置机系统之间可靠、稳定、高效的信息交换通道，提供信息的打包、转换、传递、路由、解包等功能，支持数据传输和大文件传输。交换传输系统完成中心交换节点与前置交换节点之间的双向、自动、实时、安全、可靠的数据传输。

(a)前置交换。

前置交换部署在各个交换节点的前置机上，用于存放待交换数据，并对待交换数据做基础处理(包括但不限于增量识别、数据格式转换等)，各交换节点服务器一起构成分布式的数据交换系统运行环境。交换前置能够从交换信息库中提取数据交给交换传输传递，也能够从交换传输中获取数据存储到交换信息库。前置交换提供数据交换系统建设所需的数据抽取、交换触发、数据处理等功能。

(b)交换传输。

交换传输在原有保证数据可靠传输的基础上，需要提高数据传输的高可靠性、安全性，增加交换节点集群支持、交换节点认证，同时提供传输通道的流量控制功能，以满足不同的网络环境和传输需要。

④药品数据加工。

(a)规则管理。

数据规则就是用标准的语法描述数据加工各环节的具体工作及数据加工各环节间的关系。通过灵活的配置方式获得加工业务类型和加工逻辑，最终生成数据的加工脚本，从而实现数据的加工过程。

数据处理过程从缓存库到加工库、加工库到追溯核心库、追溯核心库到服务库等数据处理过程，分解到多个流程，每个流程又有多个加工组件构成，流程通过配置组件的顺序、参数等信息，形成加工脚本，最后由加工任务调度加工规则处理数据。主要包括数据加工规则分类管理、数据加工规则管理、数据加工规则运维管理等功能。

(b)任务管理。

数据加工任务管理依据数据加工规则，配置数据加工任务，并且可按任务优先级，灵活调度任务，同时对任务的执行情况进行跟踪监控。

平台对数据加工处理过程中涉及的任务进行分类管理，编制任务列表，实现数据加工过程的统一管理和导航，为加工环节的配置和调度提供快速便捷的手段和途径；对每种任务分类下具体任务的执行过程进行设定，对调度规则进行定义，设置任务执行相关的数据资源和规则信息等内容；选择和设定任务执行所需的基本配置模块，包括任务队列管理、任务执行控制、计算资源信息采集、计算资源信息分析、任务执行监控、执行状态采集、执行状态分析、流程解析等。主要包括任务类别管理、任务配置管理、任务调度管理、任务监控管理等功能。

(c) 数据处理。

数据处理主要负责从采集缓存库到加工库和加工库到核心库的数据处理过程，从业务角度对数据进行清洗、加工、比对、校核等处理，实现数据间的关联、映射、去重、整合、分析等功能，为业务提供数据支撑。主要包括数据提取、清洗比对、数据校核、关联映射、数据整合、加载入库等功能。

⑤药品数据治理。

(a) 数据质量管理。

数据质量管理是对药品信息进行全面的质量管理。依据数据在生命周期的各个阶段的特性，建立数据质量控制机制，及时发现数据质量问题，不断改善数据的使用质量，从而提升数据的可用性，实现数据更大的利用价值。

检查规则管理：检查规则管理提供各类药品信息实体的检查规则的配置管理和查询。

检查任务执行：根据检查规则定时生成的任务，或者人工触发指定的检查规则执行所生成的任务。

质量事件管理：主要管理数据质量检查过程中发现数据质量问题时告警类事件，包括预警通知、预警升级、预警过滤、数据质量申告单提示等。

质量评估：定期完成数据质量评价校核、数据质量分析、抽样检查、业务规则检查管理等。

(b) 数据对账管理。

为保证核心数据准确性、一致性，需要采取对账的手段保证数据加载过程的准确性，保证数据维护输入与输出端的一致性。数据对账管理实现数据加载的各环节输入与输出结果、内容的比对，以确定加载环节的正确性。例如，采集的各节点数据与缓存库之间、加工库与核心库之间的数据对账。通过在数据更新时实现的可跟踪、可审计要求，提供每个阶段的数据核对，保障每一阶段数据的一致性和完整性，支持信息比对范围设置、信息比对内容和规则设置、信息比对返回记录条数设置，比对任务在每个工作量数据维护加载结束后由系统触发自动执行。主要包括数据对账规则管理、数据对账任务管理、数据对账执行、数据对账异常处理、数据对账监控管理、数据对账通知管理等功能。

(c)问题数据反馈与跟踪。

问题数据反馈与跟踪模块负责对数据处理过程中产生的问题数据进行统一管理和展现，包括问题数据的接收存储、跟踪、分发、反馈和统计。并通过建立一套机制，能够精确地将一笔数据在不同的时间点上、不同的物理位置的原始状态及流转痕迹进行有效的采集、管理和展现，统一建立数据轨迹库，利用轨迹信息，快速、准确定位问题的源头，实现全域模式下的数据追溯。主要包括问题数据管理、问题数据跟踪、问题数据分发、问题数据反馈、问题数据预警、问题数据统计等功能。

(d)数据与安全管理。

建立整个平台的日志管理中心，实现全程留痕，可追溯可审计，同时通过构建应用安全审计，以保证应用及数据的安全，实现数据的保密性、完整性和有效性，能对各类应用的操作行为进行有效的审计，万一发生安全事件，亦能寻得到事故根源，进行责任追查。

(7)应用安全审计

通过构建应用安全审计，以保证应用系统的安全，可以达到对应用和数据操作行为重点审计，及时发现异常数据，提高数据审计效率的目的。

(a)基于账号分析。

查询账号的登录信息，针对某次登录进行操作行为回溯。展现用户访问的基本信息，包括用户账号、用户姓名、组织机构、客户端 IP、客户端端口、服务器 IP 等信息。用时间轴展现操作行为，显示查询条件，并可以查看相关 SQL 语句。

(b)功能使用情况分析。

通过指定功能操作请求进行多层业务关联审计，实现访问者信息的追溯，包括操作发生的 URL、客户端的 IP、客户端 MAC、发起的用户名、请求报文等信息，通过多层业务关联审计更精确地定位事件发生前后所有层面的访问及操作请求，使管理人员对功能使用情况一目了然，真正做到数据库操作行为可监控，违规操作可追溯。

(c)敏感内容查询情况。

通过截取应用层用户执行业务功能操作产生的 SQL，针对 SQL 进行关键表字段识别，分离出查询条件，对于涉及药品特定信息查询做重点监控，重点过滤出非工作时段业务操作的用户是否存在违规查询。规范业务用户对涉密数据的操作行为。

(d) 系统整体使用情况分析。

通过对日常业务功能操作日志的分析，分别从用户角度和业务功能角度构建分析模型，对不同用户群常用业务功能进行分析，同时结合业务功能使用频率分析系统各个功能的实际使用情况，为管理人员对功能裁剪和重点完善提供有效依据。同时对高频使用用户进行重点关注，为后续调研群体提供方向。

(8) 数据与安全管理

提供完善的日志机制，支持多级别日志配置管理机制，支持产生系统日志、数据包日志等多种日志，支持通过日志审计跟踪系统的运行状态，对系统和应用的运行状态进行跟踪、调试和排错处理。

①日志分类：日志分为应用日志、服务日志、操作日志、运行日志等。

②日志要定期进行备份，设置备份的时间周期、备份类型和备份路径。

平台的各个系统都需要记录详细的日志，例如，元数据的修改日志、基础数据删除日志、数据的传输日志、数据的加工日志、数据的发布日志、代码修改日志、数据预警日志、数据轨迹日志等。主要包括日志记录、日志采集、日志收集、日志清洗、日志分析、日志检索等功能。

(9) 系统管理

在协同平台的应用构架中，除了上述八个功能模块之外，还有一个公共的系统管理模块。

系统管理实现协同服务的统一监控与管理，并为主数据分发等协同业务提供基于资源目录的数据自动下载、基于服务目录的服务调用、基于接口服务的统一管理等多渠道协同服务，主要有协同管理、接口服务、运行监控、日志审计、权限及配置等功能。

①协同管理。

协同管理对药品追溯主数据资源以及协同服务进行分类及编目，构建资源目录和服务目录，实现协同服务注册、申请、配置、发布，实现平台统一接入管理。

目录管理对药品追溯主数据资源以及协同服务进行分类及编目，方便用户查找使用，建立资源目录和服务目录，目录管理提供目录编目、注册、审核、发布、校验及查询统计等功能。主要包括目录编目、目录注册、目录审核、目录发布、目录校验、目录查询、目录统计等功能。

服务管理实现各协同服务的申请、配置、发布功能，供各药品追溯系统用户进行使用；也提供将资源目录中的药品追溯主数据资源注册成服务，进行服务挂接、发布等相应的功能。主要包括服务目录、服务注册、服务挂接、服务发布、服务申请、服务配置、服务查询等功能。

接入管理实现对服务请求方基本信息以及接入方式的维护，规范服务提供与调用关系，规范接入单位信息与接入系统之间的对应关系，确保协同服务平台的安全接入。主要包括接入单位管理、接入系统管理功能。

②接口服务。

接口服务为主数据分发、追溯地址服务等平台内接口和药品追溯系统发布的接口提供统一接口服务管理。主要包括接口服务发布、接口服务注册、接口服务申请、接口服务审核、接口服务授权、接口版本管理、接口服务代理、接口认证服务、批量接口服务请求监测等功能。

③运行监控。

实现对协同服务运行状态、服务申请、接口服务调用情况的监控；实现通过触发预设的告警定义而产生告警信息，从而有效地监控服务运行状况；实现流量控制，通过系统的调节功能，保证系统的可用性；实现对各类服务的统计分析，实现服务的健康状况评估。主要包括服务状态监控、服务申请监控、服务告警、流量控制、服务质量等功能。

④日志审计。

日志审计实现对平台中服务申请操作、服务注册、服务请求方注册、服务提供方注册操作、注册审核、授权审核、审核操作等的日志记载、浏览、查询。主要包括请求日志、注册日志、审核日志、操作日志等功能。

⑤权限及配置。

权限及配置实现对平台中用户类型、用户等信息的管理维护；实现在平台中进行功能注册、菜单管理的功能；实现平台通知公告的管理。主要包括用户管理、功能菜单、通知公告等功能。

4. 追溯监管系统的应用构架设计

1）系统的应用功能结构

图 3.13 给出了追溯监管系统的基本的应用功能架构图。主要包括药品流向分析与查询、药品紧急调拨、药品风险分析预警、药品召回四个功能模块，实现从药品追溯系统采集的数据监控药品批次流向，通过数据汇总分析，实现风险预警、决策支持，一旦发生药品突发事件可以对药品强制召回和紧急调配。

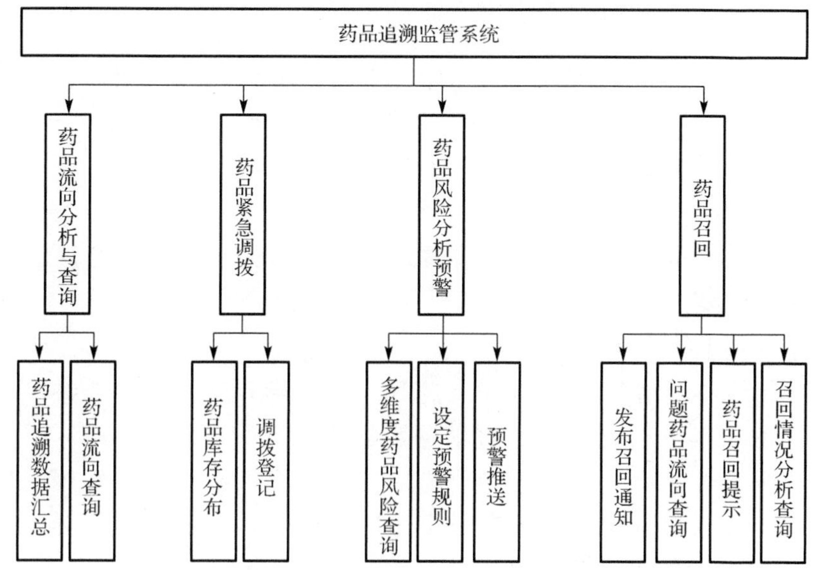

图 3.13　国家药品追溯监管系统应用功能架构图

2)系统的功能模块

(1)药品流向分析与查询

①药品追溯数据汇总。

药品生产企业的产品全过程追溯数据的采集与共享。自建追溯系统的生产企业，从药品生产、物流运输、药品使用单位出入库的全过程流向数据信息收集并上传协同平台；第三方追溯平台协同生产企业，将药品生产、物流运输、药品使用单位的追溯数据通过协同平台上报至国家级追溯监管系统。

②药品流向查询。

国家级追溯监管系统汇总数据形成药品流向信息，当需要进行药品流向分析与查询时，根据国家药品识别码与批次，实现批次流向查询。

监管用户可以根据国家药品标识码、批准文号、药品通用名、批次号等不同维度按需进行查询。

(2)药品紧急调拨

①药品库存分布。

国家级追溯监管系统将根据协同平台汇总上报的追溯数据，利用大数据分析等技术手段，对当时各省份近一年的数据进行提取，并根据库存计算模型，动态汇总出各省的当前的库存。

通过地图形式展现各省的库存分布情况。鉴于显示的效果，默认展示 TOP5 企业库存。如监管用户需要进一步向下挖掘数据，系统可以继续动态加载。

②调拨计划。

监管人员先查询指定药品批次的库存分布，选择指定药品批次充足的省份，进行调拨计划，输入调拨目的地、截止调拨完成时间、调拨数量、调拨负责人、目的地联系人、联系电话等。

③调拨计划推送。

系统自动将生成的调拨计划内容推送给调拨目的地所属药监局的联系人。

(3) 药品风险预警

①多维度药品风险查询。

动态分析表，监管用户可以任意选择若干指标和一个或多个维度，系统将进行多角度的聚类分析，并通过直观图表的形式进行展现。

多维分析还能够通过下钻等操作为监管用户提供不同层面的相关信息。

具体的药品风险分析，包括近效期分析、检验地域分析等。

②预警规则设定。

监管人员可以设定预警规则，监控重要的指标变化，及时发现问题，规避风险。预警规则可以选择不同的分析主题，限定不同的维度条件，选定作用指标及阈值，如近效期可以设定近效时间等。

③预警推送。

系统根据监管人员设定的预警规则，并结合用户权限，自动推送药品风险预警，使得预警更及时、智能、具有针对性。

监管人员获得药品风险预警后可以及时做出补救，预防风险发生。

(4) 药品召回

①发布召回通知。

提取药品生产企业发布的召回计划，监管人员针对召回计划设定召回通知，包括通知目的地所在药监局、联系人、联系人电话、召回计划中的重要信息等。系统将通过邮件或短信的方式，将召回通知下发。

②问题药品流向查询。

系统在地图上直观地显示问题药品批次的流向，所在企业、问题药品的进货/销售情况、当前库存等信息。监管人员还能根据需要向下钻取详细的台账数据。

③药品召回提示。

消费者在进行药品追溯查询时，系统会直接提示该问题药品已被召回的信息。

下游企业在进行进货操作时，系统会直接提示该问题药品已被召回的信息。

④召回情况分析查询。

国家级追溯监管系统汇总召回情况信息，并根据监管人员查询的不同维度，用图表形式直观显示地方企业的问题药品召回情况。

3.4　信息化基础设施参考架构设计

药品信息化追溯体系包括药品追溯系统、药品追溯协同平台及药品追溯监管系统，其中，药品追溯系统的信息化基础设施由企业或者第三方机构依据实际情况，在保证系统可靠安全前提下，选择合理的方式进行部署建设。

药品追溯协同平台和药品追溯监管系统的信息化基础设施，在综合考虑到平台需承载的数据、运行的环境以及实际条件的情况下，信息化基础设施可采用云平台的模式部署建设。云平台建设中应考虑平台的安全性、可靠性、兼容性、可扩展性，确保平台稳定，同时在业务量增大、资源不足时，可通过增加云平台资源的方式确保平台的整体性能。

3.4.1　信息化基础设施架构设计思路

在充分考虑安全、可靠的前提下，基于当前信息技术的现状和需求，构建一个高效可靠、可弹性扩展、至少能够满足未来五年长期演进的云平台，运用云计算、分布式和大数据等先进技术，提供一个能够支撑快速部署、灵活弹性、安全可靠的平台和资源池，满足药品追溯协同服务平台及监管系统等的需要，让信息化基础设施更精简、运维更简单，让各部门更加聚焦业务的提升和创新。

在构建云平台架构时，一方面要从业务需求入手，要求平台能够稳定高效的运行现有的业务；另一方面也要能够满足未来行业发展趋势可能带来的新需求。

1. 资源池提升资源利用效率

建立多种资源池来为上层应用提供计算、存储、网络能力。资源池提供的资源被上层应用共享使用。当应用性能不足时可申请更多的资源，当应用无需过多资源时可释放资源。这种方式可有效提升资源利用效率。资源池采用虚拟计算、虚拟存储、虚拟网络等技术，完成计算资源、存储资源、网络资源的虚拟化。通过统一的接口，对这些虚拟资源进行集中调度和管理，提供给上层应用使用。

2. 提升数据处理性能及服务能力

引入大数据技术，对研究对象的海量行为数据进行挖掘分析，揭示出规律，提出研究结论和对策，能够提升业务的服务能力。从技术角度来说，大多数的对数据库的访问操作都是针对某类局部数据库的，因此数据的集中存储能够降低数据传送代价，同时某一位置的故障不影响其他位置的数据处理工作，从而能够提高系统的可靠性，也使得增加和扩充数据库变得更加容易。

3. 应用自动化部署和弹性伸缩

分布式云平台的应用可支持自动化的部署来简化应用部署的复杂度。用户可以定义应用或选择应用模板，根据模板来部署应用。每类应用模板包含多个虚拟机，用户可以定义它们间的网络连接，也可以定义虚拟机镜像，快速创建含操作系统的虚拟机，减少重复配置。用户可以上传软件包到平台软件库，要求在虚拟机中安装个性化软件，满足特定需要。云平台支持增加弹性伸缩组，并定义伸缩策略，系统会自动监控虚拟机的性能状态，当性能超过阈值时，系统支持对应用的自动弹性伸缩。

4. 多种方式提供安全保障能力

对药品追溯协同服务及监管系统的安全体系进行设计，利用多种方式保障安全。采用网络隔离技术、防火墙技术、抗 DDoS (Distributed Denial of Service) 攻击技术等方式防止外部恶意攻击，确保网络安全；提供对操作系统的补丁管理、病毒扫描、系统审计等，保障主机层面安全；提供对 Web 应用系统的安全防护能力，防止诸如跨站点脚本攻击、SQL 注入攻击等方式攻击应用系统，保障应用安全；通过虚拟机加固、虚拟机隔离、安全分组等方式提高虚拟化层的安全；通过数据备份技术、容灾技术保障数据安全，在出现数据丢失或系统灾难情况下，保障数据安全性和业务连续性；通过对用户的身份认证和授权技术防止非法用户访问系统或非法访问未经授权的系统，确保接入安全；提供对总体安全系统的配置管理、审计能力，支持从各系统获取审计日志进行安全行为分析，实现总体安全管理。

3.4.2 信息化基础设施总体架构

信息化基础设施总体架构主要由基础设施层、资源池层、云服务层、云服务管理、安全保障体系、运营管理体系组成。总体架构如图 3.14 所示。

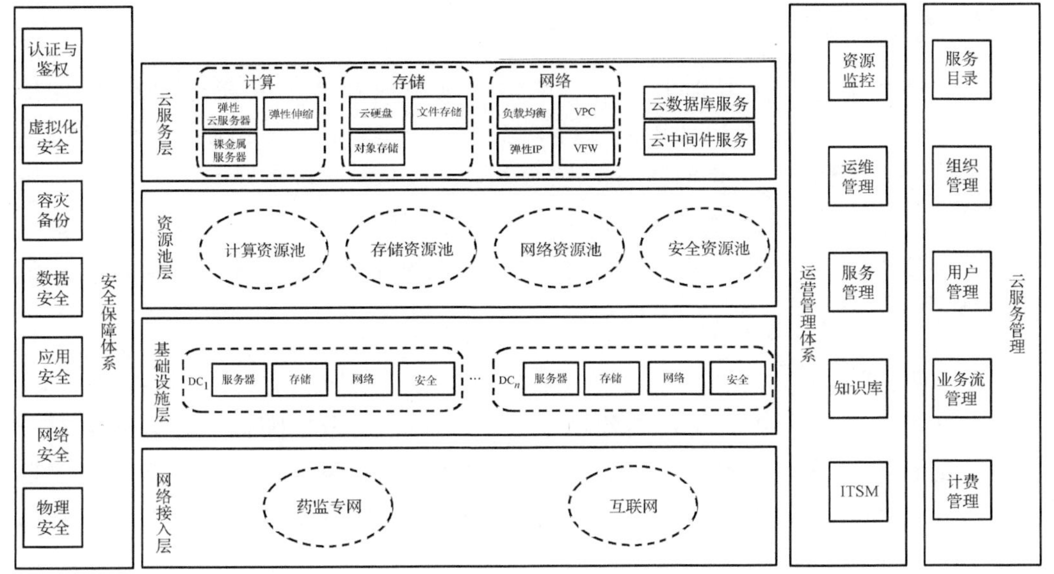

图 3.14　信息化基础设施总体架构图

1. 基础设施层

服务器、存储、网络、安全等物理基础设施，构成数据中心资源池的基础架构。

2. 资源池层

通过采用物理资源虚拟化技术，实现对基础设施的抽象化，形成计算资源池(虚拟机池、Baremetal 物理机池)、存储资源池(块存储资源池)、网络资源池等。

3. 云服务层

云服务层统一管理多种资源池，对外以云服务的形式提供计算、网络、存储、数据库和中间件等产品。

4. 云服务管理

云服务管理分为运营管理和运维管理两部分。构建运营管理门户，除提供云服务申请和自助服务控制台外，支持包括组织管理、租户管理、产品目录管理、流程管理、计量等运营管理功能。提供运维管理门户，支持对多数据中心的统一运维管理，包括资源管理、告警管理、拓扑管理、性能管理以及统计报表等。

5. 安全保障体系

以上四个服务层次都需要云平台的信息安全保障体系来进行防护，因此信息安全保障体系在总体构架中是一个端到端的子系统。通过对疫苗追溯协同平台及监管系统的整体架构进行分区分域，按照每个区域的安全要求在区域内和边界部署适当的安全防护设备，对各资源池网络边界、网络基础设施、计算设施及应用、支撑设施所面临的安全威胁进行风险控制，形成纵深安全防护体系。

6. 运营管理体系

要保障云计算中心的稳定高效运行，除了信息安全保障体系之外还需要一个良好的运维体系，以提供人员管理、制度保障、业务开通管理、云资源审批管理等能力。根据业务开通申请和资源审批流程，云资源使用者可通过运营门户进行资源的申请，如主机、防火墙、负载均衡、网络、IP 地址(公网 IP、私网 IP)、操作系统、数据库、存储空间等资源，也可以申请安全服务、运维服务、备份服务等。经管理者审核通过后，所申请服务将生成和真实资源或资源集合一一对应的服务实例。云平台提供通用化、规格化和标准化的产品服务，云资源使用者负责对所申请服务的管理和维护。

3.4.3 主要基础设施详细设计

1. 云平台网络系统

为保障业务快速部署，满足业务的高可靠性、实现计算与网络联动等需求，基于数据中心的规划规模以及云计算的相关需求，数据中心可采用 Spine-Leaf 网络结构，结合跨设备链路聚合实现提高链路利用率并实现冗余，采用 SDN(Software Defined Network)+VxLAN 等技术构建云计算所需的大二层网络，打破服务器部署受传统网络物理边界的限制，同时满足未来虚拟化部署时虚拟机的各种迁移、高可用性等需求。

SDN 可以动态地添加或者删除服务链上的服务节点，解耦网络设备之间的关联，打破物理拓扑的限制。通过部署 SDN 控制器集群，采用 Openflow/OVSDB/Netconf 等标准化协议对数据中心整网进行集中化控制，同时通过控制器对上层云平台提供的插件，实现云平台对数据中心网络资源的纳管，实现网络自动化调度、统一下发网络配置和路由策略。利用 SDN+安全资源池的方案，南北向访问流量使用硬件形态的产品来保证转发效率和用户体验，东西向流量通过网络功能虚拟化的方式实现，可有效将南北向流量和东西向流量分离，保证数据中心核心的最高转发效率。

数据中心换设备和接入交换设备需要支持“多虚一”虚拟化技术、纵向虚拟化技术和“一虚多”虚拟化技术，实现将网络资源池化，为业务需求部门提供具备独立控制、转发、业务和管理的逻辑交换资源，并根据业务需求，弹性地供给。其中，“多虚一”虚拟化技术能够将两台或多台核心交换机设备虚拟化为一台逻辑设备，实现设备的冗余和性能叠加，满足数据中心对于网络高可靠性能和高吞吐性能的需求，如图 3.15 所示。

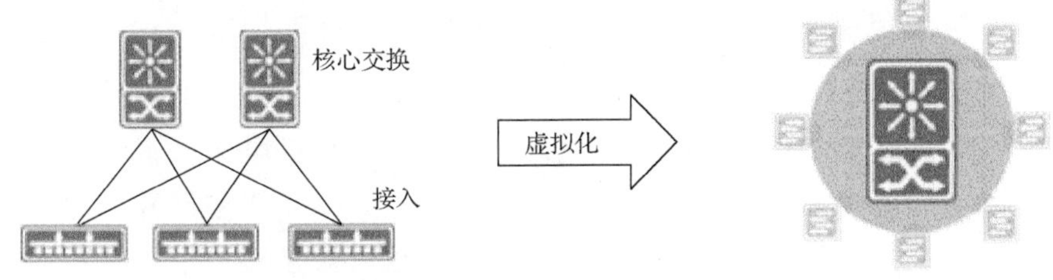

图 3.15　网络设备“多虚一”示意图

2. 数据处理系统

1) 技术架构

本着适度领先、应用成熟的原则，云平台利用虚拟化技术，将物理资源划分为不同性能的逻辑单元，并构成计算、存储、网络资源池，灵活为各业务系统提供所需资源。对服务器性能要求不高的业务系统，通过在 X86 服务器上部署虚拟化系统，将物理服务器虚拟化为细颗粒的虚拟机，形成服务器池，应用系统部署于虚拟机上。对于药品追溯协同平台、药品追溯监管系统、大数据分析平台等重要业务系统，采用高性能、高可靠的国产化服务器。

2) 主机资源化平台设计

在服务器资源池上通过安装虚拟化软件平台，使得其计算资源能以一种云主机的方式被不同的应用和不同用户使用。虚拟化软件平台包括内核平台和管理系统。内核平台运行在基础设施层和上层操作系统之间，用于协调上层操作系统对底层硬件资源的访问。虚拟化管理系统负责对计算、网络和存储等硬件资源的软件虚拟化，形成虚拟资源池，对上层应用提供自动化服务。

建成后的虚拟化系统，虚拟机可以实现物理机的全部功能，兼容主要服务器厂商的主流国产化服务器、主流存储阵列产品、运行在服务器上的主流操作系统，并支持主流应用软件的运行。虚拟机之间安全隔离，并可在资源池内的物理服务器上动态漂移，实现资源的动态调配。

3) 高可用性设计

虚拟化平台 HA(Highly Available)功能会监控该集群下所有的主机和物理主机内运行的虚拟主机。当物理主机发生故障，出现宕机时，HA 功能组件会立即响应并在集群内另一台主机上重启该物理主机内运行的虚拟机。当某一虚拟服务器发生故障时，HA 功能也会自动将该虚拟机重新启动来恢复中断的业务。除了对集群中的物理服务器节点进行持续检测之外，虚拟化平台 HA 软件模块还对运行于物理服务器节点之上的虚拟机进行持续检测。

4) 动态资源调整

动态资源调度功能可以通过心跳机制持续不断地监控计算资源池的各物理主机的利用率，并能够根据用户业务的实际需要，智能地在计算资源池各物理主机间给虚拟机分配所需的计算资源。通过自动动态分配和平衡计算资源，能够整合服务器，降低信息化成本，增强灵活性；减少停机时间，保持业务的持续性和稳定性；减少需要运行服务器的数量，提高能源的利用率。动态资源调度功能组件可以自动并持续地平衡计算资源池中的容量，可以动态地将云主机迁移到有更多可用计算资源的主机上，以满足虚拟机对计算资源的需求。全自动化的资源分配和负载平衡功能，也可以显著地提升数据中心内计算资源的利用效率，降低数据中心的成本与运营费用，如图 3.16 所示。

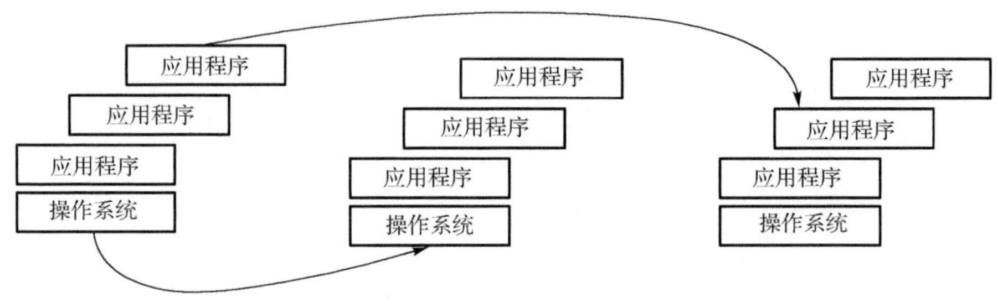

图 3.16　动态资源调整

3. 存储系统

药品追溯协同服务平台及监管系统需要多方数据资源的支持，并且与多个协同部门有数据交换，潜在的数据量很大，需要有良好的存储扩展能力和连接速度、数据处理能力等，并要有支持异地容灾的能力。

结构化数据以分布式多副本的方式存储在数据库服务器的磁盘中。非结构化数据、日志数据、备份数据等存储在云平台提供的存储系统中。

云平台中的存储资源池的存储需求主要分为两种，一种是为资源池中的虚拟机操作系统和虚拟机本地数据提供共享存储空间，便于虚拟机的快速迁移和高可用 HA 和本地数据快速存取；另一种是为数据库的结构化数据提供独立存储空间，实现数据库高速读写和数据安全。云平台通过对接后端存储形成存储资源池，云存储资源池通过构建统一的存储区域网络实现与云主机之间的互通。云管理平台纳管存储资源池后，实现存储资源的共享和资源弹性化管理，便于统一规划、统一配置管理、统一监控告警和资源共享存储资源配置需求，如图 3.17 所示。

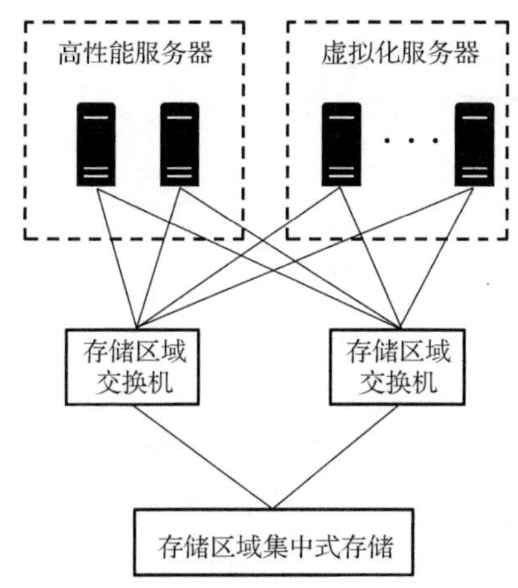

图 3.17　存储系统设计方案

4. 云管理平台

云管理平台的主要功能包括虚拟资源池的管理、资源计量计费、资源自动按需配置、资源监控、访问控制、业务全生命周期管理、应用服务器的管理、自助服务、虚拟网络隔离以及提供可扩展的 API 接口等，实现对硬件资源(服务器、存储和网络)进行实时监控和管理，对于系统异常情况可以实现实时告警，根据资源使用情况对资源进行动态调度，并将系统整体情况和资源使用情况通过个性化报表进行展现。考虑到对现有资源池纳管和未来资源池扩展，云管理平台至少应兼容现有资源池及其他主流虚拟化平台。云管理平台整体架构分为六层，分别是物理层、资源抽象与控制层、云服务层、云安全防护层、运行监控与维护管理层、云服务管理层，架构设计如图 3.18 所示。

1) 物理层

物理层包括运行云服务平台所需的云数据中心机房运行环境，以及计算、存储、网络、安全等设备。云数据中心机房的部署按照分区设计，主要分为专网接入区、互联网接入区、业务核心区、安全运维管理区、云服务管理区和硬件安全资源池区等区域。

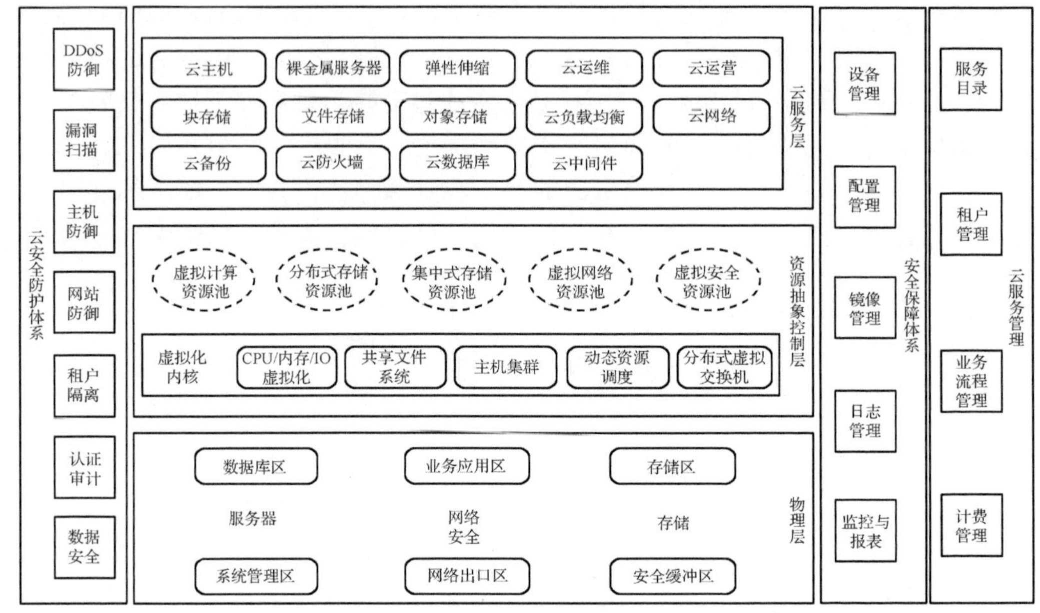

图 3.18　云平台整体架构

2) 资源抽象与控制层

资源抽象与控制层通过虚拟化技术，负责对底层硬件资源进行抽象，对底层硬件故障进行屏蔽，统一调度计算、存储、网络、安全资源池。其核心是虚拟化内核，该内核提供主机 CPU、内存、IO 的虚拟化，通过共享文件系统保证云主机的迁移、HA 集群和动态资源调度。同时通过分布式交换机实现多租户的虚拟化层的网络隔离。在存储资源池的构建上，采用分布式存储或集中式存储技术架构，提供块存储、对象存储服务，实现对服务硬盘的虚拟化整合，并通过多副本(2～3 份)技术保证存储数据的高可靠。

3) 云服务层

包括云主机、云存储(云数据盘、对象存储)、云防火墙、云负载均衡和云网络(租户子网/IP/域名等)。

4) 云安全防护

云安全防护为物理层、资源抽象与控制层、云服务层提供全方位的安全防护，包括防 DDoS 攻击、漏洞扫描、主机防御、网站防御、租户隔离、认证与审计、数据安全等模块，满足国家网络安全等级保护三级的部署要求。

5) 运行监控与维护管理

此模块为云平台运维管理员提供设备管理、配置管理、镜像管理、备份管理、日志管理、监控与报表等，满足云平台的日常运营维护需求。

6) 云服务管理

此模块对云服务进行配置与管理，包括服务目录的发布，组织架构的定义，用户管理、云业务流程定制设计以及资源的配额与计费策略定义等。

3.4.4　安全体系设计

信息化基础设施中的计算机、设备和设施等都有其物理和逻辑位置，根据其所处的范围可以将其划分为一个或者多个不同的子域，使其具有相对独立的物理、逻辑结构。子域内的子系统组件基本处于同一局域网内，依赖于相同或相似的物理、网络、主机、应用和管理等安全环境，采用相同或相似的安全措施，整体对外呈现特定的安全功能，使子系统在整体安全性上表现出子域的集成特性。因此对于药品追溯协同服务平台的整体架构进行切割划分，使其成为可以独立实施的安全域。

1. 安全体系框架

按照《网络安全等级保护基本要求》的要求，通过对信息系统基础设施总体架构的分析，将平台系统的安全技术、安全管理策略、安全标准体系等融于架构要求，建立如图 3.19 所示的安全体系框架。

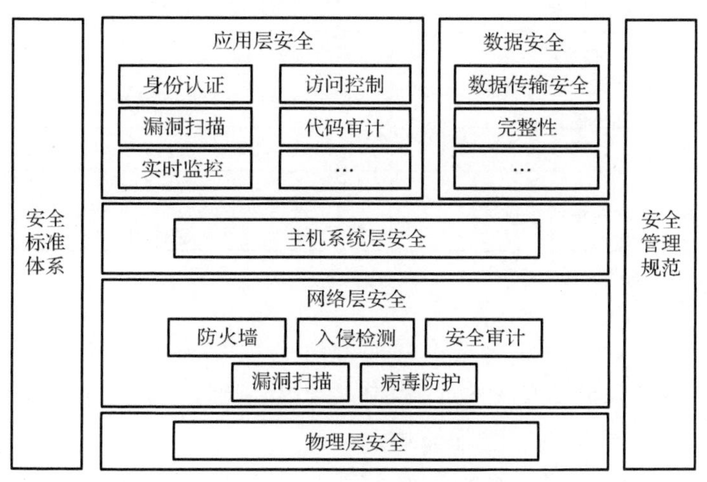

图 3.19　安全体系框架

各部分采用的安全技术策略和对应的技术措施如表 3.31 所示。

表 3.31　安全技术策略和对应的技术措施

安全技术策略		技术措施
物理安全保护策略		通过符合相关标准进行机房的建设和改造实现
网络安全策略	严格控制对协同平台的访问	采用防火墙作为边界隔离措施，实现不同网络边界的访问控制
	对协同平台的各种攻击进行检测、分析和响应	采用网络入侵检测技术
	记录互联用户对协同平台的访问行为，并分析响应	采用网络审计系统
	对网络病毒进行防范	采用网络防病毒系统
	网络的端口和协议进行检测	采用漏洞扫描系统
主机系统安全策略	主机的入侵防护策略、检测主机入侵攻击	采用网络防病毒软件的客户端的主动防御功能
	加强核心数据库主机的加固和防护	采用主机防护产品
	加强操作系统和数据自身的安全	主机系统加固
	对主机系统存在的漏洞查找	采用漏洞扫描系统
	防止计算机病毒入侵主机	采用防病毒系统
	对操作系统和数据的日志进行分析，查找非法调用	采用主机与数据库综合审计系统
应用安全策略	加强应用系统自身的强壮性	开发时对安全需求进行分析，采用安全架构设计、安全编程
	对程序的代码进行检测，查找程序漏洞	采用应用系统漏洞扫描和代码审计
	访问系统进行身份认证	采用 PKI 身份认证体系
	防止网站被非法篡改	采用网页防篡改系统
	防止 SQL 注入和跨站攻击	采用应用防火墙
	防止网站被挂木马程序和被攻击，监控网站的运行状况	采用网站的实时监控系统
数据安全策略	防止数据丢失、错误和非法篡改	采用数据备份与恢复体系和相关技术
	保障关键业务数据的传输安全	采用数字证书并实现数字签名； 对未采用数字证书的用户提供 HTTPS 的访问机制，采用 SSL 加速器解决访问性能

2. 安全域划分

不同的数据对安全的要求是不同的，所进行的保护策略也不尽相同。安全域的划分与隔离是以防火墙和访问控制技术为基础，其目的是对药品追溯协同平台及监管系统的部署模型进行梳理。

根据对平台的设计部署经验，我们认为在药品追溯协同平台及监管系统建设中，应从业务的角度来对数据系统进行区域划分，在区域和区域之间是基础传输平台和专用接口服务器。区域的隔离有利于针对不同的服务进行安全的策略定制和检查。

将系统按照部署结构及安全需求划分为各个子区域之后，需要对各区域的安全防护设计进行描述，子域内的系统组件基本处于同一局域网内，依赖于相同或相似的物理、网络、主机、应用和管理等安全环境，因此对系统各边界、子域采用相同或相似的安全措施，使其整体对外呈现特定的安全功能。本系统区域边界安全应遵循集中防护、分等级防护、就近部属、纵深防护、归并系统接入、最小授权、业务不间断保证的原则，按照药品追溯协同平台安全保护层次、区域、等级划分准则以及相关国家标准要求进行安全防护。

3. 安全域边界的防护

系统各安全域边界作为内部核心系统的门户，既在业务角度担当承上启下、数据流转的作用，又在安全角度发挥内外隔离的效果，其安全重要性不言而喻。

边界 1：用于隔离系统统一受理前置与互联网的边界以及移动网络的逻辑界限，部署外网防火墙及 VPN（Virtual Private Network）设备实现隔离访问控制的目的。

边界 2：隔离内网不同业务网段区域的逻辑界限，主要用于从网络层对 DMZ（Demilitarized Zone）区域数据与核心内网数据之间实施隔离与授权访问。

边界 3：内网环境中系统与其他关联系统之间的逻辑界限，主要防止非授权用户的非法访问及数据传输。

边界 4：用户之间的数据交互边界，由于地理位置的不同，他们之间的数据通信需要依赖于通信运营商提供的基础设施，此部分的安全设计主要从应用数据层面考虑。

区域边界安全防护要求如表 3.32 所示。

表 3.32　系统区域边界安全防护要求

边界	相关安全子域	边界防护技术要求
1	外部区域、边界区域（DMZ 区）	身份认证、授权访问、资源控制、入侵检测、防病毒网关、审计监控
2	边界区域（DMZ 区）、安全区域 1	访问控制、审计监控、数据机密完整性保护
3	安全区域 1、安全区域 2	身份认证、授权访问、资源控制、审计监控
4	安全区域 1、安全区域 3	身份认证、授权访问、资源控制、审计监控、数据机密完整性保护

为了达到边界安全防护的各项技术要求，需在各区域边界部署防火墙、网

关等网络隔离安全设备，防止违规进入。对于此类隔离设备在实际中需要开启以下安全措施和防范功能。

1) 实时监控功能

通过设置防火墙的工作模式参数，可以进行基于地址的粗粒度访问控制，根据数据报文的源地址、目的地址、传输层协议、请求的服务等，确定是否允许该数据包通过受保护的区域边界，只允许正常通信的数据报文到达相应主机，其他请求服务在到达主机之前被丢弃。

边界 1 处需要配置入侵检测系统，监视来自外部的攻击行为或其他安全威胁，进行实时检测、监控、报告预警并分析汇集的数据信息，对确认的入侵行为及时做出阻断响应。

边界 1 处还需配置恶意代码防护网关，监视和抵御来自外部的恶意代码侵入内网系统。

2) 访问控制部署

利用防火墙、隔离网关等防护设备的访问控制及身份认证的功能，对各安全域边界实施安全策略，控制用户对内部网的访问，实现对用户访问权限的约束，同时部署用户控制策略，实现用户之间、用户与 IP 网段或主机间的访问行为，如协议类型、访问时间等方面的授权访问约束。

3) 隐藏内网 IP 地址

设置防火墙或其他网络安全设备策略，实施内外网网络地址映射，将内网系统各服务器的 IP 地址映射成为合法外网地址，使外部用户无法获知内部网络拓扑架构及 IP 地址分配，避免对内部服务器发起入侵。

4) 主机跟踪

系统部署在各区域边界的隔离防护设备需要对被保护的区域主机进行跟踪，检测区域主机以通用方式外的任何形式进行外部网络连接的行为，识别各类连接情况(最大半连接数、最大连接数、连接速率等)和活动情况(半连接、已建立连接等)，并及时报告发现的非法外连行为。

5) 启用 DDoS 攻击防御

边界 1 处于外网系统与 DMZ 区域之间，可能面临来自互联网方向大量恶意的垃圾数据请求报文，短时间内数量巨大的无用连接占用了 DMZ 区域统一受理系统服务的连接数资源而不释放，导致正常的业务请求无法得到响应，从而产生 DDoS 攻击。因此，边界 1 各类防护设备需要采用防 DDoS 攻击模式的安全配置。

6)数据机密完整性保护

系统从外部互联网区域传输的数据均采用 HTTPS 加密通道，并在通信数据报文中采用哈希算法作为数字信封保证信息的完整可靠，不被篡改。

7)集中防护

按照安全域防护的原则，将在各子域边界区结合访问控制、入侵检测、安全审计等技术防护手段，通过 TCP/IP 协议簇进行有机联动，实现各种网络隔离防护设备如防火墙系统、入侵检测系统、身份认证系统、防病毒等系统的协调工作，共同构成安全体系平台。

4. DMZ 区域的防护

DMZ 区域作为连接内网与外网的边界区域，负责提供内外数据交互和安全服务。在业务方面的接入渠道，实现业务数据在内外网之间的摆渡，满足上下行数据传输要求；在安全角度实现了内外部数据的隔离，只开放必要的应用接口服务，有效防范来自内外部的攻击，能够保护内网区域免受来自互联网方面的侵入。

1)内部网络地址管理

为了防止内部网络地址信息及网络架构泄露，在 DMZ 区域及内部核心区域需要进行主机 IP 地址与 MAC 地址及用户绑定，防止广播域内主机 IP 地址被另一台主机盗用，同时将登录用户绑定到定义的 IP 列表上，防止绑定用户的从非许可区域通过防火墙进入。

2)信息审计功能

DMZ 区域内各类网络设备及应用系统需要开启日志审计功能。通过记录外部用户访问业务系统的各类操作，对用户身份、发生时间、操作类型、数据信息等细节记录在案便于事后审计。VPN 及安全网关设备需设置为实时监控模式，对网络通信状态如上下行流量、数据转发路由、负载策略等信息实时展示，有利于管理员在需要时采取相应的行动。药品追溯协同平台边界各业务系统采用的安全策略如表 3.33 所示。

表 3.33　边界各业务系统的安全策略

<table>
<tr><th>安全子域</th><th>相关边界</th><th>业务系统</th><th>安全策略</th></tr>
<tr><td rowspan="5">边界区域(DMZ 区)</td><td rowspan="5">边界 1、边界 2</td><td>安全接入</td><td>身份鉴别、访问控制、日志审计</td></tr>
<tr><td>业务受理系统前置应用</td><td>身份鉴别、访问控制、日志审计</td></tr>
<tr><td>业务受理系统数据库</td><td>身份鉴别、访问控制、日志审计、数据机密及完整性保护</td></tr>
<tr><td>OCSP 应用服务</td><td>身份鉴别、访问控制、日志审计</td></tr>
<tr><td>LDAP 认证数据库</td><td>身份鉴别、访问控制、日志审计、数据机密及完整性保护</td></tr>
</table>

5. 核心内部区域安全防护

内部区域对系统的安全级别和数据一致性、完整性、及时性的要求非常高。对这个区域采用应用系统安全防护、应用审计、入侵检测、内容过滤、主机加固、防病毒等多层保护体系。

内部核心区域各业务系统采用的安全策略如表 3.34 所示。

表 3.34　内部核心区域各业务系统的安全策略

<table>
<tr><th>安全子域</th><th>相关边界</th><th>业务系统</th><th>安全策略</th></tr>
<tr><td rowspan="4">内部区域</td><td rowspan="4">边界 2、边界 3 与边界 2、边界 4</td><td>业务应用程序</td><td>身份鉴别、访问控制、日志审计、发票数据验签</td></tr>
<tr><td>后台数据库</td><td>身份鉴别、访问控制、日志审计、入侵检测、数据机密及完整性保护</td></tr>
<tr><td>验签服务器系统应用及数据库</td><td>身份鉴别、访问控制、日志审计、入侵检测、数据机密及完整性保护</td></tr>
<tr><td>相关外围系统，包含非本系统范围拥有或管理的资产</td><td>身份鉴别、访问控制、日志审计、数据机密及完整性保护</td></tr>
</table>

第 4 章　药品信息化追溯体系建设实践（以疫苗为例）

4.1　药品信息化追溯体系建设实践背景

根据《国家药监局关于药品信息化追溯体系建设的指导意见》(国药监药管〔2018〕35 号)要求[18]，建立药品信息化追溯体系，先从疫苗、麻醉药品、精神药品、药品类易制毒化学品、血液制品、国家集中采购中选品种等重点产品入手，逐步将其他高风险品种等消费者普遍关注的产品、其他药品纳入药品信息化追溯体系。

疫苗属于特殊管理的药品，疫苗追溯各参与方在疫苗信息化追溯体系建设过程中，既要遵循《疫苗追溯基本数据集》和《疫苗追溯数据交换基本技术》两个标准，还要遵照《药品信息化追溯体系建设导则》、《药品追溯码编码要求》和《药品追溯系统基本技术要求》等基础性的、通用的药品追溯标准。疫苗的生产、流通、使用过程更加严格，涉及的企业、使用单位更少，质量安全要求、社会需求紧迫性更高。因此，国家药品监督管理部门以及相关企业、使用单位先行完成了疫苗信息化追溯体系的设计、建设与应用。虽然药品信息化追溯体系涉及面更大、复杂性更高，但疫苗信息化追溯体系的建设实践对药品信息化追溯体系的建设具有一定的参考意义。

本章将重点通过疫苗追溯系统、疫苗追溯协同服务平台(以下简称疫苗追溯协同平台)和疫苗监管系统的建设案例分析，帮助读者了解疫苗信息化追溯体系建设实践案例。

疫苗追溯系统既可以由疫苗上市许可持有人和生产企业自行建设，也可以采用第三方机构提供的服务。本章将对疫苗上市许可持有人和生产企业自行建设的疫苗追溯系统(简称自建疫苗追溯系统)和第三方机构提供的疫苗追溯系统(简称第三方疫苗追溯系统)分别进行介绍。

4.2　企业疫苗追溯系统建设实践

4.2.1　项目建设内容

根据国家相关政策要求，疫苗上市许可持有人和生产企业要承担疫苗追溯的主体责任。疫苗上市许可持有人和生产企业所建设、使用的追溯系统，既要包含生产企业自身的疫苗生产、流通数据，也要汇聚疾控中心等各参与方的数据，最终完成疫苗全程追溯数据链。据此，企业自建的疫苗追溯系统，其数据应包括生产企业部分和疾控中心体系部分两大部分。

①生产企业(主体责任者)部分(以下简称生产企业部分)，涵盖了从产品赋码到最终交付全过程的追溯相关数据，包括产品入库、销售订单、出库、装车、车辆在途、交付疾控中心全环节的追溯数据，涉及疫苗生产、储存、冷链运输、交付等产品物权转移前的所有环节。

②疾控中心体系部分，数据由疾控中心相关机构提供，从疾控中心疫苗签收开始，涵盖了疫苗在疾控中心体系内部进销存、供应分发和接种点使用全流程相关的追溯数据。

疾控中心体系部分的疫苗追溯相关数据，通过疫苗追溯协同平台传送给生产企业自建疫苗追溯系统。同时，生产企业也将自建疫苗追溯系统中的追溯数据通过疫苗协同服务平台共享给疾控中心。通过整体的数据共享，形成各自完整、开放的疫苗追溯数据链，为监管机构以及社会监督提供依据，有利于实现对疫苗生产企业的智慧监管。

1. 追溯体系整体业务框架

疫苗追溯系统涉及生产企业、物流存储、疾控中心、接种单位、接种服务五个主要环节，在全面保障数据安全的前提下，建立疫苗从生产、流通到接种者的全程信息化追溯数据链，进而利用疫苗追溯协同平台实现相关参与方的疫苗追溯信息共享。疫苗全程追溯体系整体业务框架如图 4.1 所示。

疫苗追溯系统所涉及的相关平台有省疾控中心免规/接种平台，以及相关的用户疫苗追溯信息查询入口。各方的业务关系如图 4.2 所示。

企业自建的疫苗追溯系统在保证数据安全的前提下，通过采集并汇聚疫苗的生产、订单、物流等数据，构建企业端的疫苗追溯数据链。进而，通过与疫

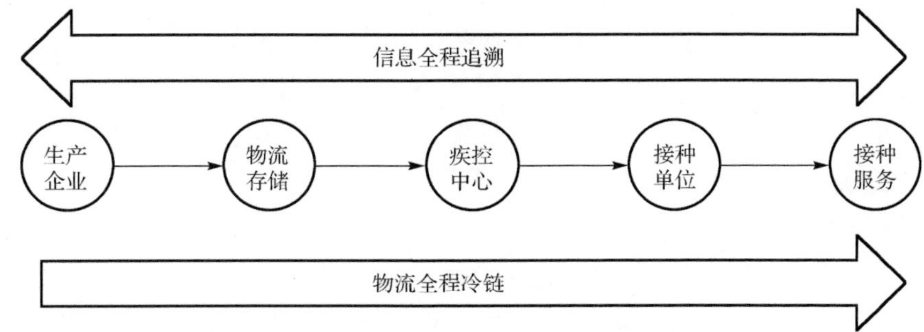

图 4.1　疫苗全程追溯体系整体业务框架

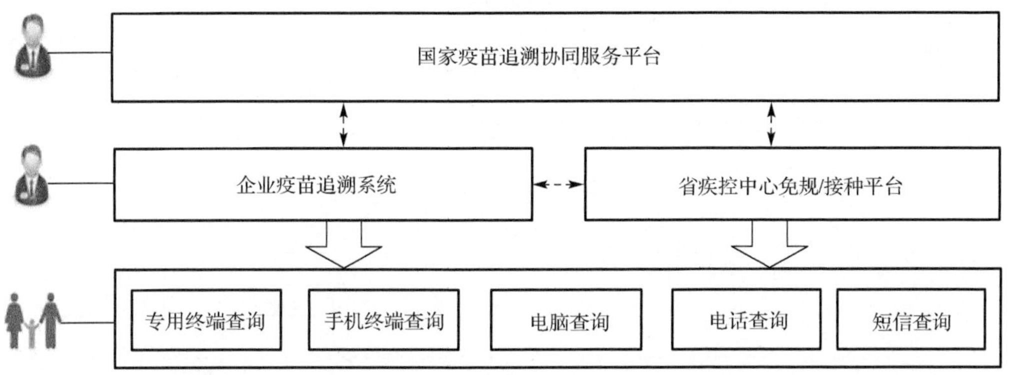

图 4.2　产品全程追溯系统与疫苗追溯相关各平台关系图

苗追溯协同平台以及各疾控中心免规/接种平台互联互通，打造完整的疫苗追溯数据链，为接种者提供疫苗追溯查询等服务，优化公共服务，优化疫苗服务生态，体现企业责任与社会责任。

2. 追溯系统业务框架与流程

企业自建追溯系统与使用第三方追溯系统提供的追溯服务的主要区别在于追溯相关数据的来源不同。企业自建追溯系统的相关数据均来自企业实际使用中的业务系统。追溯系统通过数据接口自动完成各相关业务系统的数据收集、集成和展示，禁止数据的二次录入，不仅提高了效率，而且可保证数据的真实可靠。企业实际使用中的业务系统数据经历了多年的实践检验，很多数据是财务、质量等部门审核通过后跨部门共享共用，因此数据是透明的、高质量的。企业主要业务系统包括 ERP 系统、OA 系统、电子商务服务平台、物流一体化管理平台、产品追溯码管理系统等。本章后续内容中提到的各业务系统，都是企业自建追溯系统的基础，更是其不可分割的组成部分。

疫苗追溯系统架构基于目前主流的大数据分布式框架(后台、中台、前台)建设及运行，后台提供基础业务功能及符合相关标准的业务数据，通过中台进行数据集成与融合，形成一定的数据标签，最终按照相关标准形成生产企业部分的疫苗追溯数据链，通过与疫苗追溯协同平台衔接，实现生产、流通和预防接种全过程最小包装单位疫苗的可追溯、可核查。同时，基于前台业务分析展现需求，加工数据标签形成具体业务管理模型，借助前台的高性能分析展现技术，用户可以通过计算机、移动设备进行灵活动态的数据查询与分析，如图 4.3 所示。

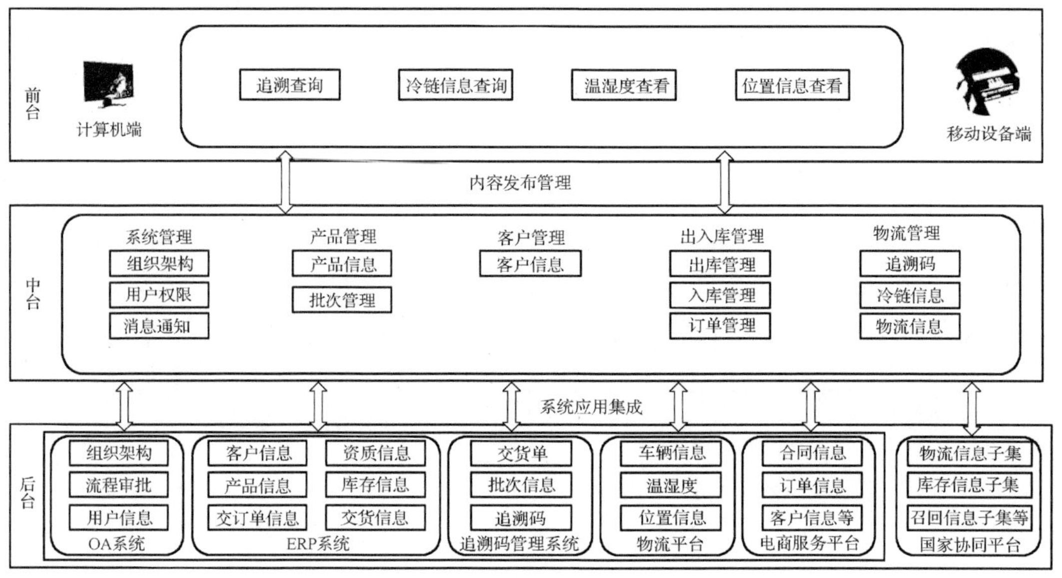

图 4.3　产品全程追溯系统业务框架

1)疫苗追溯体系参与方及职责

(1)企业自建追溯系统涉及的参与方

①上市许可持有人(生产企业)。

②上市许可持有人(生产企业)储配商。

③药品监督管理机构。

④疾病预防控制中心(Centers for Disease Control，CDC)。

⑤疫苗追溯协同平台。

(2)工作职责

①上市许可持有人(生产企业)。

上市许可持有人(生产企业)履行疫苗追溯主体责任。在疫苗生产前，向疫苗追溯协同平台备案企业及产品基本信息。在疫苗生产、流通过程中，按照《药品追溯码编码要求》导入来自发码机构的药品追溯码，建立从出库到产品物权转移前的追溯管理；按国家协同平台要求备案药品追溯相关信息，实时上传入库、出库等相关数据；接收疾控体系追溯数据，形成完整的疫苗追溯数据链，体现产品全程追溯的主体责任。

②上市许可持有人(生产企业)储配商。

上市许可持有人(生产企业)储配商对上市许可持有人(生产企业)负责，开展从上市许可持有人(生产企业)所在地到疾病预防控制中心收货地的“干线运输+支线配送”的冷链储存、冷链运输和冷链配送业务，同步完成出入库、上下车的扫码数据采集、车载温度及经纬度信息上传以及库存温湿度信息上传。

③药品监督管理机构。

药品监督管理机构包括国家药品监督管理局和各省(区、市)药品监督管理部门，各省(区、市)药品监督管理部门承担属地疫苗监管责任。

④疾病预防控制中心。

各省(区、市)疾控中心承担属地疫苗追溯系统的建设任务，负责将疾控中心管辖范围内的追溯数据(产品物权转移后)上传至疫苗追溯协同平台，协助生产企业承担疫苗全程追溯的主体责任；各省(区、市)疾病预防控制中心通过疫苗追溯协同平台接收上市许可持有人(生产企业)产品物权转移前冷链物流数据，构建属地疫苗产品的全程追溯数据链。

⑤疫苗追溯协同平台。

提供上市许可持有人(生产企业)、疾控中心等参与方基本数据与应用数据的采集与分发服务，保证各相关信息系统中基本数据的一致性；提供疫苗追溯码编码规则的备案服务，保证疫苗追溯码的唯一性；提供地址解析服务，准确定位每个追溯码所对应的疫苗追溯系统；提供统一的疫苗追溯信息查询入口，提供公众查询。

2) 系统框架

(1) 系统框架后台

①OA 系统。

OA 系统的主要功能是工作流程管理，承接企业主要业务流的订单审批，保证业务订单的可靠、可控；其基于组织管理的基础理论，以虚拟化动态多维组织架构适应实体组织架构的快速变更，通过支持单位、部门、岗位、人员、组、职级、系统角色、应用角色等多个维度的组织模型，支撑垂直管控、水平协作和多模式交叉业务管控，定义组织角色及应用权限。

②ERP 系统。

ERP 系统基于成熟的 ERP 产品，结合产品本身可靠性、灵活性、开放性、模块化和集成化的设计和综合管理效能，构建符合企业发展特点的整体业务解决方案，包括采购、原辅料、产品、库存、生产、质量、销售、财务和权限管理等环节。上述系统可实现“人、财、物、设备”的集约化管理，以及业务环节之间、业务和财务之间的无缝衔接，并通过透明、合规的流程管理，实现风险管控，为企业产品追溯系统提供严谨、完整、可靠的追溯数据。

③产品追溯码管理系统。

产品追溯码管理系统(以下简称追溯码管理系统)按照《药品追溯码编码要求》进行建设。该系统可实现企业所有疫苗产品以及其他生物制品追溯码的统一管理，构建可销产品出库后的一体化追溯服务管理体系。产品追溯码管理系统整合了赋码系统追溯码层级关系数据、出库扫码数据以及 ERP 系统的出入库数据。在扫码出库过程中，产品追溯码管理系统自动集成并整合产品数据、批次文件、客户数据、追溯码数据，对验证通过的数据建立追溯码、产品与客户的集成关系，不符合规则的数据给予动态提示，以便上市许可持有人(生产企业)检查和修正。

④物流一体化管理平台。

物流一体化管理平台(以下简称物流平台)，负责管理、收集生产企业从产品入库到物权转移前的物流相关数据。物流平台与其他系统的关系如下：对接追溯系统，提供追溯相关数据；对接 ERP 系统及追溯码管理系统，获取批签入库日期和提供出库时间；集成生产企业及储配商的冷链物流管理系统，实时采集相关仓库、车辆、保温箱内温度数据和车载经纬度信息。同时，物流平台通过计算机端和移动设备端执行出入库、上下车、装拆箱操作，自动将出库单、转储单关联到正确的冷库和配送车辆，以保证上下车及出入库时间、温度和经纬度准确。物流平台全面支撑实时温度及位置的管控、历史轨迹回放、历史温度数据及报警数据的查询，实现冷链物流全程可视化管理及监控。

⑤电子商务服务平台。

电子商务服务平台(以下简称电商服务平台)实现企业“合同-销售-服务”的一站式管理，功能包括合同管理、订单管理、客户资质管理、产品管理、批签发管理、用户管理等。电商服务平台实现过程管理信息化，提高了企业营销团队、合作单位的工作效率，降低了工作强度与差错率。电商服务平台可逐步与各省(区、市)疾病预防控制中心采购平台合作，最终实现资质信息电子化、采购订单电子化、收货电子化、冷链追溯电子化、库存电子化等。

(2)系统框架中台

①系统管理。

追溯系统以OA系统组织架构为基础，定时从OA系统获取企业组织架构。根据追溯系统动态可视化权限管理，实现系统操作与岗位职责的匹配与差异化显示；能够实现合同审核、客户资质审核、效期预警、库存预警等。

②产品管理。

可销售产品数据从ERP系统获取，在追溯系统中补充完成产品属性，维护并同步至追溯系统；追溯系统定时从ERP系统获取库存数据，通过可配置的形式提供前台信息显示。

(a)产品数据内容。

按照疫苗追溯数据集标准，产品数据主要内容包括药品通用名、药品商品名称、药品本位码、制剂规格、包装规格、疫苗有效期、药品批准文号、药品批准文号有效期、批准日期、是否国家免疫规划疫苗、最小销售包装单元可用人份数、统一社会信用代码(生产企业)、疫苗上市许可持有人名称等内容。

(b)产品数据申报管理流程。

产品数据由各生产企业生产管理部通过OA系统进行申报，经由生产管理部、质量管理部、财务部、营销中心质量运营部等相关部门审批后录入到ERP系统，通过数据接口自动传输至追溯系统。

③客户管理。

客户数据在电商服务平台完成客户属性维护和审批状态查询。追溯系统实时从电商服务平台获取客户数据，并按照可视化层级结构显示。

(a)客户数据内容。

按照疫苗追溯数据集标准，上报疫苗追溯协同平台的客户数据主要内容包括统一社会信用代码、疾病预防控制机构名称、疾病预防控制机构地址。

(b)客户数据申报管理流程。

客户数据由各省业务员通过电商服务平台发起申报，基础数据填写完成后同步到OA系统，由质量运营部、销售管理部、省销售总监、大区总监、质保部同步进行审批，审批状态实时回传电商务服务平台，保证在与各省疾病预防控制中心采购平台合作时客户基础数据的一致性。

④出入库管理。

追溯系统将从各业务系统中获取的追溯相关数据通过出库单号和入库单号(单号都是唯一标识)，整合成完整的追溯信息。各生产企业储运部人员根据实际业务发生情况，实时上传追溯相关数据至疫苗追溯协同平台。

⑤物流管理。

(a)储配商主数据管理。

生产企业确定储配商后，在物流平台完成储配商主数据维护、账号创建及权限分配。物流平台根据《疫苗追溯基本数据集》中“疫苗配送单位基本信息数据子集”数据要求，按照《疫苗追溯数据交换基本技术要求》，通过追溯系统，将储配商主数据上传至疫苗追溯协同平台。

(b)冷库、车辆、保温箱等基础数据维护。

生产企业储配商需要将储存企业产品的冷库、配送企业产品的车辆、保温箱信息提交生产企业备案。根据备案材料，在物流平台维护冷库及对应的传感器编码(温度、湿度)、车辆及车载传感器编码(温度)和冷藏箱的温度计编码。

(c)物流数据的采集。

生产企业或储配商的冷链物流系统从冷库、车辆、保温箱对应的探头采集到温湿度数据、车辆的经纬度数据后，通过调用物流平台的接口将实时数据(每分钟采集一次)和历史数据(车辆和保温箱每五分钟记录存储一次，冷库每三十分钟记录存储一次)上传到物流平台。

(d)物流数据的展示。

追溯系统通过出库单、转储单等单据，调用物流平台接口，可查询并展示该单据对应的储存冷库、温度、配送车辆、温度及轨迹等。物流平台本身可以查询冷库、车辆、保温箱的实时数据(温湿度及实时位置)、历史数据(温湿度及运输轨迹)、报警数据、报警备案、运输记录等。

(3)系统框架前台

前台包括了各种和用户直接交互的界面。前台设计结合用户个性化需求，注重用户体验，体现企业特色。为了保障用户使用的快捷方便，用户可以通过计算机端、移动设备进行动态访问。

3. 追溯系统数据框架与流程

追溯系统通过与多个企业内部业务系统的集成和数据交互，将追溯码与产品信息、订单信息、物流和位置信息、冷链信息等有效关联，实现了数据的自动集成。产品全程追溯系统数据流程如图 4.4 所示。

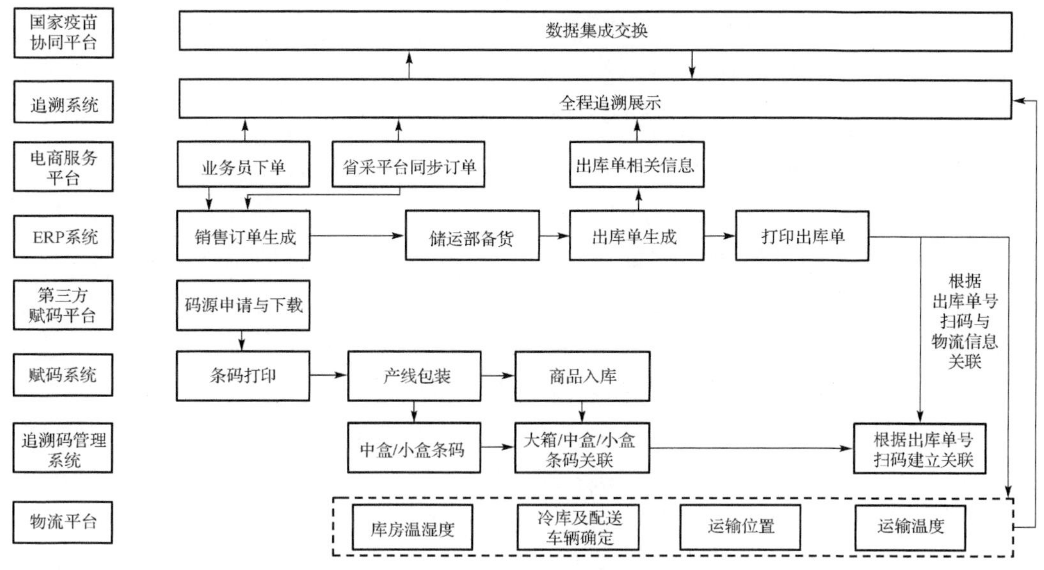

图 4.4　产品全程追溯系统数据流程

1)追溯码赋码、检验相关操作及流程

追溯码赋码整体流程如下：将申请的追溯码文件导入赋码系统，由赋码系统对导入的追溯码进行分级。其中，小盒追溯码可导出并提供给产品包材供应商直接印制在小盒上，产品中盒及大箱码在包装线上进行打印并完成赋码(部分生产企业产品小盒、中盒及大箱追溯码均由包材供应商印刷)。赋码系统通过对包装线上的各级追溯码进行扫码，建立与产品实际包装对应的追溯码关联关系文件，生产企业最终将上述文件上传到追溯码管理系统。

追溯码赋码相关具体操作流程如下。

(1)码源申请与下载

追溯码申请由各生产企业生产管理部门负责，通过提交产品、规格、包装比例、数量信息，在发码机构进行追溯码申请，获取批次可使用的追溯码。

(2)疫苗实物赋码关键环节说明

①产品一级码赋码：此环节完成产品的小盒包装工作，将产品根据包装规格装入小盒中。其中小盒在供应商印制过程中已根据生产企业提供的产品追溯码信息完成一级码的印制工作。

②产品二级码赋码：当产品小盒包装完毕，通过包装线完成中盒包装后(或裹包膜包装)，中盒产品在流水线上通过自动贴码机，完成中盒包装贴码赋码(部分生产企业二级码由包材供应商提前印刷)。

③一级码、二级码关联关系建立：通过包装线上方位扫描设备扫描中盒二

级码，侧方位扫描设备扫描多个小盒一级码，实现一级码与二级码的读取，并在赋码系统中建立一级码、二级码关联关系。

④产品三级码赋码：当赋码系统检测到已扫码可满足大箱包装数量的中盒产品，赋码系统会自动打印出一张大箱三级码，由工作人员完成中盒到大箱的包装，并在大箱上粘贴三级码(部分生产企业三级码已经由包材供应商印制完成，在包装前已经过质量管理部门效验合格，三级码提前粘贴在大箱上)。

⑤二级码、三级码关联关系建立：三级码粘贴赋码完成后，工作人员通过扫码手持终端扫描大箱三级码读取进入赋码系统，与系统中展示的当前大箱中的多个中盒二级码进行关联，完成二级码、三级码关联关系的建立。

⑥关联关系上传：批次产品赋码完成后，赋码系统已记录此批次产品完整的一、二、三级码层级关系。追溯码赋码工作完成后，生产管理部门人员将赋码系统中导出的关联关系文件上传至追溯码管理系统中(追溯码管理系统在各生产企业生产管理部及储运部用于数据上传的电脑中安装有远程终端)，追溯码管理系统获取产品关联关系信息。

(3)追溯码备案

生产管理部门在完成码源申请及赋码准备工作后，通过在追溯系统中维护产品信息及申请的追溯码信息，在追溯系统中，点击上传按钮，通过接口自动向协同平台备案，包括药品名称、制剂规格、包装规格、药品标识码及产品所在的药品追溯系统的链接地址等药品追溯相关信息。

(4)抽检出库及文件上传

抽检出库扫码文件上传主要由各生产企业储运部门、质量保证部门负责。在产品抽检工作中，在质量保证部门工作人员陪同下，药监机构人员对产品进行抽检。储运部门人员在扫码手持终端中选择抽检出库功能，对抽检样品进行抽检出库扫码操作。抽检完成后，储运部门工作人员将从扫码手持终端中导出的出库扫码文件上传至追溯码管理系统中。

(5)出库扫码及文件上传

出库扫码文件上传主要由储运部门负责。储运部门根据订单信息执行发货，在扫码手持终端中录入出库单信息后，扫码准备发货的产品的追溯码，将出库单与发货产品进行关联，根据此关联关系可确定出库单中对应的实物产品(出库扫码中扫描的产品追溯码可能为大箱码、中盒码或小盒码)。发货步骤完成后，储运部门人员将从扫码手持终端中导出的出库扫码文件上传至产品追溯码管理系统中(追溯码管理系统在各生产企业生产管理部门及储运部门用于数据上传的计算机中安装有远程终端)，追溯码管理系统获取出库扫码信息。

(6) 出库扫码文件清洗校验

追溯码管理系统将出库扫码文件与 ERP 系统出库单据进行关联，获取出库扫码的产品、品规、批次信息，与已上传的相同产品批次的关联关系文件内容进行数据校验，并根据关联关系获取已扫码的产品追溯码下的各级追溯码信息进行清洗，实现出库数据由批号级别到最小包装追溯码级别的关联。

2) 物流过程中追溯数据相关业务与流程

(1) 生产企业出库装车管理

生产企业储运部收到转储或干线直配出库单后，在 ERP 系统执行转储过账或出库过账，打印转储单或出库单，办理实物出库，并通过物流平台计算机端执行出库操作，完成转储单或出库单和来源冷库关联，批签入库时间自动调用 ERP 系统该批次产品的生产入库过账时间，实际出库时间按实际情况选择具体时间。干线配送司机通过手机的企业物流移动设备端对转储单或出库单进行扫描，实现转储单或出库单与配送车辆的关联并确定上车时间，如果是保温箱配送则是扫码实现转储单、出库单与保温箱温度计关联及确定装箱时间，保存后信息即可在物流平台查询。

(2) 储配商出库装车管理

生产企业储运部收到支线配送出库指令后，在 ERP 系统打印出库单邮寄(个别发送电子版由储存商打印)给储配商，储配商接到生产企业出库单后办理实物出库，并通过物流平台计算机端执行出库操作，完成出库单和来源冷库关联，入库时间默认对应批号的转储入库时间(可以根据实际调整)，实际出库时间按实际情况选择具体时间，支线配送司机通过手机的企业物流移动设备端对出库单进行扫描，实现出库单与配送车辆的关联并确定上车时间，如果是保温箱配送则是扫码实现出库单与保温箱温度计关联及确定装箱时间，保存后信息即可在物流平台查询。如果是储配一体，司机可以通过移动设备端一步完成出库和装车操作。

(3) 送达入库管理

产品送达储配商或客户后，运输司机根据企业物流移动设备端待卸车、拆箱的转储单或出库单列表，选择需要卸车的转储单或出库单一键执行操作，并将卸车、拆箱时间推送物流平台。

(4) 物流数据上传

物流数据目前只需要将实际的出库时间、配送单位作为发货单信息数据子集中的字段上传给疫苗追溯协同平台，通过人为推送按钮，由产品追溯系统调用 ERP 的出库单信息和物流平台的实际出库时间整合后一并推送给疫苗追溯协同平台。

3）订单数据流程

电商服务平台已完成了与两个省采平台订单的对接。电商服务平台首先获取省采平台的产品、客户信息，进行数据对码，为后续的订单信息同步提供基础。当疾控中心有采购需求时，会在省采平台创建采购订单，创建完成后实时推送至电商平台，业务员在系统中查收到推送的订单后，会及时进行确认以及完善相关内容，确认无误点击确认按钮，经 OA 系统固定表单审批通过后，转化为合同以及销售订单，并定时推送至 OA 系统中进行审批。未完成对接的省份，由业务员根据疾控中心的采购需求，在电商服务平台中手工录入疾控中心要货需求，经 OA 系统固定表单审批通过后，转化为合同及销售订单。

OA 系统接收到电商服务平台推送的疾控中心订单数据后，开始走审批流程（价格、区域等不同，审批流程节点也不同）。审批流程结束后，OA 系统将审批状态回传给电商服务平台。如果审批不通过，电商服务平台中该订单流程结束；如果审批通过，电商服务平台自动将该笔订单通过接口推送至 ERP 系统。ERP 系统中如果该笔销售订单创建成功，会生成 ERP 系统销售订单号（ERP 系统中销售订单的唯一标识），该单号会回传给电商服务平台，将两个系统中的销售订单关联起来；如果创建不成功，则会回传报错，电商服务平台根据报错信息修改相关内容后，重新推送。

ERP 系统中销售订单创建成功后，订单岗员工会根据该笔销售订单创建出库单，确定发货批次等信息，保存后生成出库单号（ERP 系统中出库单的唯一标识）。储运部员工检查出库单信息，确认无误后，开始备货。运输车辆到达装货完毕，点击过账发货（系统内库存扣减）。出库单信息自动传输到电商服务平台。在电商服务平台中，集成其他系统传输的数据，通过出库单号作为唯一标识，关联相关数据，显示成一条完整数据。

4）追溯系统与疫苗追溯协同平台数据交互

追溯系统整合了相关所有企业（包括所属所有疫苗生产企业、承担代储、物流配送的合作企业）、相关业务系统（ERP 系统、追溯码管理系统、物流平台、电商服务平台等）的数据，形成了企业部分的疫苗追溯数据链。通过对接疫苗追溯协同平台，上传企业部分的追溯数据并获取疾控中心部分的追溯数据，实现了疫苗生产、流通、接种环节的全程追溯，如图 4.5 所示。

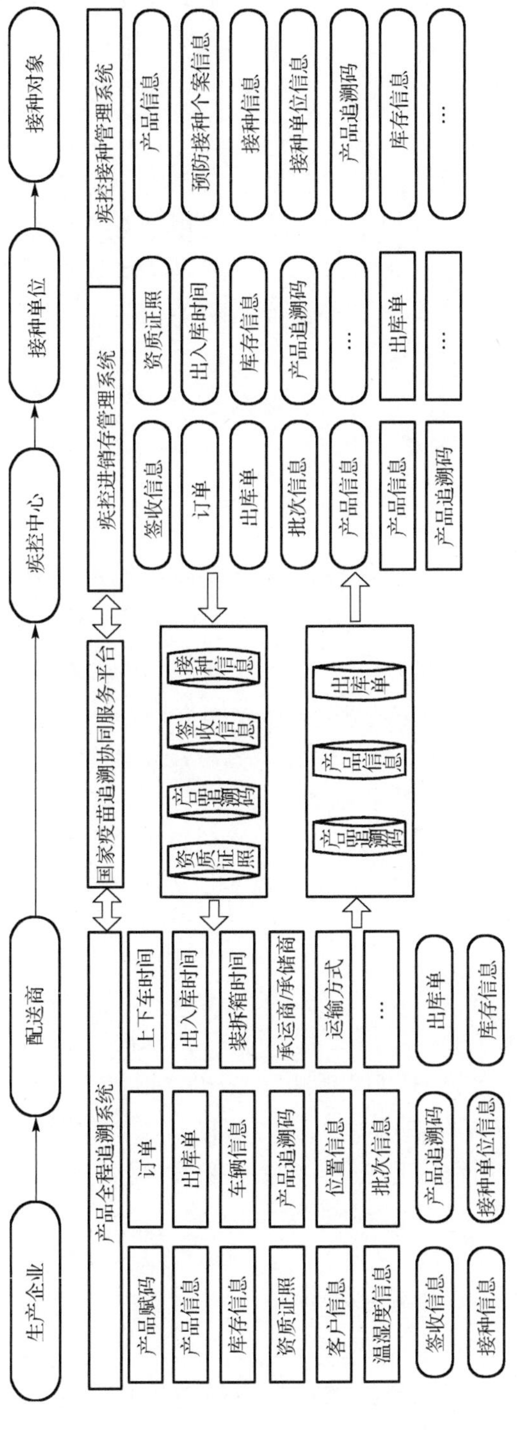

图 4.5　产品全程追溯系统与疫苗追溯协同平台数据交互示意图

追溯系统与疫苗追溯协同平台交互的数据集包括两大部分。

①向疫苗追溯协同平台上传的数据：包括产品相关数据、企业及资质数据、生产数据、批签发数据、自检数据、产品出入库数据、库存数据、储配商信息、产品召回数据等内容。

②从疫苗追溯协同平台获取的数据：疾控中心主数据、疾控中心的出入库数据、接种单位主数据、接种单位的疫苗使用信息等内容。

疫苗监管方以及社会公众根据疫苗追溯码，可以通过疫苗追溯协同平台中统一的疫苗追溯信息查询入口，查询疫苗相关信息。在查询入口输入疫苗追溯码后，协同服务平台会根据输入的追溯码信息，解析出属于哪家企业，并跳转到该企业使用的追溯系统，完成相关数据展示。

4. 技术架构

1) 应用服务设计

应用服务器形成负载均衡集群，支持横向扩展，消除单点故障。所有应用服务器分为六种角色。

①Web 服务集群：页面访问，面向内外部业务操作人员。

②接口服务集群：发布接口服务，对接外围系统以及手机客户端。

③JOB 服务集群：后台定时任务。

④文件服务集群：文件数据存储。

⑤Solr 服务集群：搜索服务。

⑥Redis 服务集群：缓存以及消息队列，分布式锁的应用。

2) 系统安全设计

(1) 物理网络层

通过防火墙，将应用程序服务器和数据库隔离在企业内部网络之中，对外仅开放浏览器需要访问的 HTTPS 端口；另外，通过 HTTPS 协议和 SSL (Secure Sockets Layer) 协议与客户端进行加密的数据传输，以防止数据包被窃取。维护人员需要远程访问应用程序服务器或数据库服务器时，则通过 VPN 接入的方式连入，避免远程直接访问，增强安全性。

(2) 系统应用层

采用多种安全措施来管理系统用户，如限定用户密码的最小长度、组合方式、定期更改密码等。

采用严格的权限控制模型：依据职责设置用户所能使用的功能、访问的页面，通过数据字典进行字段级的读、写控制，通过业务规则来限制用户所能访问的记录等。

通过 BASIC 认证或者 Oauth2.0 认证保障交互接口安全。

通过应用程序框架级功能，避免可能的漏洞。如在框架层级集中管理数据库连接及结果集的生命周期，开发者不能自行创建数据库连接；将参数解析集成在开发框架中，避免 SQL 注入入侵；应用统一的业务规则引擎，防止用户任意输入查询参数来访问未经授权的数据。

(3) 数据库层

严格控制数据库用户的权限，确保每个数据库用户只能访问被授权的资源。数据库连接信息用加密的方式存放在应用程序服务器的配置文件中。数据库关闭一切不必要的远程管理、访问服务，如图 4.6 所示。

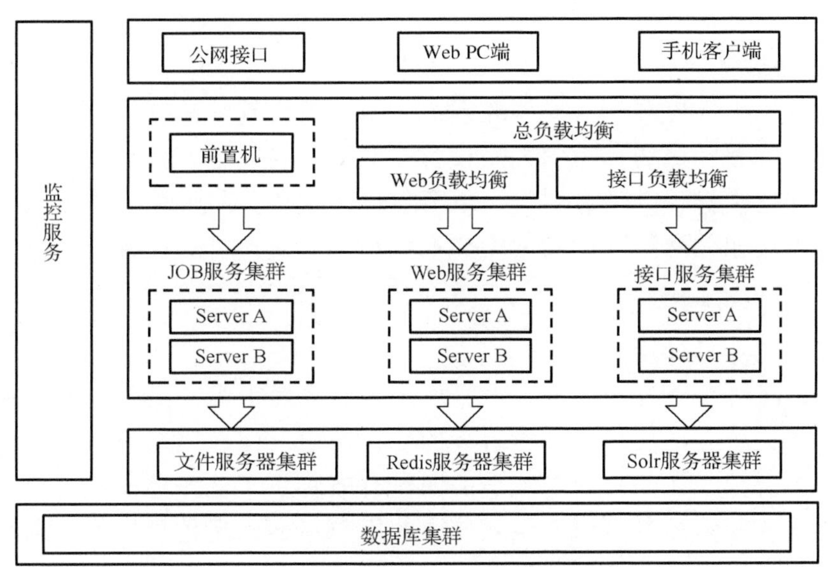

图 4.6　产品全程追溯系统技术架构

5. 安全架构

1) 建设原则：高可靠、高稳定、高带宽

①网络架构需要具备一定的冗余性，包括链路级冗余、设备级冗余。

②带宽需要满足业务高峰时期数据交换需求。

③采用业界主流成熟方案和产品，满足数据中心高可靠性要求。

2) 网络区域设计

根据《网络安全等级保护基本要求》等标准要求，划分了互联网出口区、远程接入区、运维管理区、核心服务区四个区域。

(1) 互联网出口区

该区域承载互联网接入服务，区域内主要部署互联网接入和安全防护设备，主要包括链路负载均衡、下一代防火墙、边界入侵防御等相关设备产品。

(2) 远程接入区

该区域承载远程接入服务，区域内主要部署 VPN 安全接入设备，主要包括 IPSec VPN 和 SSL VPN 等相关设备产品。

(3) 运维管理区

该区域主要承载产品全程追溯系统及相关系统实现全网监控、全网审计、全网管理的功能，区域内部署边界访问控制设备、运维审计、日志审计、数据库审计和安全态势感知平台，主要包含区域边界防火墙、堡垒机、日志审计、数据库审计等设备产品。

(4) 核心服务区

该区域主要承载产品全程追溯系统及相关系统数据计算、存储、备份等功能，区域内部署区域边界访问控制设备、网络互联设备、产品全程追溯系统服务器、存储交换机、存储设备等，主要包含区域边界防火墙、虚拟化服务器、磁盘阵列以及相关网络互联的网络交换机和存储交换机等设备产品。

3) 安全建设思路

(1) 满足安全等保防护要求

落实《网络安全等级保护基本要求》等标准对于第三级系统的要求，以访问控制技术为核心，实现主体对客体的受控访问，保证所有的访问行为均在可控范围之内进行，在防范内部攻击的同时有效防止了从外部发起的攻击行为。对用户访问权限的控制可以确保系统中的用户不会出现越权操作，永远都按系统设计的方式进行资源访问，保证了系统的信息安全可控。

构建集中管控、最小权限管理与三权分立的管理平台，为管理员创建了一个工作平台，使其可以借助于本平台对系统进行更好的管理，从而弥补了现在重机制、轻管理的不足，保证信息系统安全可管。

(2) 满足安全区域边界防护要求

①区域边界访问控制方面：通过部署在各区域边界的、采用了满足安全需求的访问控制规则的防火墙或下一代防火墙设备，实现对进出区域边界的访问请求进行有效的访问控制；采取默认拒绝策略，能够最大程度降低超规则访问的可能性，使得产品全程追溯系统整体的边界明确、清晰。通过准入控制设备，

防止服务计算终端等非授权用户接入网络；通过非法外联检测系统，对内部网络中出现的内部用户未通过准许私自接入到外部网络的行为进行实时监测、告警，从而保证了边界始终完整、可控。

②区域边界入侵防范和恶意代码防范方面：通过开启部署在重要区域边界的下一代防火墙设备的 IPS（Intrusion Prevention System）、防病毒等功能模块，对进出区域的流量进行深度过滤检查，发现并及时阻断可能的非法入侵和恶意代码流入。

(3)满足安全计算环境要求

①用户身份鉴别方面：采用堡垒机作为网络设备、安全设备、服务器操作系统、数据库登录唯一入口，实现对登录服务器、数据库、网络和安全设备的用户进行两种或两种以上的组合身份鉴别。

②标记与强制访问控制方面：服务器、终端操作系统采用安全操作系统或相应安全强度的操作系统加固产品，实现对操作系统中主客体的安全标记，并基于标记实现强制访问控制；网络设备、安全设备通过堡垒机唯一入口登录，实现基于三权分立思想的“三员”管理操作和运维。

③系统安全审计方面：通过开启操作系统安全审计进程并通过 SNMP v3 协议转发至日志审计设备，实现对系统及用户操作的审计；通过部署在运维管理区的数据库审计产品实现对数据库的增删改查操作进行安全审计；通过加密机制和密码算法对服务器、终端中存储的重要数据实现加密存储传输和完整性校验。

④安全审计管理方面：通过部署在运维管理区的堡垒机实现对系统管理员、安全管理员、安全审计员的双因素身份鉴别，并只允许上述人员通过堡垒机操作界面进行系统、设备审计管理操作；通过部署在远程接入区的 IPSec VPN、SSL VPN 等产品，实现网络传输数据的保密性和完整性校验。

(4)满足安全管理中心方面要求

集中管控方面：通过部署集中日志审计系统和集中监控平台，对于产品全程追溯系统内的网络、安全、服务器操作系统、数据库等构件进行全方位的日志采集、分析、处理；通过集中监控平台实时对系统服务水平进行监测，及时告警；通过安全感知平台和探针组件，及时发现流量中的恶意行为，经分析整理后可视化展示并采取告警和联动处置。

通过建设“一个中心”管理下的“三重防护”体系，分别对计算环境、区域边界、通信网络体系进行管理，实施多层隔离和保护，以防止某薄弱环节影响整体安全；重点对操作人员使用的终端、业务服务器等计算节点进行安全防护，控制操作人员行为，使其不能违规操作，从而把住攻击的源头关，防止发生攻击行为，如图 4.7 所示。

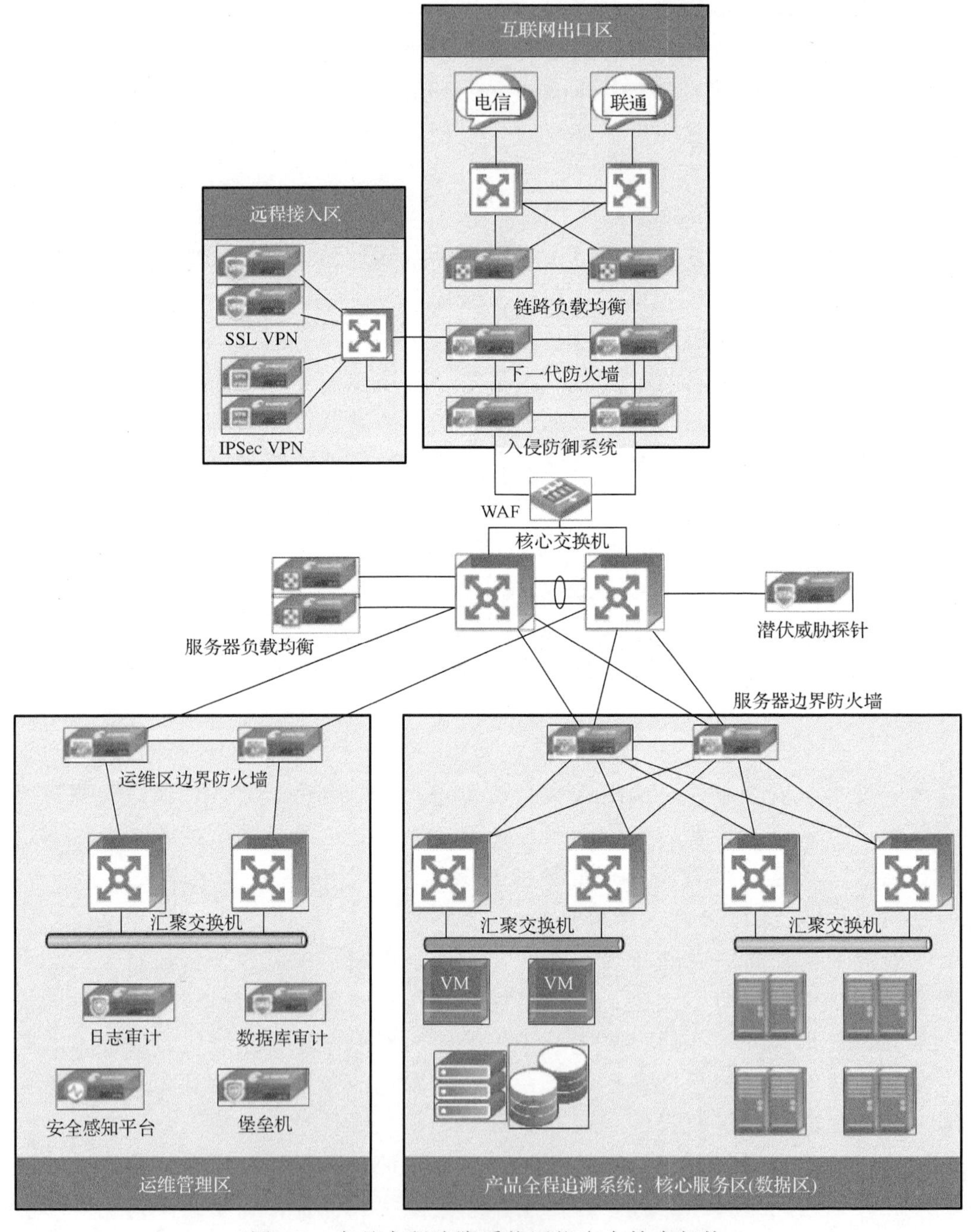

图 4.7　产品全程追溯系统网络安全技术架构

4.2.2　项目建设难点及对策

①疫苗追溯协同平台上，可能出现因统一社会信用代码问题拒绝接收此笔出库销售数据的情况，但生产企业确认此笔需要上传的销售出库客户主数据无误。

原因分析：在追溯数据上传过程中，可能出现因生产企业上传的销售出库数据中客户名称对应的统一社会信用代码与疾控中心的主数据不一致的情况，导致疫苗协同平台拒绝接受此笔销售出具数据上传。

解决方法：生产企业提前检查好追溯系统中的客户名称对应的统一社会信用代码是否正确，同时与疫苗追溯协同平台主数据进行核对。如有异议及时同疫苗追溯协同平台相关负责部门沟通反馈。

②新颁《疫苗追溯基本数据集》标准中要求的数据信息，如“国家药品标识码”等，在生产企业现有的各业务系统中没有，如何补充？

原因分析：疫苗生产企业原各业务系统对于基础数据的调整牵一发而动全身。对于如“国家药品标识码”等新增信息的维护，要考虑是否对原业务系统架构及运行产生影响。

解决方法：在对各项新增数据要求进行充分讨论后，基于业务系统独立性的考虑，对与业务系统相关联及具有指导作用的数据在业务系统中进行新增补充维护，对于只与疫苗产品全程追溯相关的数据直接在追溯系统中进行新增补充维护。采用此种方式，在保证了疫苗产品追溯数据完整性要求的同时，保证业务系统稳定运行不受影响。

③疫苗上市许可持有人和生产企业如何满足追溯数据应及时、准确的要求？

原因分析：企业追溯数据涉及产品赋码、入库、出库、储存及配送等多个环节，企业要想做到追溯数据及时、准确，需要各个业务环节、各业务系统均可做到数据及时、准确，需要对影响到追溯数据质量的关键节点进行重点关注。

解决方法：根据追溯数据要及时、准确的要求，对底层各业务系统进行针对性的改造，并持续优化，完善系统功能，尽可能降低人为操作错误，提高工作效率。

(a)追溯码关联关系文件及出库扫码文件的数据收集机制的优化。

对追溯码管理系统的关联关系文件/出库扫码文件的数据收集机制进行优化和完善。原有定时作业模式没有实时的信息反馈，系统优化新增实时数据收集模式，对追溯码关联关系文件和扫码出库文件数据做到上传即处理，同时对上传的文件进行检查，并通过前台界面实时反馈文件上传成功与否的提示，不满足上传要求的文件会提示报错信息。

同步优化赋码系统产生的关联关系文件以及无线手持终端产生的出库扫码文件传输机制，将原来的离线传输变更为通过接口自动在线上传至追溯码管理系统，保障各类追溯码相关文件实时完整上传。

(b)出库环节增加追溯码校验系统检验功能。

各生产企业进行产品出库时，会在出库扫码手持终端上选择出库功能，输入(扫码)出库单号，进行扫码出库操作。优化改造后，系统自动校验出库单发货产品与实际发货产品是否为同一产品、同一批次，提高产品出库环节中出库单发货要求与实际发货产品在产品种类、批次、数量等方面的校验精度，避免发错货品。

具体做法：将赋码系统中形成的产品关联关系文件及 ERP 系统中的产品出库单信息发送到追溯码校验系统，在根据出库单进行扫码出库操作时，追溯码校验系统通过扫码手持终端读取出库实物的追溯码，同时读取关联关系文件信息，校验此实物是否为出库单要求的产品及批次，并根据关联关系文件及包装比核算出实物出库数量是否与出库单要求的数量一致，最终达到品规校验正确、批号校验正确和数量校验正确的效果，如图 4.8 所示。

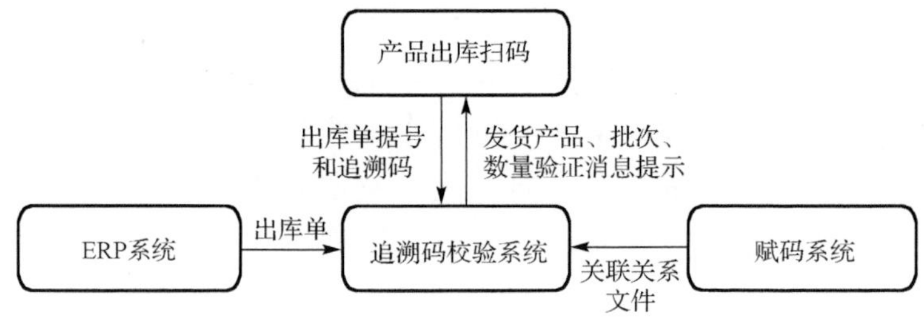

图 4.8 追溯码校验过程示意图

④如何保障追溯系统数据质量？

为保障追溯数据的准确、可靠、完整，我们专门组织成立由第三方专业验证咨询公司和内部验证团队对产品全程追溯系统进行计算机化系统验证，结合质量管理体系制定针对性的验证方案。为保证验证的规范性，验证方案和验证执行分别由不同的第三方验证公司参与。

验证方案包括如下内容。

(a)制定详细的验证计划，包括计算机化系统验证范围、验证策略、风险评估依据、人员与职责及相关验证活动的定义。

(b)梳理并明确产品全程追溯系统用户需求。

(c)针对产品追溯平台风险评估进行充分论证，保证产品追溯平台满足 GxP 关键性评估、21 CFR Part 11 符合性评估等。

(d) 整理产品追溯平台设计规格书修订及审核，确保平台建设和设计相吻合。

(e) 制定产品追溯平台安装确认方案。

(f) 制定产品追溯平台运行确认方案。

(g) 验证执行内容如下：由验证实施公司负责涵盖追溯相关系统的服务器、数据库、操作系统、追溯系统等软硬件的安装，确认产品追溯平台安装，确认方案的执行及出具验证报告；由验证实施公司负责包括产品追溯平台本身包括六维度查询在内的追溯功能及与 ERP(8 个追溯相关接口)、追溯码管理系统(4 个追溯相关接口)、物流一体化管理平台(6 个追溯相关接口)等子系统的接口测试(18 个接口)、上传疫苗协同平台在内(包括产品相关数据、企业及资质数据、生产数据、批签发数据、自检数据、产品出入库数据、库存数据、储配商信息、产品召回数据等)的产品追溯平台运行确认方案的实施并出具验证报告。

通过上述计算机系统验证可进一步确保数据来源的一致、可靠、完整。

4.2.3　项目建设成果

建设的疫苗追溯系统借助疫苗追溯协同平台的数据协同和交互能力，已成功实现与 31 个省、自治区、直辖市，以及新疆生产建设兵团的追溯数据互联互通，并可通过免疫规划信息系统与 2700 多家疾控中心及 5 万多家接种单位进行数据交互，7 家疫苗生产企业已实现累计上传疫苗产品各类应用数据 7 万余条，追溯码数以亿计。疫苗追溯系统的数据可在两秒内经国家协同平台转发至对应的省免疫规划信息系统，并保证数据传输稳定、高效。

该疫苗追溯系统根据疫苗全程追溯要求，并结合自身业务需要，具有六大特点，即追溯全程化、信息电子化、过程可视化、监管全面化、平台开放化和使用便捷化。

1. 追溯全程化

可实现从产品赋码到接种者全程追溯，且追溯功能强大，支持产品追溯码级别、订单级别、出库单级别、批号级别、转储单级别、车牌号级别六维度追溯，如图 4.9 所示。

1) 追溯码级别查询

①基本信息：包括商品信息(名称、批号、规格、包装容器、包装规格、生产日期)、货主转移信息(出库单、销售订单、生产厂家、收货单位)。

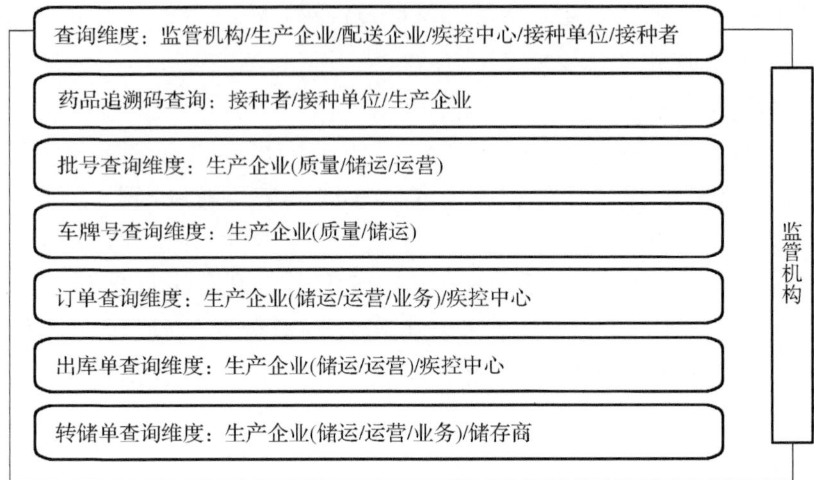

图 4.9　产品全程追溯系统信息查询示意图

②冷链物流信息：生产企业入库时间、出库（上车）时间、到达疾控中心下车（入库）时间、疾控中心出库（上车）时间、接种单位签收时间、接种时间。每个在库和在途的详细冷链信息：温度曲线、轨迹回放或实时位置（货主转移之前）。

③接种信息：接种人编码、接种单位、接种时间等。

2）出库单/批号级别查询

①交易信息：产品名称、生产厂家、收货单位；同时可以展示所包含的追溯码，可以向大中小追溯码逐层展开，同时可以跳转到追溯码级别的查询。

②冷链物流信息：在库、配送的冷链物流信息，包括出库单、发货仓库、收货人、运输类型、承运商、客服电话、车牌等信息。

③订单维度可以查询关联的出库单并可以轻松转换到出库单级别的追溯。

④转储单维度可以实现转储信息、生产在库、转储在途的储存冷库、配送车辆及全面的温度列表、曲线和运输轨迹的查询及下载。

⑤车牌号维度可以查询车辆牌号某个时间段内配送的转储单、出库单清单，包括起止时间、发出仓库、收货仓库或收货人、状态、运输类型、承运商等信息，并且可以根据需要点击清单中的出库单跳转到出库单维度的查询。

⑥批号维度可以查询库存信息及交易信息，包括出库单清单及对应的订单、批号、有效期、发货库存、发货日期、运输公司等。

2. 信息电子化

疫苗追溯系统依托业务全程电子记录，内控逻辑严谨翔实，电子数据具有不可篡改、可追溯责任人的特征。支持数据导出、报表生成，方便追溯数据上报、核查。

3. 过程可视化

产品在库与在途的位置、温度、承运商全程可视。

物流一体化管理平台完成了 66 家生产企业及储配商的对接，包括 224 个冷库、992 辆车和 15997 个保温箱，全面集成生产企业及储配商的冷链系统。上述平台可监控上述生产企业、储配商的冷库、车辆、冷藏箱等实时及历史温度、湿度、位置及运输轨迹，可实现对实时报警数据、历史数据(包括历史温度列表及曲线、轨迹回放)、报警备案、运输记录、储配商基本信息等的全方位可视化查询和监管，可实现在同一个界面监控所有在运车辆的位置、温度及配送的产品出库单和出库单详细信息(产品、规格、批号、有效期等)。

4. 监管全面化

根据监管要求，可为监管部门提供监管查询功能，可追踪每一支疫苗从生产企业到全国的流向状态。

5. 平台开放化

追溯系统与疫苗追溯协同平台实现数据对接，对疾控中心可开放多系统对接，支持一省一策，可与合作方共享生产企业、产品、检定批签发报告、承运信息、接种信息等。

6. 使用便捷化

追溯系统支持计算机和手机双模式操作，支持用户通过客户端及微信小程序进行疫苗追溯信息查询。

4.2.4 项目建设实践经验体会

疫苗追溯直接关系到人民的健康，生产企业要承担起药品信息化追溯的主体责任，要切实保障用苗安全，让人民群众用上“安全苗、明白苗、放心苗、优质苗”，为老百姓提供更便捷、更优质的服务。

①建立健全疫苗全程追溯体系是落实疫苗产品国家战略属性的重要保障。

疫苗作为一种特殊药品，与公共卫生安全和国家安全直接、密切相关，对保障人民群众身体健康甚至是生命安全具有十分重要的意义。因此，《中华人民共和国疫苗管理法》规定，国家坚持疫苗产品的战略性和公益性。

坚持疫苗产品的战略性，体现在以法律保障疫苗供应，确保疫苗可及。《中华人民共和国疫苗管理法》将保障疫苗供应提高到国家战略层面，要求疫苗上市许可持有人停止疫苗生产的，应当及时向国务院药品监管部门或者省、自治区、直辖市人民政府药品监管部门报告。疫苗存在供应短缺风险时，国务院卫生健康主管部门、国务院药品监管部门提出建议，国务院工业和信息化主管部门、国务院财政部门应当采取有效措施，保障疫苗生产、供应。

坚持疫苗产品的战略性，体现在建立跨部门协调机制，统筹协调疫苗监督管理有关工作，畅通信息共享机制。上市许可持有人/生产企业是疫苗追溯的责任主体，各级疾控中心机构承担属地责任，以疫苗追溯协同平台为纽带，建立起覆盖所有生产企业、储配商、疾病控制机构、接种机构的国家疫苗追溯体系，是落实疫苗国家战略的重要和具体保障。

②借助疫苗追溯协同平台，可提高全社会疫苗流转效率。

企业通过主动建立“一体化、全过程、可追踪追溯”的疫苗全程追溯体系，整合下属各生产企业疫苗产品的冷链物流信息，借助疫苗追溯协同平台，协同各省疾控中心，将疫苗生产、流通、接种全程信息进行集成整合，主动为各级疾控中心推送相关数据，从而帮助各级疾控中心实现全程疫苗安全管理，加强疫苗监管水平。与此同时，企业也可以依据这些信息，迅速定位自己生产的疫苗都流转到哪些区域，被哪些人群接种(由疾控中心接种系统协同实现)，从而实现快速准确的疫苗追踪和追溯，对提高企业自身疫苗质量的全程监管，包括问题疫苗的快速处理、召回，逐步实现对疫苗的实时调剂，最大限度避免疫苗的浪费和短缺，提高全社会疫苗流转效率，降低全社会疫苗流通成本，具有重要的社会和经济意义。

③依托疫苗追溯协同平台，助力企业快速实现疫苗全程追溯。

在疫苗追溯协同平台建设完成前，企业在自主实现疫苗全程追溯的过程中遇到诸多困难，需要面对各个省市疾控中心各不相同的业务系统，与疾控中心系统实现对接在业务沟通、对接内容及技术实现上存在非常多的困难和巨大的工作量，进展缓慢。

在《药品信息化追溯体系建设导则》、《药品追溯码编码要求》、《药品追溯系统基本技术要求》、《疫苗追溯基本数据集》和《疫苗追溯数据交换基本技术要求》等疫苗追溯相关行业标准出台后，依托疫苗追溯协同平台强大的数据协同和交互能力，上市许可持有人(生产企业)可在统一的标准下快速有效地建立疫苗追溯系统与药品监督管理机构、疾病预防控制机构的数据互联互通，实现疫苗全程追溯。

疾控中心利用生产企业的追溯数据与疾控中心的业务系统关联，依据生产企业的追溯数据完成疾控中心系统的入库流程，确保整个系统数据的完整、准确，但同时对生产企业的数据质量和效率也会提出更高要求，要求生产企业追溯数据必须先于实物到达，有时候实物出库到疾控中心收货的时间几乎只有 1 个小时，对生产企业而言，压力巨大。

④企业追溯系统的建设，不仅是信息化项目，更是一项系统工程。

企业追溯系统的建设是一项系统工程。追溯功能的完整实现，需要生产、储运、销售、质量、信息、储配商等多个法人主体、责任部门的协同配合。因此，制度保障、责任明确、考核奖惩的落实是比技术更为重要的前提保障。企业的质量部门牵头，组织所有子公司制定了包括追溯码系统管理程序、产品物流追溯管理程序、第三方物流运输管理程序、成品库药品追溯管理程序等 13 项相关制度等，并纳入了公司质量文件管理体系，履行了审批和正式发布流程；质量部门还对追溯相关系统启动了计算机系统验证；人力资源部门建立了相关考核制度；各责任部门分解了相关工作到具体责任人，做到了违责必究，责任到人。

⑤企业自建追溯系统，既要各司其职，又要充分利用企业已有系统紧耦合优势。

企业自建追溯系统，其最大的优势就是，追溯系统与企业各个业务系统通过紧耦合模式实现了数据的实时交互。在最大化减少数据重复录入、降低企业员工负荷的基础上，借助闭环可追溯的合同、订单、交货、开票全业务链管理，业务财务一体化全流程透明监管体系，确保了追溯相关数据的质量可靠、信息实时、数据可信。

企业内部需要具有功能完善的多个系统进行协作，同时又要各司其职。ERP 系统对业务数据进行管理，追溯码管理系统实现精细到追溯码级别的信息管理，冷链物流系统对物流运输各个环节进行实时跟踪监控，追溯系统获取疾控中心端追溯数据信息。各系统分工明确，但同时环环相扣，融会贯通，才可实现准确的全程追溯功能。

4.3　第三方疫苗追溯系统建设实践

本节主要介绍一个采用第三方技术机构提供的第三方疫苗追溯系统的建设应用范例。

4.3.1 项目建设内容

1. 建设目标

作为第三方疫苗追溯系统，系统建设的目标主要包括如下几方面。

①按照法规和标准要求，为服务对象提供疫苗追溯信息化服务，帮助服务对象实现“一物一码”疫苗信息化追溯，实现疫苗在生产、配送及使用全过程中的追溯信息的采集、存储、交换、互联互通。

②按照追溯标准交换要求，帮助服务对象实现与疫苗追溯协同平台、监管系统之间的各类信息交换业务。

③实现为社会公众提供信息查询。

④满足各级药品监管部门对疫苗监管的要求，为监管方提供追溯数据查询的功能。

⑤按照《药品追溯系统基本技术要求》进行系统建设，符合相关安全和性能要求。

2. 追溯业务及框架概要

中国预防接种的疫苗分为两类。第一类疫苗(以下称“一类疫苗”)，是指政府免费向公民提供，公民应当依照政府的规定受种的疫苗，包括国家免疫规划确定的疫苗，省、自治区、直辖市人民政府在执行国家免疫规划时增加的疫苗，以及县级以上人民政府或者其卫生主管部门组织的应急接种或者群体性预防接种所使用的疫苗；第二类疫苗(以下称“二类疫苗”)，是指由公民自费并且自愿受种的其他疫苗。

国家实行疫苗一票制。上市许可持有人/生产企业借助于商业化的手段，委托全国性或者区域性的批发物流企业，作为自己的疫苗仓储配送中心，实现疫苗配送到全国的省、市、区疾控中心。

其中，一类疫苗，由国家统一采购，其配送流程为疫苗上市许可持有人/疫苗生产企业→仓储配送中心→省疾控中心→市疾控中心→区疾控中心→接种单位。二类疫苗，其配送流程为上市许可持有人/疫苗生产企业→仓储配送中心→区疾控中心→接种单位。疫苗追溯业务整体框架如图 4.10 所示。

疫苗保存温度过高或过低都会不可逆地降低疫苗使用效力，为确保疫苗的效力，疫苗全程储存和运输过程中，需要进行温度的管理和监控，确保其在合适规定的温度下储存和运输。通常情况下，除减毒活疫苗和水痘疫苗应冷冻保存(−20℃)外，绝大多数疫苗应保存在 2～8℃。

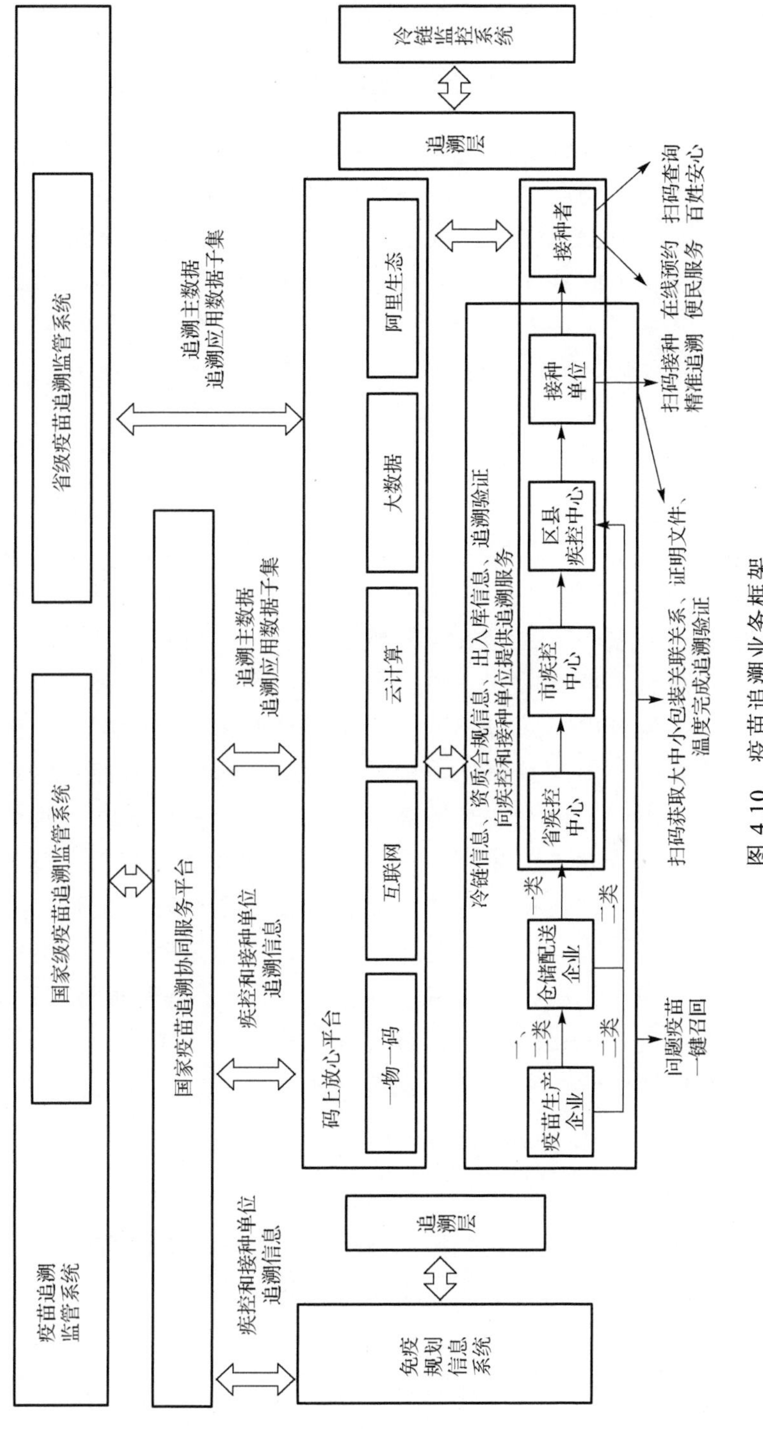

图 4.10　疫苗追溯业务框架

目前，除了国内生产的疫苗外，还包含国外进口的疫苗。进口疫苗进入中国境内，需遵守相关进口药品管理规定，由其在国内选定的疫苗进口代理企业(可以是药品生产、批发、物流企业)代其开展相关销售和追溯工作。

为实现疫苗全程可追溯，生产源头需要实现“一物一码”疫苗序列化赋码；为确保供应链环节“物码同追”，各环节出入库需要进行疫苗追溯码扫码，严格实现追溯验证；为确保储运过程中疫苗效力不受影响，各环节在出入库扫码时，入库疫苗需要关联冷库，出库疫苗需要关联冷链运输设备，确保每只疫苗全过程温度实时监测可追溯；相关追溯信息(除温度外)上传疫苗追溯协同平台；末端接种单位接种后，将相关疫苗接种使用信息标定为已使用。具体疫苗流通、使用过程如图 4.10 所示。

实现疫苗全程信息化追溯的方式有两种。

①通过第三方疫苗追溯系统，如利用码上放心平台直接完成从疫苗生产到疾控、疾控体系内的疫苗全过程信息化追溯，同时按照各项国家标准要求与疫苗追溯协同平台进行追溯信息交互，满足各省药监局疫苗监管系统的对接要求。

②先通过第三方疫苗追溯系统实现生产企业的疫苗信息化追溯；疫苗配送到各省疾控体系后，再利用辖区内的省、市、区疾控、接种单位的免疫规划信息系统进行各级疫苗出入库扫码，实现疾控体系内的疫苗配送、出入库信息采集；上述疫苗配送、出入库信息与接种使用信息等经由省级免疫规划信息系统上报给疫苗追溯协同平台；疫苗追溯协同平台将疾控体系内的疫苗追溯信息返回给疫苗上市许可持有人所在的第三方疫苗追溯系统；第三方疫苗追溯系统进行数据清洗和解析，完成疫苗生产、流通和使用所有环节的疫苗追溯数据链。

除了帮助各方实现全过程追溯外，第三方疫苗追溯系统还能帮助公众自主通过手机扫码查询自己所接种的疫苗的相关信息，了解所接种疫苗的生产厂家、是否在效期内、是否被召回、是否有批签发报告，更加安心放心接种，同时也可以在线进行疫苗预约，方便百姓疫苗接种。

3. 追溯系统业务需求及流程分析

1)系统整体业务需求

基于上一节关于疫苗追溯业务及框架并结合相关国家法律法规、标准的要求，第三方疫苗追溯系统的整体需求可以整理如下。

(1)系统服务对象

①疫苗上市许可持有人/生产企业。

国产疫苗：境内上市许可持有人、境内生产企业。

进口疫苗：境外上市许可持有人、境外生产企业、进口疫苗代理企业。

②疫苗仓储配送企业。

③各级疾控中心(省、市、县)。

④接种单位。

⑤接种者。

⑥疫苗追溯协同平台。

⑦国家各级监管机构/监管系统。

⑧生态合作伙伴(免疫规划系统服务商、采集设备服务商、冷链监控设备服务商)。

(2)系统核心业务

疫苗追溯核心业务包括企业信息管理、疫苗信息管理、追溯码管理、关联关系管理、出入库管理、药检及批签发报告、库存管理、追溯验证、召回管理、温湿度管理、疫苗在线预约、公众查询、授权管理、协同备案管理、系统管理、在线客服、公告管理、对外接口管理。

(3)系统外围支撑

支撑系统的外围设备包括关联关系自动采集设备、出入库信息采集设备、温湿度采集监控设备。第三方疫苗追溯系统整体业务框架如图 4.11 所示。

2)疫苗生产企业主要业务需求及流程

疫苗上市许可持有人/生产企业应履行药品信息化追溯管理责任，按照统一药品追溯编码要求，对产品各级销售包装单元赋以唯一追溯标识，以实现信息化追溯。

疫苗上市许可持有人和生产企业在销售疫苗时，应向下游企业(仓储配送企业、科研机构)或疾控中心提供相关追溯信息，以便下游企业或疾控中心反馈。药品上市许可持有人和生产企业要能及时、准确获得所生产疫苗的流通、使用等全过程信息。

企业相关部门和岗位对追溯系统的相关业务需求如下。

质量管理部对追溯系统的主数据部分进行维护和管理，包括本企业信息、客户信息、产品信息。

生产管理部对产品序列化涉及的追溯码的申请、下载、解密和赋码进行操作，并对于赋码线生成的包装关联关系文件进行管理和数据传输。

仓库管理部对涉及入库和出库的疫苗进行追溯信息的采集，形成核注核销单据并进行数据传输。

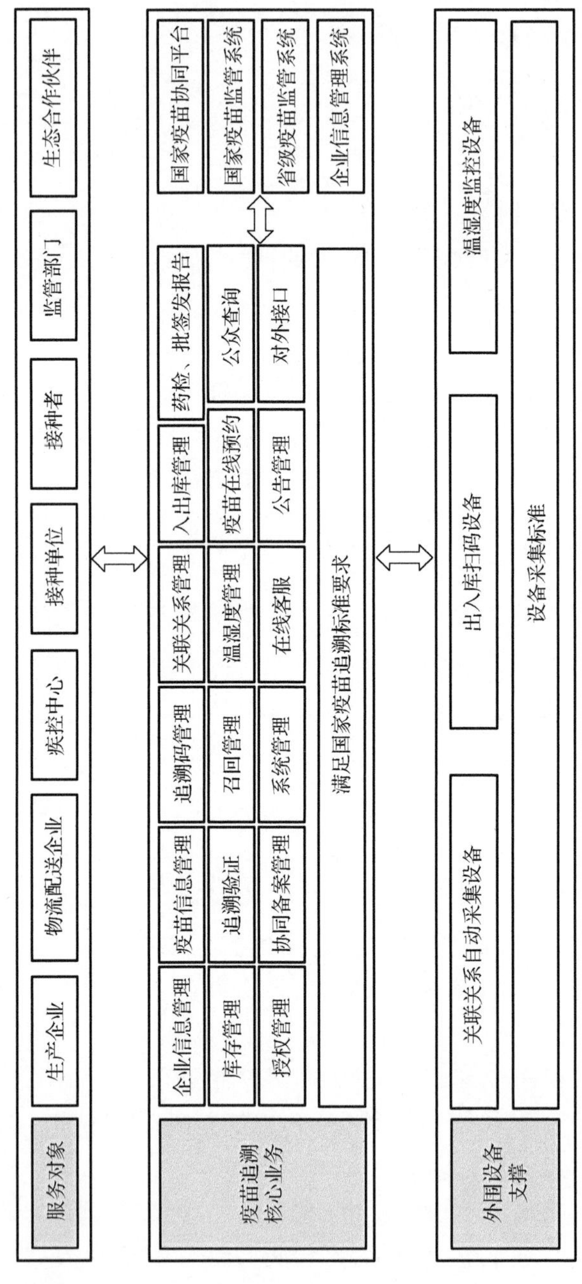

图 4.11　第三方疫苗追溯系统整体业务框架

追溯管理部对本企业所有产品的所有追溯大数据进行管理和分析，以帮助企业切实履行《中华人民共和国药品管理法》《中华人民共和国疫苗管理法》及疫苗追溯体系建设的重要责任，并通过追溯数据分析为公司业务决策提供支持。

(1) 客户信息管理

疫苗上市许可持有人/生产企业业务往来客户是指和本企业在疫苗采购、销售等环节有业务来往的营利性和非营利性组织，主要包含仓储配送企业(经营企业)、各级疾控中心、科研机构、接种单位等。

生产企业用户需要在追溯系统建立客户信息档案，将追溯系统中已入网企业，或者追溯系统接收来自于疫苗追溯协同平台推送的疾控中心和接种单位信息，经过追溯系统标记为标准名称后添加到自己的客户信息档案中，并支持对客户信息的查询、添加、删除操作。重要的是，企业在维护自己的业务往来客户信息时，一定要检查客户信息的企业名称和统一社会信用代码是否与资质证照或者开具发票的企业名称和统一社会信用代码保持一致，如果不正确，下游企业将无法收货，也将无法形成全过程追溯。

每个企业内部供应链信息系统中已有客户信息档案，为了做好系统之间的数据协同，可以在追溯系统中维护其内部供应链系统中的客户编码，与追溯系统的客户编码对应，如图 4.12 所示。

(2) 疫苗信息管理

疫苗信息管理分为疫苗标准信息、详细信息和包装信息三个部分。

①标准信息管理。

第三方追溯系统帮助用户企业进行药品信息统一化和标准化工作，对药品信息的药品赋码类别、通用名、剂型、规格、注册批件进行统一的合标检查和管理。

当企业新注册审批通过一个疫苗后，需要在追溯系统进行信息添加的申请，系统将按照标准检查信息的统一化和标准化，通过之后，才可以继续添加疫苗详细信息进行产品序列化操作。

主要内容包括：药品赋码类别、药品通用名、制剂规格、剂型。

②详细信息管理。

用户企业按照《疫苗追溯基本数据集》要求填写疫苗详细信息并录入追溯系统。

(a) 国产疫苗。

药品标准信息(药品通用名、制剂规格、剂型)、境内上市许可持有人、统一社会信用代码(境内上市许可持有人)、境内生产企业、统一社会信用代码(境

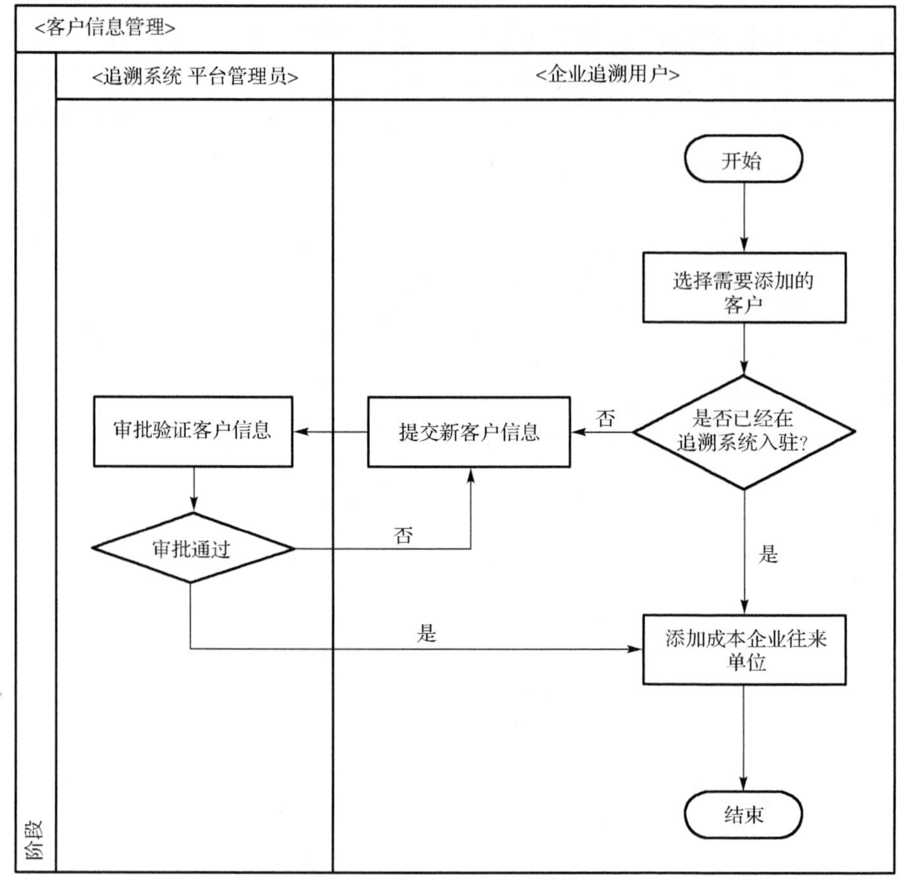

图 4.12　客户信息管理流程图

内生产企业)、生产地址、批准文号、批准文号有效期、商品名、英文名、药品本位码、国家药品标识码、药品注册分类、国家基本药物标识、特殊药品管理分类、处方药标识。

(b)进口疫苗。

药品标准信息(药品通用名、制剂规格、剂型)、境外上市许可持有人(中文)、境外上市许可持有人(英文)、境外上市许可持有人代码、境内上市许可持有人地址(中文)、境外生产企业名称(中文)、境外生产企业名称(英文)、境外生产企业代码、境外生产企业地址(中文)、境外生产企业地址(英文)、分包装厂名称、统一社会信用代码(分包装厂)、分包装厂地址、进口药品代理企业名称、统一社会信用代码(进口药品代理企业)、批准文号、批准文号有效期、商品名、进口药品注册证号、进口药品注册证有效期、进口批件号、进口药品批件有效期、药品本位码、国家药品标识码、药品注册分类、国家基本药物标识、特殊药品管理分类、处方药标识。

③包装信息。

用户企业按照《疫苗追溯基本数据集》要求填写疫苗包装信息并录入追溯系统，主要内容包括包装规格(最小赋码包装单位、包装转换比、最小赋码包装内制剂单位)。疫苗上市许可持有人/生产企业疫苗信息管理的相关业务部门、操作流程如图 4.13 所示。

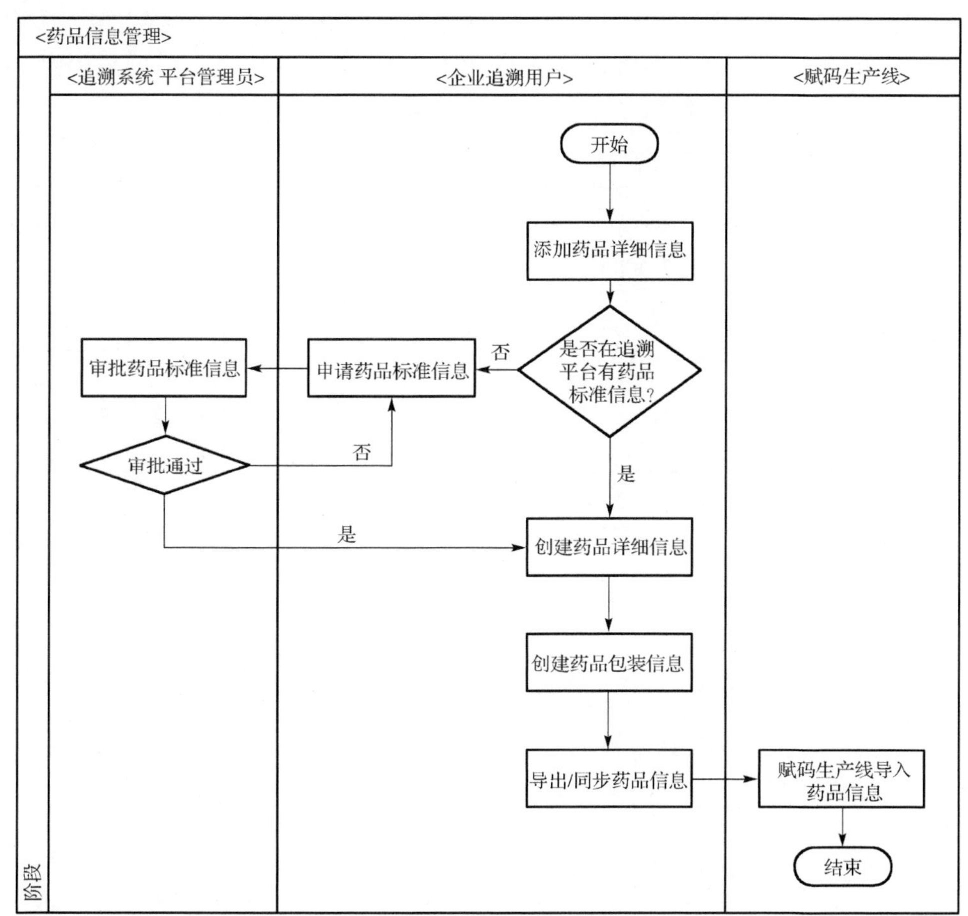

图 4.13　疫苗信息管理业务流程图

(3)产品序列化管理

按照国家药品监督管理局要求，疫苗上市许可持有人/生产企业应根据《药品追溯码编码要求》对其生产的疫苗的各级销售包装单元赋码，并做好各级销售包装单元药品追溯码之间的关联。在赋码前，应向疫苗追溯协同平台进行备案，服从平台统筹，保证追溯码的唯一性。企业在申请追溯码时，需要确定疫苗信息(药品通用名、制剂规格、剂型、批准文号、包装规格)、包装层级、包装比例与数量。系统根据药品的包装级别、包装比例和填写的数量，计算出每个级别所需要的追溯码的数量和总量，然后根据用户申请层级，生成对应的追溯码文件。

追溯码申请完成之后，用户可以把追溯码文件下载到本地查看和使用，追溯码文件可以多次重复下载，也可以重新生成。

本地的追溯码文件是加密处理过的，如果需要使用文件，必须用企业有效的数字证书进行解密之后才可以使用，解密之后的追溯码可以给到印刷系统进行小盒码印刷，追溯码文件可以导入赋码生产线进行中包装和大包装的赋码操作。产品序列化管理业务的参与方以及操作流程如图 4.14 所示。

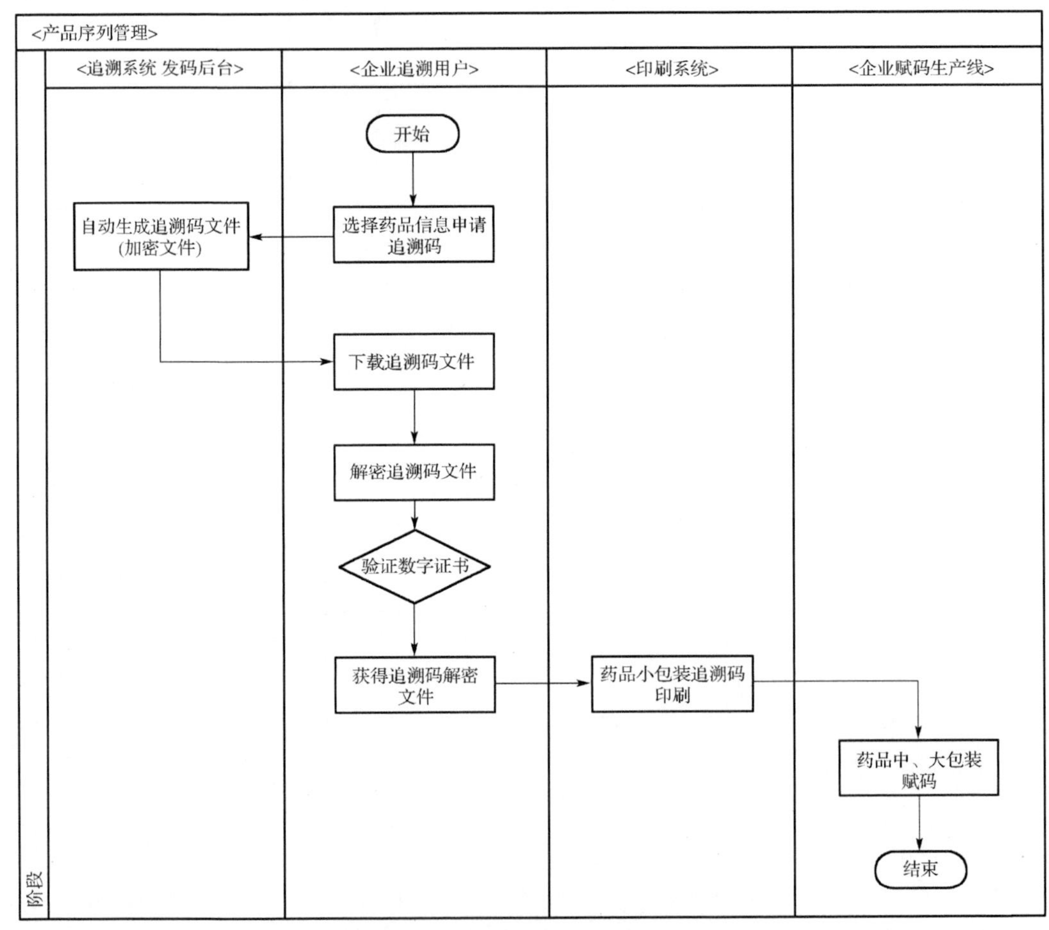

图 4.14　产品序列管理业务流程图

(4)包装关联管理

包装关联是指将赋码生产线上采集到的产品各级包装追溯码数据进行关联并生成包装关联文件的业务。用户将关联关系文件按照系统设定的目录路径进行拷贝存放，存放好之后，可以直接将该目录下的关联关系文件加载到追溯系统进行解析，系统将解析结果提供给用户进行预览，解析成功的文件，可以直接上传到系统进行追溯码激活处理，解析失败的文件，根据错误提示，进行文件检查或者与赋码生产线系统进行问题分析，修正错误后再次解析和上传。包装关联管理的参与方以及业务流程如图 4.15 所示。

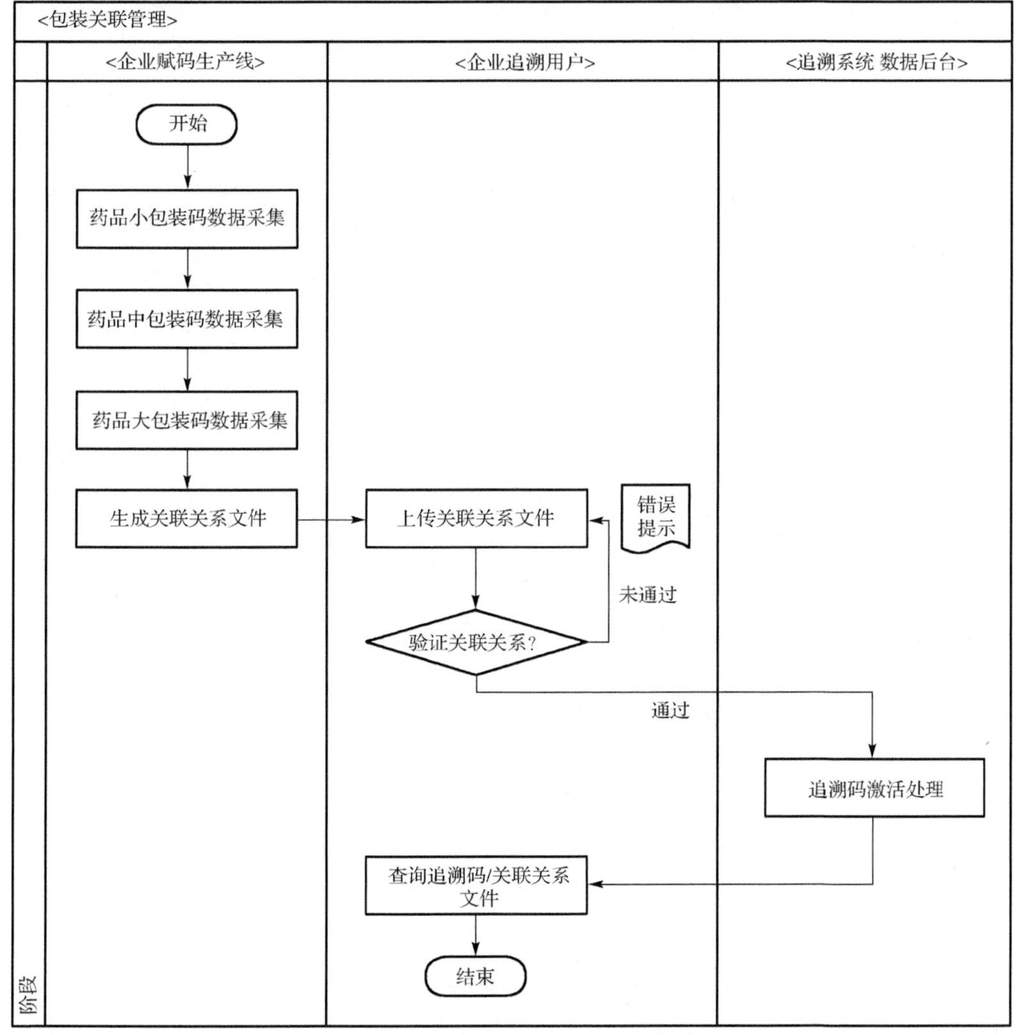

图 4.15　包装关联管理业务流程图

(5)物流单据管理

生产企业的物流单据从业务方向上分为入库单据和出库单据两大类。

①入库。

生产企业经营活动中与入库操作联系在一起的业务包括：采购医药产品，产生“采购入库”的业务；生产线生产医药产品下线，产生“生产入库”的业务；由于特殊原因，下游企业退回医药产品，产生“退货入库”的业务。

②出库。

生产企业经营活动中与出库操作联系在一起的业务包括：销售医药产品，产生“销售出库”的业务；药品出现被盗、遗失、损耗、毁损等情况，产生“销毁出库”的业务；由于特殊原因，退回采购产品至上游企业，产生“退货出库”的业务；由于质量检查检验的需求，按照规定抽取药品检验，产生“抽检出库”的业务。

企业进行药品的入库和出库操作，都必须扫描药品上的追溯码，生成出入库信息文件，然后上传到追溯系统，解析出入库信息文件。

对于解析失败的文件，系统会提示错误原因并允许企业在界面修改，解析成功的文件，则会上传到系统做进一步处理。

③进口药品单据操作模式。

境外上市许可持有人可以把自己的操作权限分配给不同的进口代理商或生产包装企业进行生产加工和包装，境外上市许可持有人以及被分配了药品操作权限的进口代理商、生产包装企业都可以各自对该分配药品进行出入库操作并上传出入库单据到追溯系统，如图 4.16 所示。

④物流授权单据操作模式。

因疫苗一票制，上市许可持有人和生产企业除了自己向疾控中心配送疫苗外，也可给委托的仓储物流企业，通过物流授权，允许其作为自己的疫苗仓储配送中心，实现疫苗配送到全国的省、市、区疾控中心，通过调拨出库、调拨入库方式体现“物码同追”，由于单据的复杂性，通过四种角色来描述清楚这项业务。

上市许可持有人和生产企业调拨出库：

(a)上游发货方，上市许可持有人和生产企业。

(b)下游收货方，物流仓储配送企业。

(c)配送方，上市许可持有人和生产企业或者委托的第三方。

(d)委托方，上市许可持有人和生产企业。

物流仓储配送中心调拨入库：

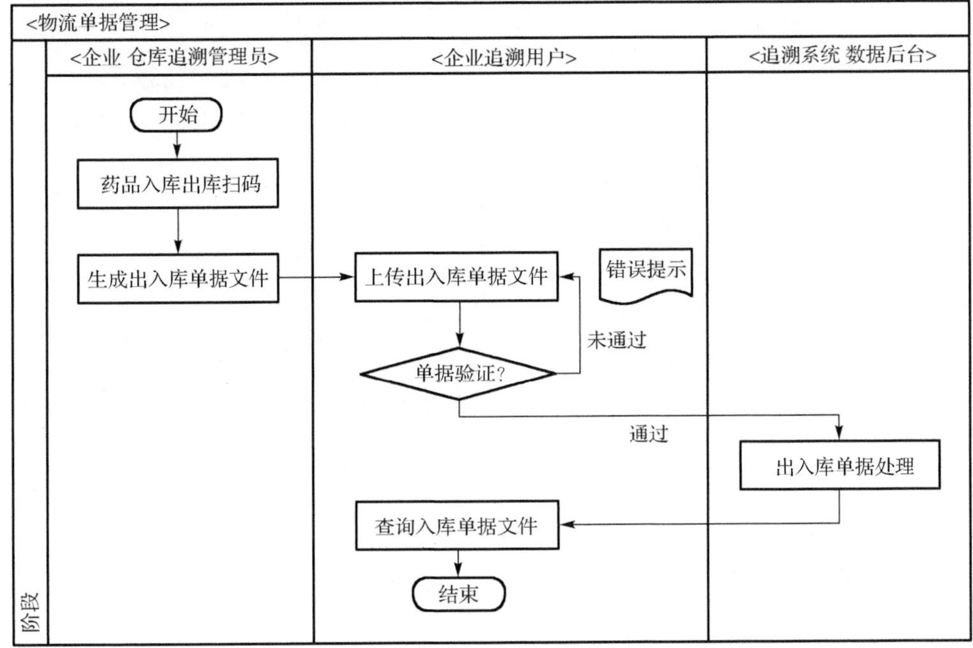

图 4.16　物流单据管理业务流程图

(a) 上游发货方，上市许可持有人和生产企业。

(b) 下游收货方，物流仓储配送企业。

(c) 配送方，上市许可持有人和生产企业或者委托的第三方。

(d) 委托方，上市许可持有人和生产企业。

物流仓储配送中心替生产企业做销售出库：

(a) 上游发货方，物流配送企业。

(b) 下游收货方，疾控中心。

(c) 配送方，物流配送企业。

(d) 委托方，上市许可持有人和生产企业。

(6) 数据授权管理

追溯系统的数据遵循“谁产生、谁拥有”原则，根据疫苗追溯实际业务，主要涉及两种情况的数据授权。

①物流授权。生产企业和仓储配送企业线下签署的商业协议里已经明确了有关数据授权，生产企业通过追溯系统进行物流授权后，被授权的企业所做的调拨出入库单据，数据所有权归属于被授权的企业。生产企业根据协议约定可以通过物流授权功能来获得查看仓储配送企业所做的调拨出入库单据追溯信息的权限。

②生产企业授权追溯系统，代其接收来自疫苗追溯协同平台下行的有关流通和使用的疫苗追溯信息。追溯系统在获得上述授权后，通知疫苗追溯协同平台，疫苗追溯协同平台收到有效的授权后，将疫苗流通和使用的追溯信息返回给该生产企业所在的追溯系统。

3) 疫苗储配企业主要业务需求及流程

因疫苗管理的一票制规定，上市许可持有人和生产企业所生产的疫苗到达疾控中心只能开一次票。上市许可持有人和生产企业很难将自己生产的疫苗直接覆盖到全国 3300 多家疾控中心，为解决此问题，疫苗仓储配送企业，很多是原有的具有第三方物流资质的全国性或者区域性经营企业，他们具有仓储和配送的能力，与上市许可持有人和生产企业签署合作协议，帮助上市许可持有人和生产企业将疫苗配送到全国的各级疾控中心。

追溯体系中，疫苗仓储配送企业需要配合上市许可持有人和生产企业完成疫苗流通信息化追溯的工作，第三方追溯系统的工作主要是帮助服务对象完成客户信息管理和物流单据上传等工作。

疫苗仓储配送企业与疫苗信息化追溯相关的主要部门、岗位以及相关的操作如下。

质量管理部门，需要对追溯系统的主数据部分进行维护和管理，包括本企业信息、本企业客户信息；

仓库管理部门，需要对涉及调拨入库和调拨出库的疫苗进行追溯信息的采集，形成核注核销单据进行数据传输。

(1) 本企业客户信息管理

本企业客户信息是指和本企业在业务上有来往的营利性和非营利性组织，主要包含疫苗上市许可持有人和生产企业、仓储配送企业(经营企业)、各级疾控中心、接种单位等。

仓储配送企业需要在追溯系统建立客户信息档案，将追溯系统中已入网企业或者追溯系统接收来自于疫苗追溯协同平台推送的疾控中心和接种单位信息，经过追溯系统标记为标准名称后添加到自己的客户信息档案中，并支持对客户信息的查询、添加、删除操作。重要的是，企业在维护自己的业务往来客户信息时，一定要检查客户信息的企业名称和统一社会信用代码是否与资质证照或者开具发票的企业名称和统一社会信用代码保持一致，这点尤其重要，如果不正确，下游企业将无法收货，也将无法形成全过程追溯。

每个企业内部供应链信息系统中已经有客户信息档案了，为了做好系统之间的数据协同，可以在追溯系统中维护其内部供应链系统中的客户编码，与追溯系统的客户编码相对应。

(2) 物流单据管理

仓储配送企业的物流单据从业务方向上分为入库单据和出库单据两大类。

仓储配送企业经营活动中与疫苗入库操作联系在一起的业务包括：

①上市许可持有人和生产企业调拨出库给仓储配送企业，产生“调拨入库”的业务；

②由于特殊原因，下游企业退回疫苗，产生“退货入库”的业务。

疫苗经营企业经营活动中与疫苗出库操作联系在一起的业务包括：

①替上市许可持有人和生产企业将疫苗从仓储配送中心送至疾控中心，产生销售出库业务，有上游发货方，物流配送企业；下游收货方，疾控中心；配送方，物流配送企业；委托方，上市许可持有人和生产企业。

②疫苗出现被盗、遗失、损耗、毁损等情况，产生“销毁出库”的业务；

③由于特殊原因，退回采购产品至上游企业，产生“退货出库”的业务；

④由于质量检查检验的需求，按照规定抽取疫苗检验，产生“抽检出库”的业务。

企业进行疫苗的入库和出库操作，都必须扫描疫苗包装上的追溯码，生成出入库信息文件，然后上传到追溯系统，系统会自动解析出入库信息文件。对于解析失败的文件，系统会提示错误原因并允许企业在界面修改，解析成功的文件，则会上传到系统做进一步处理。

4) 各级疾控中心主要业务需求及流程

各级疾控中心指各省、市、区级疾控中心。一类疫苗由生产企业扫码出库给省级疾控中心，然后再由省疾控中心扫码出库给市疾控中心，市疾控中心扫码出库给区疾控中心，最后由区疾控扫码出库给接种单位。

二类疫苗由生产企业直接扫码出库给区疾控中心，由区疾控中心扫码出库给接种单位。

各疾控中心和接种单位入库扫码收货，然后与上一级的出库单据进行追溯验证。

(1) 本单位客户信息管理

本单位客户信息是指和本企业在业务上有来往的营利性和非营利性组织，主要包含疫苗上市许可持有人和生产企业、仓储配送企业(经营企业)、各级疾控中心、接种单位等。

各级疾控中心在追溯系统建立客户信息档案，将追溯系统中已入网企业或者追溯系统接收来自于疫苗追溯协同平台推送的疾控中心和接种单位信息，经过追溯系统标记为标准名称后添加到自己的客户信息档案中，并支持对客户信息的查询、添加、删除操作。重要的是，在维护自己的业务往来客户信息时，一定要检查客户信息的企业名称和统一社会信用代码是否与资质证照或者开具发票的企业名称和统一社会信用代码保持一致，这点尤其重要，如果不正确，下游单位将无法收货，也将无法形成全过程追溯。

各级疾控中心也可从疫苗追溯协同平台获得相关客户信息。

每个单位内部供应链信息系统中已经有客户信息档案，为做好系统之间的数据协同，可以在追溯系统中维护其内部供应链系统中的客户编码，与追溯系统的客户编码相对应。

(2)物流单据管理

疾控中心的物流单据从业务方向上分为入库单据和出库单据两大类。

疾控中心与疫苗入库操作关联的业务包括：

①上市许可持有人和生产企业出库给疾控中心，产生“采购入库”的业务；

②由于特殊原因，下游单位退回疫苗，产生“退货入库”的业务。

疾控中心与疫苗出库操作关联的业务包括：

①上级疾控中心出库给下级疾控中心，或者最末级疾控中心出库给接种单位，产生销售出库业务；

②疫苗出现被盗、遗失、损耗、毁损等情况，产生“销毁出库”的业务；

③由于特殊原因，退回采购产品至上游企业，产生“退货出库”的业务；

④由于质量检查检验的需求，按照规定抽取疫苗检验，产生“抽检出库”的业务。

各级疾控中心的入库和出库操作，都必须扫描疫苗包装上的追溯码，生成出入库信息文件，然后上传到追溯系统，系统会自动解析出入库信息文件。对于解析失败的文件，系统会提示错误原因并允许企业在界面修改，解析成功的文件，则会上传到系统做进一步处理。

5)疫苗接种单位主要业务需求及流程

疫苗接种单位在采购疫苗时，向上游企业索取相关追溯信息，在疫苗验收时进行核对，并将核对信息反馈上游企业，在销售和使用疫苗时，应保存销售或使用记录明细，并及时调整售出疫苗的相应状态标识。

在追溯系统中，使用单位需要维护客户信息和上传疫苗物流单据信息。

(1) 本单位客户信息管理

客户信息是指和本单位在业务上有来往的营利性和非营利性组织，主要包含区疾控中心以及潜在的可能的其他下辖管理的机构。

使用单位用户需要在追溯系统建立客户信息档案，将追溯系统中入网企业添加到自己的客户信息档案中，并支持对客户信息的查询、添加、删除操作。

(2) 物流单据管理

使用单位的物流单据从业务方向上分为入库单据和出库单据两大类。

疫苗使用单位经营活动中与入库操作联系在一起的业务包括：

①采购疫苗，产生“采购入库”业务；

②由于特殊原因，退回疫苗产生“退货入库”的业务。

疫苗使用单位经营活动中与出库操作关联业务包括：

①临床注射疫苗产品，产生“疫苗接种”的业务；

②疫苗出现被盗、遗失、损耗、毁损等情况，产生“销毁出库”的业务；

③由于特殊原因，退回采购产品至上游单位，产生“退货出库”的业务；

④由于质量检查检验的需求，按照规定抽取疫苗检验，产生“抽检出库”的业务。

疫苗使用单位进行疫苗的入库和出库操作，都必须扫描疫苗上的追溯码，生成出入库信息文件，然后上传到追溯系统，系统会自动解析出入库信息文件。对于解析失败的文件，系统会提示错误原因并允许企业在界面修改，解析成功的文件，则会上传到系统做进一步处理。

6) 接种者需求和流程

接种者接种后，可以通过第三方追溯平台委托方授权提供的客户端扫码查询所接种的疫苗的相关信息，所查询的结果应符合疫苗追溯标准消费者查询子集。

7) 疫苗追溯协同平台对接业务需求和流程

按照疫苗追溯标准相关要求，应将表 2.2 涉及的追溯信息发送给国家疫苗协同服务机构运营的疫苗追溯协同平台。

同时，接收来自疫苗追溯协同平台下行的有关追溯信息(见表 2.3)。

8) 各级监管部门业务需求和流程

各省药监局根据本省实际情况，建设本省的疫苗追溯监管系统。作为疫苗的监管责任主体，省级药品监督管理部门有权利要求本辖区内的所有与疫苗相关的上市许可持有人、疫苗生产企业、仓储配送企业以及疾控中心、疫苗使用单位将追溯信息上报给省级疫苗监管系统。

作为受某个上市许可持有人和生产企业委托的第三方疫苗追溯系统，需要按照《疫苗追溯数据交换基本技术要求》，统一开发与所在省级疫苗监管的标准对接接口，在获得企业的授权下，帮助企业根据监管部门的要求，将追溯信息通过标准接口上报给疫苗监管系统。

在实际情况中，有些省份药监局有自己个性的监管需求，标准的对接接口可能将无法满足，因此，追溯系统将根据实际情况，做个性化的定制开发来满足需求。

9）其他角色业务需求和流程

为支撑整个疫苗追溯业务落地，疫苗追溯系统用户需要各类数据采集设备、产线赋码设备以及满足各种场景的打印印刷设备等。第三方追溯系统还将提供相应的数据采集标准要求、印刷规范操作指导等，帮助疫苗追溯系统用户达到各项追溯系统的技术要求。

4.3.2　项目建设要求

疫苗追溯系统主要包括系统管理、主数据管理、业务操作管理、业务查询管理、业务协同管理五部分。

1. 系统管理

1）组织架构

疫苗追溯系统的组织架构，主要是为了维护本单位或者相关机构中需要参与本单位疫苗追溯工作中的各个部门岗位的相关人员信息，便于提升本单位追溯信息化的内部协同效率。

该功能是追溯系统的基础，疫苗使用单位采用一个第三方追溯系统后，该系统会按照使用单位提供的追溯负责人信息，设置系统管理员用户，系统管理员用户登录到追溯系统的组织架构管理中，可以管理本单位与追溯系统相关的部门、岗位和人员信息。

人员登录采用数字证书和单位账号两种方式，关键追溯任务操作岗位必须使用数字证书登录，确保追溯数据的安全存储和传输，查询类业务等可以使用单位账号登录。

2）角色权限

使用单位追溯管理员可以按照本单位的部门设置进行角色和权限的管理，

例如，根据采购部、销售部、市场部、营销部等业务部门的职责权限范围来进行角色设置和权限设置。

3) CA 数字证书

疫苗追溯系统的追溯数据安全至关重要，所以必须引入 CA 数字证书管理机制，企业在登录系统以及进行与追溯码有关数据的操作及业务操作都必须使用 CA 证书进行签名及验签，该功能负责在企业进行相关操作时进行 CA 验证，起到保障安全的作用。

CA 认证流程中主要对两种操作进行认证，即身份认证和业务操作，系统要求可以配置哪些用户在身份认证和业务操作时必须使用 CA。

身份认证：为了保证系统的安全性，除了使用企业账户的用户名密码登录鉴权外，使用 PKI(Public Key Infrastructure)机制进行身份认证，认证通过后用户可以访问对应权限的功能。

业务操作：为了防止用户对数据和业务操作的抵赖，在出现法律纠纷时提供证据，系统要求对系统中涉及数据和业务比较敏感的部分使用 CA，具体数据和业务系统要求可配置。

业务操作中产生的数据，系统要求通过 PKI 机制对“操作类型＋操作时间＋企业 ID+操作员登录＋源数据”进行签名，系统将记录源数据和签名数据，一旦有抵赖情况发生时，系统通过源数据和签名数据能够重现用户的业务操作。源数据将以 XML 或其他格式编组以增强可读性。

2. 主数据管理

1) 参与方信息

各疫苗追溯参与方(上市许可持有人、生产企业、进口代理企业、物流配送企业、各级疾控中心、接种单位)查看入驻时填写的单位基本信息，包括统一社会信用代码/医疗卫生组织机构代码、单位名称、地址、药品相关的资质等，并能够管理相关资质的有效期。

2) 产品信息

产品信息主要包括产品标准信息、产品详细信息和产品包装信息。

上市许可持有人、生产企业需要维护本使用单位的所有需要赋码的产品信息，并确保产品信息的准确性。

配送企业、各级疾控中心和使用单位不需要维护产品信息，从追溯系统中获取所有的产品信息，直接使用。

3) 本单位客户信息

追溯系统统一保障所有本系统中的上市许可持有人、生产企业、进口代理企业、物流配送企业、各级疾控中心、接种单位的信息唯一性、准确性和统一性。

3. 业务操作管理

1) 产品序列管理

产品序列管理主要是上市许可持有人和生产企业进行操作，药品追溯建设的主体思路是“一物一码，物码同追”，追溯系统为药品的每一级包装都会分配唯一的序列化标识(追溯码)。

药品追溯码关联药品上市许可持有人名称、药品生产企业名称、药品通用名、药品批准文号、药品本位码、剂型、制剂规格、包装规格、生产日期、药品生产批号、有效期和单品序列号等信息。

2) 追溯码申请

申请追溯码，首先选择药品的包装规格，设置包装层级和包装比例，填写每一层级的追溯码申请数量，设置解密的 CA 数字证书编号，提交申请即可。

申请成功后，系统自动生成加密追溯码文件，需要在追溯系统中下载后使用设定好的 CA 数字证书进行解密，解密之后的追溯码文件才可以正常使用。

3) 追溯码下载和解密

追溯系统生成的加密之后的追溯码，用户可以在追溯系统查询生成状态，已生成的文件进行下载，并且可以多次下载，由于特殊原因追溯码文件出现问题之后，还可以在追溯系统进行重新生成追溯码加密文件。

将下载的追溯码文件使用追溯系统提供的解密功能进行解密，选择待解密文件，解密之后的文件按照提前设定好的路径进行存储，可以提供给印刷厂进行最小包装的印刷，以及在企业生产赋码线上对中包装和大包装进行赋码。

4) 包装关联管理

追溯系统和生产线赋码系统之间需要进行数据传输，追溯系统将药品信息以文件或者接口的形式提供给生产线赋码系统，供生产线赋码系统在赋码之前进行药品信息的验证，并结合之前的追溯码文件，导入到生产线赋码系统，将药品各包装层级的关联关系数据生成一个关联关系文件，关联关系文件必须按照追溯系统提供的数据标准进行组装。

用户将关联关系文件按照追溯系统的要求上传，并且必须使用 CA 数字证书，关联关系文件上传时，系统需要先对该文件进行解析，并将解析结果提供给用户进行预览，用户预览无误后，确认上传时，系统再将关联关系上传至后台进行处理。如用户预览发现有误，可对该文件进行删除。

关联关系文件上传以后，企业用户可以查看每个上传的关联文件的处理状态及是否处理成功，若处理失败，也可以查看失败原因。关联关系文件处理成功之后，文件中所有包装层级的追溯码便可激活使用。

通过任何一个激活的追溯码，都可查看该追溯码对应药品所在完整包装层级的关联关系信息。

5) 出入库单据管理

根据追溯要求，追溯参与方需要通过数据采集设备各自采集对应的生产、配送、使用追溯数据，采集完成的追溯数据按照追溯系统提供的《数据采集器接口标准技术规范》生成相关出入库文件，并上传到追溯系统，系统自动处理出入库文件，企业用户可以查看自己的出入库文件处理状态、出入库单据详细信息、上游出库单据的信息。

企业的出入库文件处理成功后，可以查询本企业的所有出入库单据详细信息，并且，系统支持企业用户在一定条件下修改、删除出入库单据，以及删除、转移单据中的追溯码。

4. 业务查询管理

1) 追溯码查询

通过查询追溯码可以查询到追溯码所对应的药品信息、追溯码所在完整包装的关联关系信息。

2) 关联关系查询

通过追溯系统查询任何上传过的关联关系文件的详细信息。

3) 出入库单据查询

通过追溯系统查询任何上传过的物流单据的详细信息。

5. 业务协同管理

1) 数据授权管理

追溯系统支持数据授权管理，追溯信息化参与方如果需要查询非自己产生的数据时，都可以通过追溯系统给对方发出数据授权邀请，对方确认可以授权后，可以查看对方追溯数据。

2) 数据同步管理

疫苗追溯协同平台数据同步：追溯系统按照《疫苗追溯数据交换基本技术要求》技术规范，帮助追溯参与各方追溯数据进行上报和同步。

省级监管平台数据同步：追溯系统按照《疫苗追溯数据交换基本技术要求》技术规范或者与省级监管系统协商后的追溯监管对接的技术规范，帮助追溯参与各方追溯数据与省级监管平台的上报和同步。

4.3.3 项目建设难点及对策

1. 系统建设中需要重点考虑的问题

1) 如何唯一区分疫苗

疫苗由于用途、工艺及多种包装规格、包装的不同，需要考虑对同一种疫苗，在流通过程中如何能有效区分，如何确保能够有效区分每一种疫苗，如何确保疫苗的唯一性？

2) 一物一码序列化编码的表现形式

一物一码序列化，最终需要以什么样的形式来体现？码的容量如何计算？

3) 码标签破损、残缺导致无法识别

一物一码，对药品实现序列化后，最终要在具体的疫苗大、中、小包装上呈现，由于运输、存储等各种条件的不同和影响，码印刷的质量或者标签粘贴的质量各不相同，在供应链环节，经常会出现码无法识别的问题，如何确保码能被有效识别，是追溯系统需要考虑的核心问题之一。

4) 关联关系出错，导致下游收货数量不准确

为提高供应链扫码效率，在生产赋码环节就需要建立疫苗大、中、小包装关联，受实际生产作业操作规程要求，需要进行抽检。一旦发生抽检后，将对原有已经建立的关联关系产生破坏，导致关联关系不正确，此种情况应当如何处理？

5) 在追溯各环节，“一物一码”追溯码如何被有效采集

为确保追溯参与方能实现扫码识别，并进行追溯验证，需要考虑如何采集，采用什么样的设备，让各方能方便、便捷地采集？

6) 往来单位机构标识不唯一性，导致下游无法匹配

参与追溯的参与方，在出入库的时候，要确定上下游的发货方或者收货方，

很多时候，每家单位维护的发货方、收货方，存在各种简称、缩写、代码，没有形成统一的标准，造成信息无法有效的链接起来，这将是造成无法实现全程追溯的另一种重要问题之一。

7)根据数据“谁产生、谁所有”的原则，在追溯平台里，如何来确保实现全程追溯？如何确保上市许可持有人能及时获得流程和使用的追溯信息

作为第三方追溯平台，目的是帮助各方来实现疫苗信息化追溯，对各方产生的数据，根据数据“谁产生、谁所有”的原则，第三方平台并不是数据的所有方，只是提供平台服务，那么如何来确保实现全程追溯，并确保上市许可持有人能及时获得流程和使用的追溯信息呢？这是第三方追溯平台建设的时候，需要重点考虑的另外一个问题。

2. 系统核心设计思路

针对上述系统设计面临的主要问题，系统采用以下核心解决思路。

1)疫苗唯一性表示

目前使用疫苗的“通用名称+剂型+规格+包装规格”来唯一表示一种疫苗。在实际使用中，由于包装工艺及存储容器的更新变化，比如同一种疫苗，在实际使用中有用安瓿瓶，也有用西林瓶盛装的，而且这两种包装方式价格不同，这就需要进行唯一性区分。使用“通用名称+剂型+规格+包装规格”进行唯一性区分，实际上是没有考虑包装容器这个变量因素。目前的解决办法是在包装规格里，新增如5瓶(安瓿)/盒、3支(预充)/盒、10瓶(西林)/盒等。

2)疫苗序列化标识

为了实现对所有疫苗的流向跟踪，采用序列化对疫苗包装单体进行唯一身份标识，对疫苗进行数字化身份管理。序列化就是对每一单体包装疫苗进行唯一编码，彼此不重复，为便于运输，大、中包装与最小单体包装进行关联，大、中包装也进行唯一编码，彼此不重复。具体标识的载体可以是一维码、二维码、电子标签等，这个具体序列化标识的过程称为赋码。

在疫苗流通过程中通过对唯一标识的跟踪实现对所有疫苗的流向跟踪。序列化标识分为大包装、中包装、最小包装序列化赋码，以适应疫苗生产、流通过程中的不同包装形式。最小包装序列化标识是在疫苗最小销售包装上进行赋码，中包装序列化标识、大包装序列化标识在流通过程中的中包装和外层大包装上进行赋码，同时根据不同的包装形式，在大包装、中包装和最小包装上建立对应关联关系，如图4.17所示。

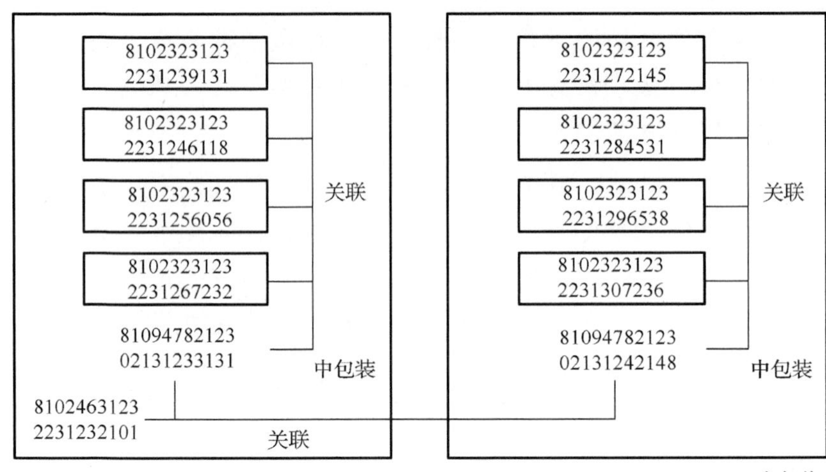

图 4.17　疫苗大、中、小包装序列化标识和关联

3) 制定统一的追溯码印刷规范和标准

为确保追溯码能够在追溯各环节中能够被识别，需要制定有关追溯码的码制、印刷要素、印刷样式、疫苗追溯码在疫苗本体或包装物上的印刷位置规范，以及追溯码印刷质量检验方法。

4) 制定统一的各环节的追溯码数据采集以及采集设备标准

企业在进行疫苗的出入库时，需要通过数据采集设备采集疫苗追溯数据，并上报到追溯平台。该标准需要规定数据采集设备的功能需求，数据采集设备厂商可以参照功能需求在采集设备上开发相应的功能，满足使用方数据采集以及数据交互的需求。

该标准需详细定义数据采集设备与疫苗追溯系统进行数据交互的接口标准，例如，上游企业出库数据下载接口、往来单位列表下载接口、货主列表下载接口、疫苗信息下载接口、业务数据文件上传接口等。

5) 追溯参与方身份信息的统一、唯一性

追溯系统的参与方需要在追溯系统中注册登记，确认统一、唯一的身份 ID，保证追溯数据链信息的统一、连续性。

6) 建立授权机制，解决互联互通问题

药品追溯数据“谁产生、谁所有”，未经所有方授权，其他各方不得泄露。鼓励相关方按照合法合规方式，利用药品追溯数据为社会服务，上市许可持有人要想获得流通和使用的追溯信息，必须取得下游和终端各机构的授权。因此，需要在商业环节以及疫苗追溯系统提供数据使用申请、授权功能，以便上市许可持有人在授权的条件下获得流通和使用环节的追溯信息。

7)疫苗流转过程中进行来源信息验证

所有的疫苗追溯码赋码工作由生产企业在疫苗生产包装过程中完成。疫苗流通过程中各环节涉及的单位需要对上游来的疫苗进行来源信息验证，即对相应级别的追溯码进行识别，并在系统中进行记录，出库时，生成追溯随行单，包含收货单位以及相对应的各级别的疫苗追溯码，从而实现疫苗流向跟踪；系统进行来源信息验证不仅实现了疫苗流向跟踪,同时还实现了疫苗流通情况(包括疫苗种类、数量、流通方向)的正确性确认，可以使流通各环节相互监督，及时发现流通过程中的异常情况，如图 4.18 所示。

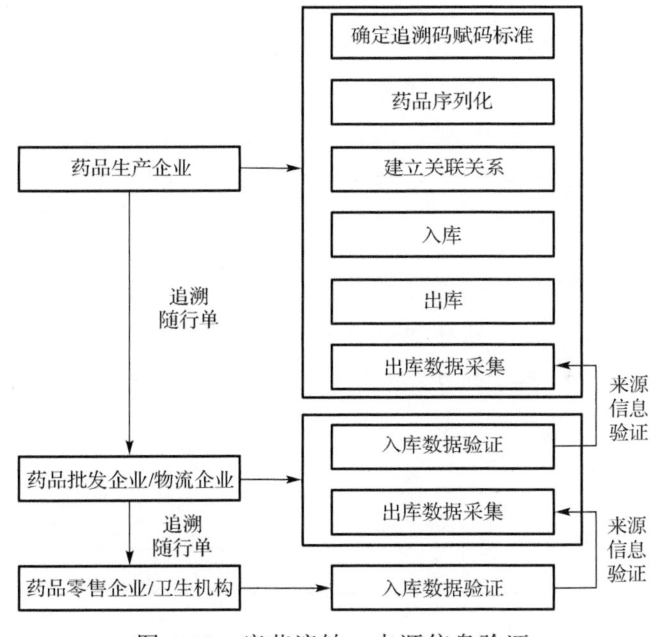

图 4.18　疫苗流转、来源信息验证

8)接种单位接种是进行源头验证

在接种环节，需向上游进行源头验证，源头验证主要验证生产企业、是否在有效期、是否是召回疫苗、是否已经售出过等。

接种过的疫苗标记为“已使用”，同时需要把此状态信息回传给疫苗生产企业，以便疫苗生产企业提供查验服务，如图 4.19 所示。

消费者如果要求源头验证，接种单位有义务配合提供源头信息验证结果。

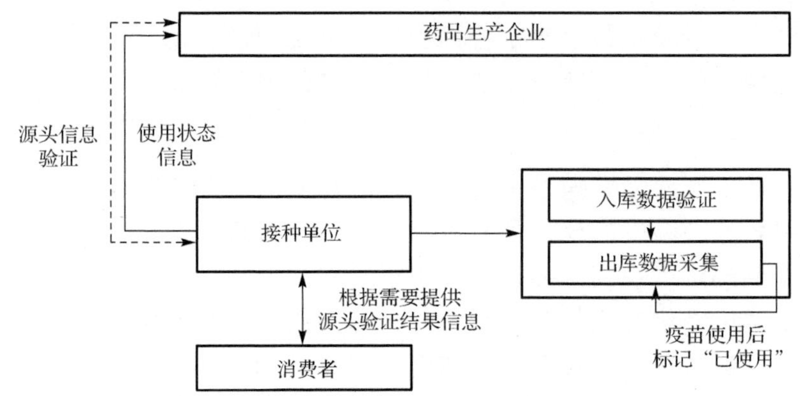

图 4.19　终端销售与源头验证

9)全程温湿度监控

对于生物制品(包含疫苗)需进行全程温湿度监控管理。确定生物制品的储存、运输符合相应条例规定要求，与企业现有冷链监控系统对接，实现最小销售单体包装的生物制品温湿度全程管理，也可以直接与冷链监控系统设备厂商对接，方便生产企业直接采购后，就可以直接使用，实现温度方便的追溯。

10)疫苗追溯码设计

疫苗生产企业追溯编码设计参照《药品追溯码编码要求》执行。

追溯码格式：20 位数字构成，采用 Code 128C 条码标识。

追溯码长度：20 位。

追溯标志位：81。

编码结构如图 4.20 所示。

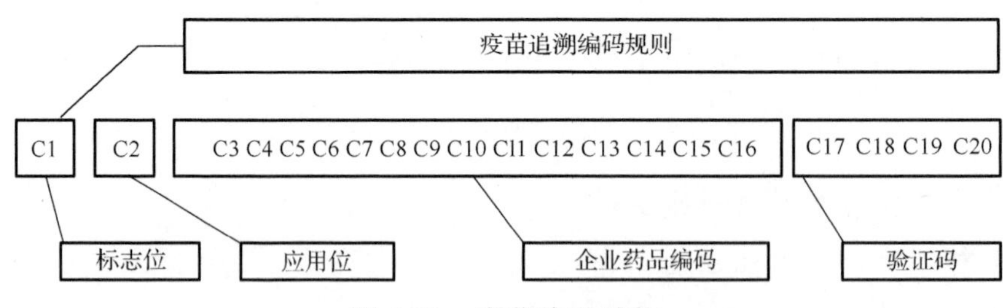

图 4.20　疫苗编码结构

SDC 标识码、序列码与防伪结构码如表 4.1 所示。

版本号码：药品分配为 8。

资源码：1 位，通过资源码区分不同生产量级的生产企业，如表 4.2 所示。

表 4.1　SDC 标识码、序列码与防伪结构码

SDC 标识码			序列码	防伪结构码
版本号码	资源码	企业药品码	序列码	防伪校验码
1 位	1 位	5～6 位	8～9 位	4 位

表 4.2　资源码

资源码	说明
0，1	企业药品码为 5 位，序列码为 9 位。用于年赋码量大于 1000 万的药品，共可支持 20 万种药品
2，3，4，5	企业药品码为 6 位，序列码为 8 位。用于年赋码量小于 1000 万的药品，共可支持 400 万种药品
9	特殊药品
6～8	保留，未来扩展

企业药品码：5～6 位，标识某企业的药品品规。

序列码：8～9 位，标识药品的包装，药品包装独一无二的身份证号。

防伪校验码：为防止不法分子批量产生药监码，依据防伪编码原理，为每个药品代码和产品序列码组合指定 4 位满足随机分布要求的防伪校验码。通过防伪码可以校验药监码的真假。

3. 疫苗追溯系统应用架构设计

第三方疫苗追溯系统由客户端、Web 应用等构成，在应用架构的最底层通过微服务的方式形成了最基本的服务接口，通过这些细粒度的接口构建出了追溯系统各个模块的应用，如图 4.21 所示。

1) 用户管理

支持各类型的用户使用追溯系统，用户注册后可以查询和管理用户的注册信息，更改用户名称，查看用户账单，维护用户所使用的证书及授权用户对数据的开放权限。

在疫苗流通过程中，和本用户有业务往来的上游或者下游用户，在追溯系统里定义为“往来单位”。该功能用于用户管理自己的往来单位列表，支持查询、添加、删除、修改自定义编号等操作。

2) 疫苗管理

生产企业用户查询本企业的疫苗注册信息，添加疫苗目录，导出疫苗目录 XML，修改疫苗信息，新增修改疫苗包装规格信息。

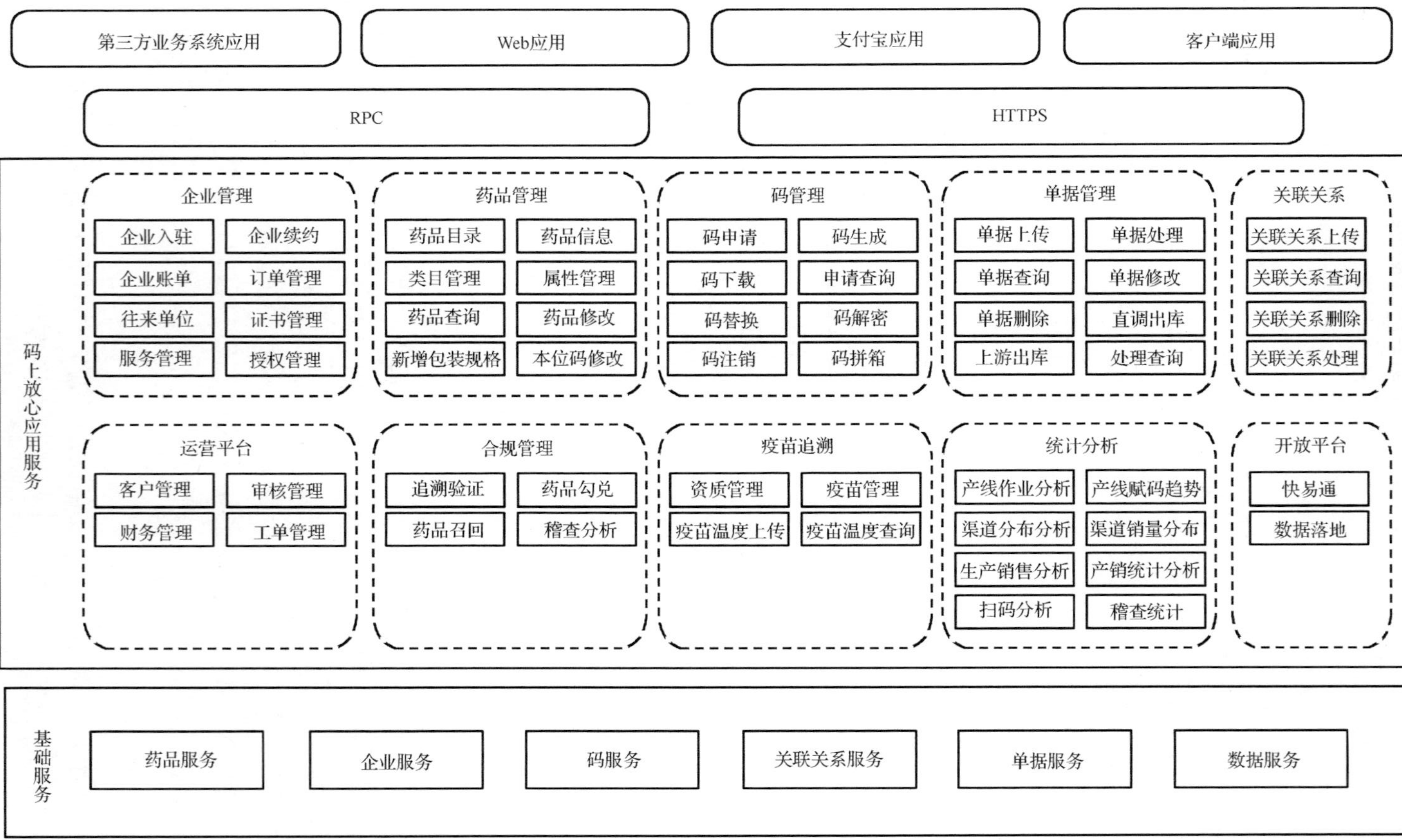

图 4.21　药品追溯系统应用架构

3) 追溯码管理

生产企业为疫苗申请追溯码并于生产线赋码后将赋码信息上传至追溯系统，支持的功能包括追溯码生成、申请、下载、解密的操作。

4) 关联关系管理

生产企业在生产线赋码系统生成符合接口规范的关联关系文件后，需要在追溯系统客户端进行文件的解析、上传、处理，若文件处理成功，就代表该关联关系文件中的所有追溯码被激活。

5) 单据管理

传入出库单据，查看单据的处理状态，对单据的修改、删除、拆分，查看上游企业出库单据，查看疫苗库存等操作。

6) 合规管理

主要是对本企业、上下游企业追溯验证数据的统计分析，方便企业掌握追溯验证的总体情况：在一段时间内，追溯验证的企业有哪些、已上传的追溯码有多少、验证通过的追溯码有多少、验证通过率。

7) 运营平台

运营平台主要解决运营人员及开发人员解决客户提出的问题及需求，如审核用户入驻、提出日常使用问题。

8) 统计分析

企业用户使用增值服务的工作平台。统计分析是相对于追溯系统客户端来说的，二者的用户及功能性都不同。客户端主要面向生产、质量和供应链部门用户，提供最基础的追溯相关功能，统计分析则主要面向市场、营销、商务部门用户，为企业提供更多增值服务功能，满足企业更高层级的追溯要求。

9) 开放平台

基于追溯系统封装的一套追溯码数据上、下行接口集，通过系统对接，可实现在客户业务管理系统完成业务数据上传、信息查询等操作，利用追溯码的数据电子化特性，解决业务方现场的人工信息核对、数据手工录入等效率低、错误率高等问题。

10) 疫苗追溯

为疫苗生产企业提供的保证疫苗安全的全链路监控、疫苗追溯协同平台基础数据及流通数据上传服务。

4. 疫苗追溯系统数据库架构设计

疫苗追溯系统数据管理方式可以分为缓存、结构化数据(关系型数据库)、半结构化数据(NoSQL 数据库)、非结构化数据(对象存储服务)、分析型数据库、分布式计算平台，如图 4.22 所示。

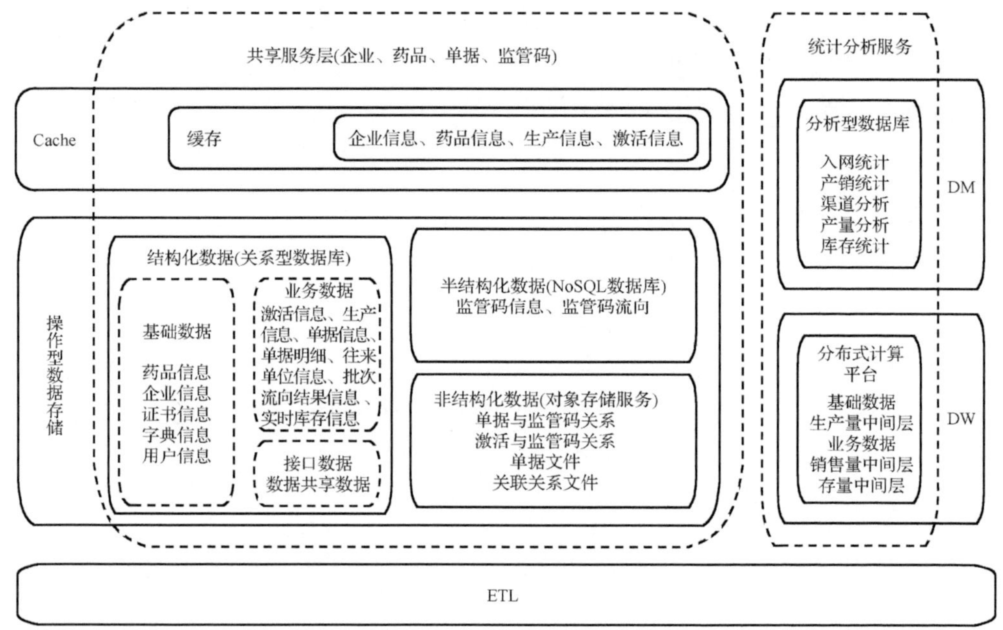

图 4.22　疫苗追溯系统数据库架构

1) 缓存

将一些公用的表和使用频率比较高的表进行缓存。主要存储企业信息、疫苗信息、生产信息、激活信息。缓存存取速度快、性能高，适合存储一些热点数据，在提供系统性能方面有很大帮助。

2) 结构化数据(关系型数据库)

用于存放基础数据及业务数据。基础信息包括疫苗、企业、证书等信息。业务数据包括单据信息、激活信息、实时库存信息等。

该类型数据库表现为二维形式的数据。一般特点是，数据以行为单位，一行数据表示一个实体的信息，每一行数据的属性是相同的。系统中的一些基础数据、业务数据保存在该类数据库中。

3) 半结构化数据(NoSQL 数据库)

用于存放监管码、码与单据关系、勾兑明细、批次流向明细信息。

该类型数据库是一种以键值对形成存储数据的数据库。键值对分布式存储系统查询速度快、存放数据量大、支持高并发，非常适合通过主键进行查询，但不能进行复杂的条件查询。每天的码状态更新，需要有一个高性能支持高并发的数据库支持。

4) 非结构化数据(对象存储服务)

用于存放单据文件，关联关系文件及一些非结构化数据。

该类数据存储服务适合存放每条数据量较大，但访问量不高并且不需要高性能访问的数据，关联关系文件需要存储，所以在系统设计时，引入对象存储数据库，用于存放单据文件及关联关系文件。

5) 分析型数据库、分布式计算平台

对系统的数据分析、数据计算。存放一些产销数据、渠道分析等数据。

该类数据库适合大量数据的分析计算，与传统的数据库不同，它可以对数据进行在线统计、在线分析、随即查询等发掘信息数据价值的工作。它以列作为基本存储方式和数据运算对象，结合列数据压缩处理、并行处理、并发控制、快速索引等处理技术，在查询、统计、分析及批量加载性能上具备突出的优势。

5. 疫苗追溯系统技术架构设计

整体架构自下而上分为数据存储层、中间件、基础能力、追溯系统应用服务和接入层。数据存储层采用多种存储方式和介质为整个系统提供大容量、快速读等基础功能；采用业界成熟的中间件；系统中具有围绕产品追溯的基础功能被有机整合在多个应用中供外层使用者调用，如图 4.23 所示。

1) 接入层

整体系统孵化的很多应用通过多种方式向外部提供，包括公网接口、APP 和 Web 界面，以满足各类人群对于系统应用和基础能力的使用。其中，公网接口用于信息查询、单据上传等，被开发者调用之后可以有机融入药企本地系统中；APP 和 Web 界面可以供普通用户使用。

2) 追溯系统应用服务

外部用户通过接口、APP 以及 Web 界面等入口使用系统功能。

简单来说，用户首先使用企业管理功能管理自身入驻信息和往来单位信息，建立自身与商业伙伴的关系。通过疫苗管理维护疫苗目录信息，对自身疫苗信息统一管理。基于这些身份信息管理和疫苗信息管理，用户可以进行码的申请与下载。基于码的申请与下载，可以进行关联关系以及单据的上传，系统可以

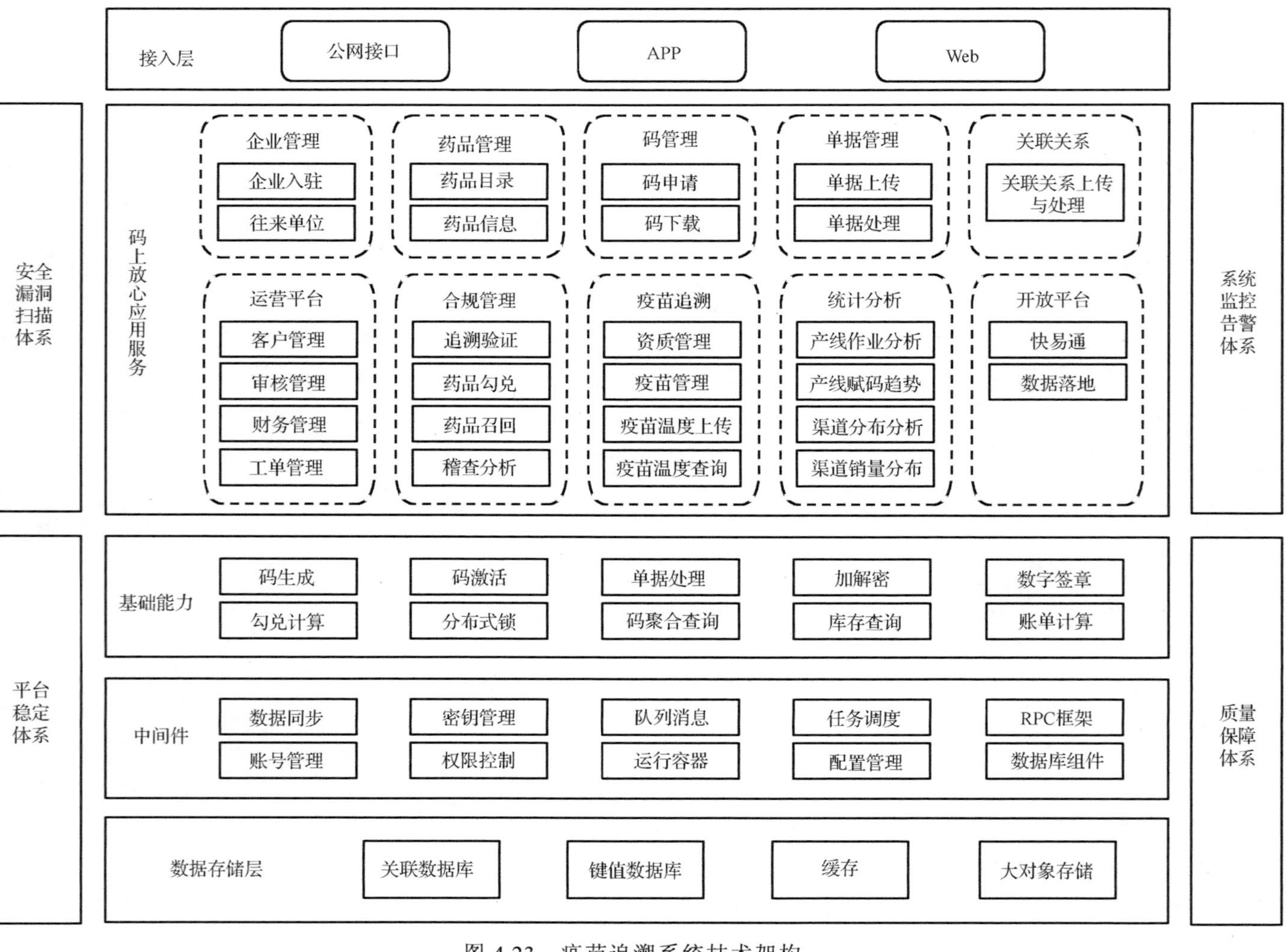

图 4.23　疫苗追溯系统技术架构

自动处理码状态的改变、库存计算等操作。还有给工作人员使用的内部系统可以帮助运营人员快速获得信息，帮助外部用户解决问题。对于整体追溯流程，系统还提供追溯验证、疫苗召回等合规方面的管理功能。系统还特别提供了资质管理、温度管理等功能，可供外界用户更好生产、运输、追溯疫苗。基于上述产生的数据，系统还提供了数据的统计分析功能，对于使用者的生产销售都具有一定指导意义。对于外界数字化平台，系统还提供开发平台接口等功能，以接口的形式方便对方与系统的数据交互。

3)基础能力

基于以上所述应用，结合业务形态，可以形成一些平台公用基础能力，其中包括追溯码的申请与生成。所生成的追溯码具有全球唯一性和自证校验性，以实现后期追溯环节中的来源可追和去向可查。码激活是将码状态变为激活状态的过程，在上传关联关系文件后，系统建立父子码之间的关系，所有的码变为激活状态，系统自动生成生产入库单据。厂家在进行疫苗生产赋码之后，疫苗以最小包装粒度被赋予唯一追溯码，后续疫苗的流通就可以看成追溯码的流通，单据就是以一种数字的形式记录收发货企业、所含追溯码等信息的 XML 文件。当企业上传单据之后，系统对单据进行处理，记录码流通涉及的企业和疫苗及追溯码等信息。整体的追溯码申请、生成、激活以及单据的上传与处理都包含加解密与数字签章。其中追溯码的生成得到的文件是基于对称加密和非对称加密组成的混合加密过的文件，密钥来自数字认证中心颁发的证书。关联关系的上传和单据文件的上传都包含数字签章，以保证数据传输的安全性。在单据处理完成后，系统提供相关码的勾兑计算、码聚合查询、库存计算。勾兑计算是指上下游关联追溯，是计算单据中包含码是否在上游单据出现过。码聚合查询是指多种企业角色对于码的统一查询，包含追溯码的生产信息以及码的父子关系等信息。伴随着追溯码的出入库，还可为用户提供库存管理功能，用户使用该功能查询本单位在库的疫苗信息和数量。除去密钥管理，账单计算作为用户管理重要组成部分也得做说明，该层拥有多维账单计算能力，能根据用户角色、经营疫苗种类以及购买服务的种类灵活进行账单计算与管理。

4)数据存储层

整个系统在存储方面采用多种存储形式合理存储各类数据，包含关联数据库、键值数据库、缓存数据库、大对象数据库。

5)安全与稳定性

在安全方面，追溯系统建立了一整套安全体系，包括各种安全漏洞的检测、内部安全研发流程建设、各部分安全能力建设等，通过了国家信息安全等级保护三级认证。

在监控方面，追溯系统建设了一套监控和快速回复体系，平台从系统基础监控、中间件监控、程序异常监控和业务监控等多角度配有监控。

6. 安全架构设计

综合业务需求和对未来变化因素的考虑，针对各种安全威胁，建设完善的信息安全主动防御体系和信息安全治理体系。安全架构本身依托于应用架构、网络架构、业务架构。从基础设施、应用和业务多个层面考虑，遵循相关安全规范和安全策略，总体安全防护方案参照等级保护第三级系统安全要求进行设计。通过详细的安全培训、风险评估、威胁建模及攻击面评析设立安全基线和安全分级，制定快速事件响应计划，解决安全合规要求的同时降低安全漏洞修复成本，降低安全隐患，提高软件安全质量。针对数据、应用、基础设施、网络等多个维度，提供完善的技术能力支持，有效保证每个阶段业务及系统的安全。安全架构如图 4.24 所示。

1) 安全风险

常见的安全风险包括 DDoS、系统入侵、病毒木马、程序破解、0day 漏洞等。攻击者可通过多种方式对系统造成威胁，导致业务数据丢失、服务异常等重大损失。

2) 安全合规

追溯系统等级保护测评内容包括机房安全、网络安全、主机安全、应用安全、数据安全、主机漏扫、渗透测试和管理安全八个部分。其中，管理安全包括安全管理制度是否完善、安全组织是否健全、人员管理是否到位、系统建设管理是否规范和系统运维管理是否合规六个方面。通过等保三级测评表明，在当时的安全形势下，追溯系统采用的安全技术手段和管理措施有效并符合国家安全标准要求。

3) 安全研发生命周期

安全培训，提供安全培训体系，包含安全意识培训、安全基础知识培训、安全开发生命周期流程培训和安全专业知识培训。

风险评估，对系统可能面临的威胁、存在的弱点、造成的影响，以及三者综合作用所带来风险的可能性的评估，量化系统遭受攻击带来的影响或损失的可能程度。

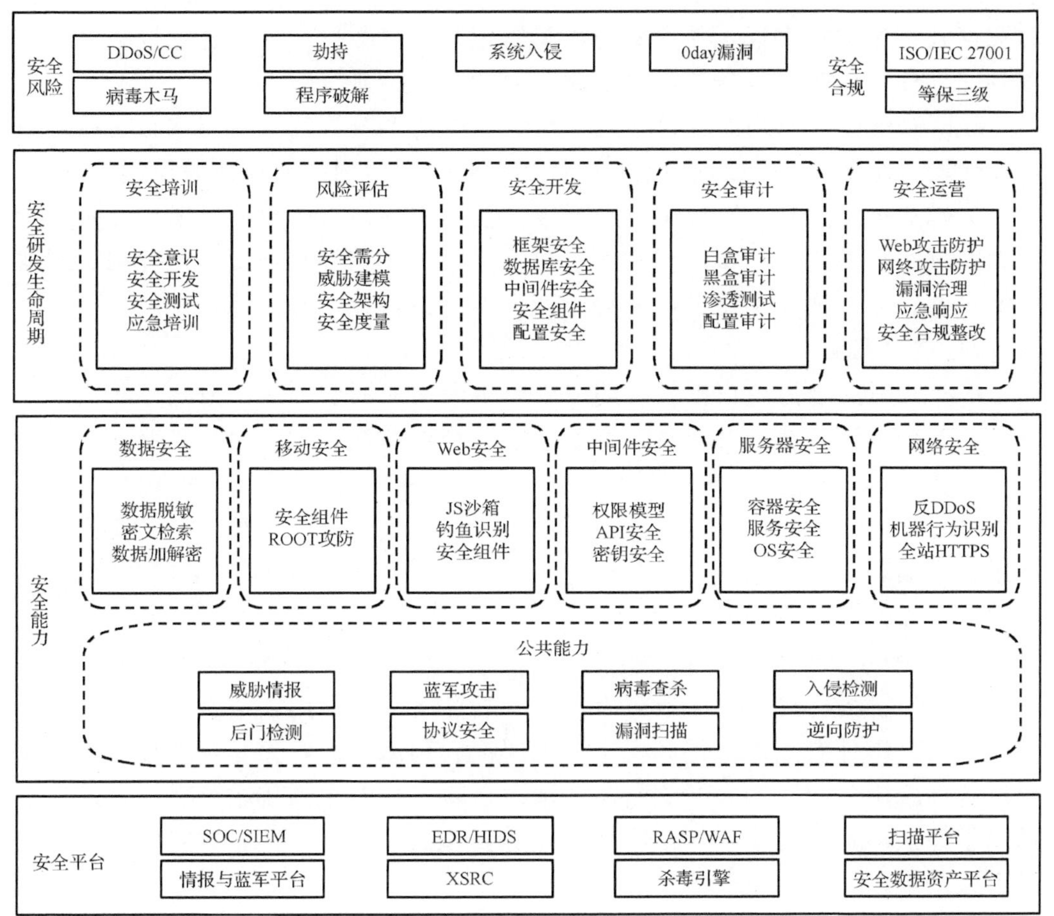

图 4.24　安全架构

安全开发，提供主流编程语言的安全编码规范、安全函数库以及代码审计方法。

安全审计，基于威胁建模的测试设计、模糊测试、渗透测试，进行威胁模型和攻击面评析。

安全运营，建立漏洞管理体系，制定事件响应计划，当软件发布后遭受攻击时，根据制定的应急响应计划快速采取措施，把事件造成的损失降到最小。

4) 安全能力

(1) 数据安全

数据安全从数据完整性、数据保密性、数据备份和恢复等几方面考虑。

数据完整性，系统在数据的传输、存储、处理过程中，使用事务传输机制对数据完整性进行保证，使用数据质量管理工具对数据完整性进行校验，在监测到完整性错误时进行告警，并采用必要的恢复措施。

数据保密性，系统的身份鉴别信息、敏感的系统管理数据和敏感的业务数据在传输、存储、处理过程中，应进行加密或使用专用的协议或安全通信协议。

数据备份和恢复，系统实现数据级灾备，支持在系统数据出现异常时进行数据恢复；在系统出现故障或灾难时自动进行业务切换和恢复；系统相关重要网络设备、通信链路和服务器应进行冗余设计，避免单点故障。

(2) 移动安全

移动应用安全为用户提供移动应用全生命周期的安全解决方案。涵盖应用加固、安全测评、兼容性测试、盗版监控、崩溃监测、安全组件等服务。

(3) Web 安全

通过 JS 沙箱、钓鱼识别等技术手段有效规避常见的网络攻击，使用 Web 应用防火墙等专业工具，提供安全运维控制手段：基于对 HTTP/HTTPS 流量的双向分析，为 Web 应用提供实时的防护。

(4) 中间件安全

采用分层结构，自下而上分为基础安全算法层、通用安全机制层、体系结构安全层、组件安全服务层和安全管理层。它利用面向对象与组件技术，通过分析各种应用系统中的公共安全服务请求，将其从整个系统中分离出来，形成通用组件，屏蔽各种安全算法实现的差异，提供统一接口，增强互操作性，使多个应用可以共享安全服务。

(5) 服务器安全

服务器安全的范围包括服务器、终端/工作站等的操作系统和数据库系统，具体从身份鉴别、访问控制、安全审计、剩余信息保护、入侵防范、恶意代码防范和资源控制等几方面考虑。

(6) 网络安全

网络安全方面具体涵盖安全策略、组织安全、合规安全、数据安全、访问控制、人员安全、物理安全、基础设施安全、系统和软件开发及维护、灾难恢复及业务连续性十个方面的主题。

4.3.4　项目建设成果

设计的第三方疫苗追溯系统实现了低成本、高效便捷的疫苗信息化追溯，联合众多数据采集设备厂商、产线赋码厂商、冷链监控系统设备厂商以及冰箱厂商、印刷企业和其他免规信息系统服务商，共同致力于帮助疫苗追溯各参与方实现国家疫苗追溯标准涉及的合规要求，高效稳定地与疫苗追溯协同平台进行数据同步和上报，帮助疫苗追溯各参与方满足各省疫苗监管系统对追溯监管的对接要求。

同时，基于一物一码追溯技术，第三方疫苗追溯平台还将上市后的追溯码应用延伸到了上市前的临床试验编盲和全程追溯，一物一码的药品追溯码贯穿临床试验的各环节，实现临床试验药物全流程管理和追溯，系统具有操作简便、全程溯源、精准管理、实时监控、灵活高效和安全性高等优势和特点，可为当前临床试验药物管理新要求提供技术支撑[36]。

4.4　疫苗追溯协同平台建设实践

4.4.1　项目内容

1. 业务介绍

1)疫苗追溯协同平台与生产企业用户的数据衔接

疫苗生产企业通过身份认证后，可访问疫苗追溯协同平台。疫苗追溯协同平台为生产企业提供如下服务。

(1)主数据分发与修改

主数据包括：国内疫苗企业主数据、进口疫苗企业主数据以及相应疫苗主数据。

确认主数据可以正常推送到生产企业用户，且数据填写符合数据要求，系统处理后各字段转换正确。

确认主数据可以正常修改，同时保证修改后的结果能够完整、正确地上传给疫苗追溯协同平台，且平台处理后各字段填制转换正确。

(2)疫苗备案信息

确认疫苗备案数据可以正常上传到疫苗追溯协同平台，且数据填写符合数据要求，系统处理后各字段转换正确，备案的追溯地址能够正确访问。

国家药品标识码备案，在原有的本位码基础上增加包装规格生成国家药品标识码，并备案到疫苗追溯协同平台中。

(3)追溯数据审阅查看

生产企业可以对追溯系统上传的追溯数据进行审阅与参看。

(4) 召回、紧急调配数据上报

2) 疫苗追溯协同平台与追溯系统的衔接

疫苗追溯系统通过身份认证后，可访问疫苗追溯协同平台。疫苗追溯协同平台将企业主数据与疫苗主数据推送到追溯系统。追溯系统产生的应用数据通过接口上传至疫苗追溯协同平台。

用户在疫苗追溯协同平台需要完成追溯系统备案和接口对接工作，会赋予追溯系统用户开发者身份。追溯系统用户备案追溯系统信息之后，可用开发者身份进行接口对接。

追溯系统用户可订阅基础信息数据集、应用信息数据集、追溯码重定向服务接口。

3) 疫苗追溯协同平台与疾控中心的衔接

疾控机构用户通过身份认证后，可访问相关业务子系统。可以下载生产企业通过追溯系统上传的发往疾控机构的疫苗出库数据，疾控机构可以上报疫苗出入库单数据以及召回信息数据。

疫苗追溯系统服务平台支持各省疾控的接口对接与手动操作上传、下载业务数据的需求。业务数据包含疾控机构数据、接种单位数据、下载企业发货单数据、上传疫苗接种使用数据、疫苗召回数据。

4) 疫苗追溯协同平台与监管系统的衔接

疫苗追溯协同平台为监管工作提供服务，根据监管需求采集数据，监控疫苗流向，通过数据汇总分析，实现风险预警、决策支持等，一旦发生疫苗突发事件，可通过调用和分析疫苗流通追溯信息，实现对疫苗紧急召回和紧急调配的决策和部署。

根据监管需求采集数据，建立疫苗追溯数据共享交换体系，满足疫苗追溯监管系统及各级监管部门与追溯协同平台的数据交换和共享。实现疫苗追溯数据采集处理，通过疫苗追溯数据采集、疫苗追溯数据加工、疫苗追溯数据治理，对疫苗追溯数据进行清洗、关联，通过追溯协同平台完成追溯数据标准化，为监管系统提供数据支撑。

5) 疫苗追溯协同平台与疫苗使用者的衔接

公众可通过追溯码进行疫苗基本信息的查询。公众可通过输入追溯码在疫苗追溯协同平台进行查询，根据备案的追溯码信息协同平台找到追溯码对应的追溯系统，获得对应追溯系统的追溯信息。

2. 业务流程

疫苗追溯协同服务平台业务流程如图 4.25 所示。

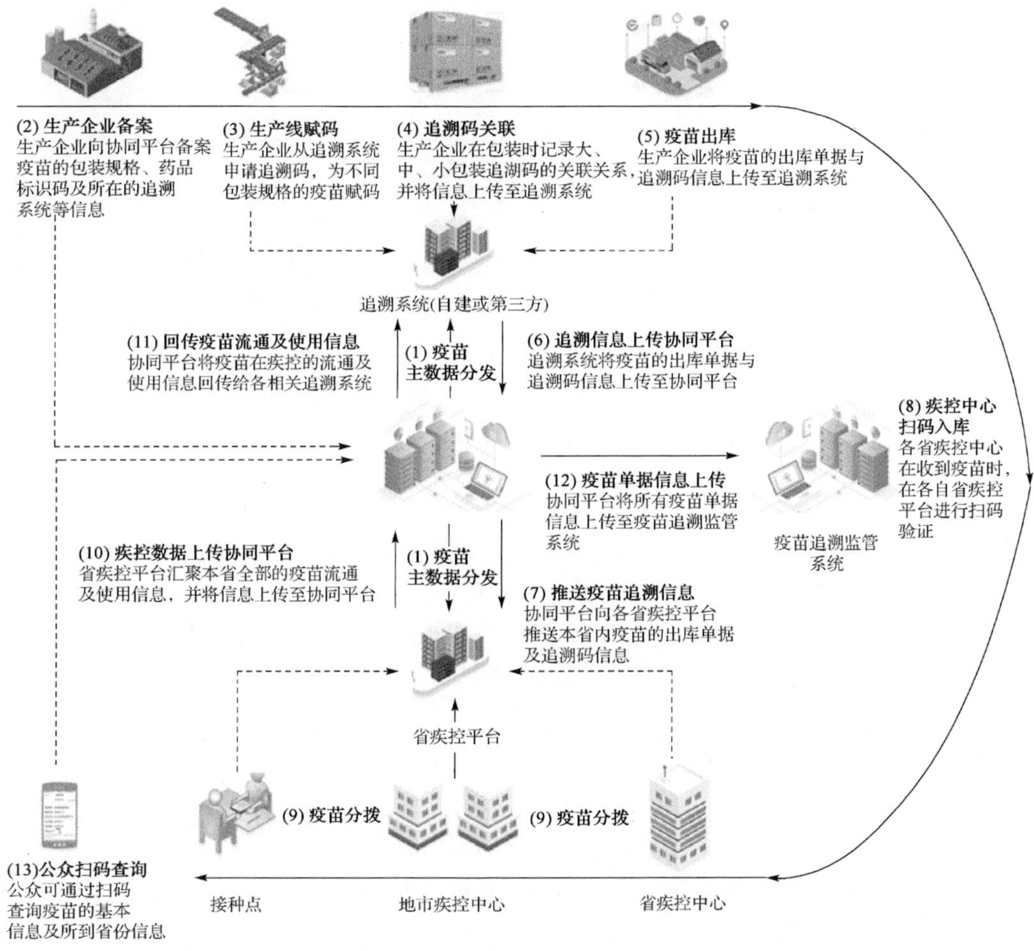

图 4.25　疫苗追溯协同服务平台业务流程图

(1) 疫苗主数据分发

在追溯系统和省疾控平台首次对接疫苗追溯协同平台时，疫苗追溯协同平台会将平台内既有的疫苗主数据同步给相应的追溯系统和省疾控平台，保证其基础数据与协同平台、生产企业、疾控中心等相关系统的统一，如图 4.26 所示。

疫苗主数据包括疫苗名称、生产厂家、规格、剂型、本位码编号、国家药品标识码编号等内容。

序号	发送方身份	传输流水号	业务类型	数据集类型	接收方身份	状态	操作
1	疫苗追溯协同服务平台	fa21d37324a94c8292c6dedf0179f386	基础信息数据子集	国产疫苗基本信息数据子集	福建省疾病预防控制中心	转发成功	下载数据
2	疫苗追溯协同服务平台	fa21d37324a94c8292c6dedf0179f386	基础信息数据子集	国产疫苗基本信息数据子集	陕西省疾病预防控制中心	转发成功	下载数据
3	疫苗追溯协同服务平台	fa21d37324a94c8292c6dedf0179f386	基础信息数据子集	国产疫苗基本信息数据子集	甘肃省疾病预防控制中心	转发成功	下载数据
4	疫苗追溯协同服务平台	fa21d37324a94c8292c6dedf0179f386	基础信息数据子集	国产疫苗基本信息数据子集	山西省疾病预防控制中心	转发成功	下载数据
5	疫苗追溯协同服务平台	fa21d37324a94c8292c6dedf0179f386	基础信息数据子集	国产疫苗基本信息数据子集	中国生物技术股份有限公司	转发成功	下载数据
6	疫苗追溯协同服务平台	fa21d37324a94c8292c6dedf0179f386	基础信息数据子集	国产疫苗基本信息数据子集	湖北省疾病预防控制中心（湖北省预防医学科学院）	转发成功	下载数据
7	疫苗追溯协同服务平台	fa21d37324a94c8292c6dedf0179f386	基础信息数据子集	国产疫苗基本信息数据子集	吉林省疾病预防控制中心	转发成功	下载数据
8	疫苗追溯协同服务平台	fa21d37324a94c8292c6dedf0179f386	基础信息数据子集	国产疫苗基本信息数据子集	重庆市疾病预防控制中心	转发成功	下载数据
9	疫苗追溯协同服务平台	fa21d37324a94c8292c6dedf0179f386	基础信息数据子集	国产疫苗基本信息数据子集	国家药品监督管理局	转发成功	下载数据
10	疫苗追溯协同服务平台	fa21d37324a94c8292c6dedf0179f386	基础信息数据子集	国产疫苗基本信息数据子集	河北省疾病预防控制中心	转发成功	下载数据

图 4.26　疫苗主数据分发

(2) 生产企业备案

国内疫苗生产企业需向疫苗追溯协同平台进行基础数据备案。备案的数据主要包括企业基本信息和产品基本信息，以及该企业产品所在的追溯系统。企业所在的追溯系统必须同时在疫苗追溯协同平台完成备案，如图 4.27 所示。

(3) 生产线赋码

生产企业从选用的追溯系统内申请相应的追溯码，然后在特定的生产线上，将申请的追溯码打印到产品各级包装上。

(4) 追溯码关联

一般企业产品分为几级包装，如一定数量最小包装封装成一个中包装，一定数量中包装封装成一个大包装。在生产线赋码过程中大、中、小包装已分别打上追溯码，通过将各级包装追溯码进行关联，系统可知晓上级追溯码包含哪些下级追溯码。企业完成追溯码关联操作后，上传至疫苗追溯系统，这样在运输、分发过程中，上下游相关各节点单位只要知道最外层包装的追溯码，不需拆包即可通过追溯系统知晓该包装内所有最小包装追溯码，方便产品在各节点出入库扫码。

(5) 疫苗出库

此时，疫苗离开生产企业库房，发往下游单位。疫苗出库时，企业需将相应的出库单据数据、追溯码数据、批签发(该批次产品获准上市的许可文件)数据上传至疫苗追溯系统，疫苗追溯系统会标记该产品已从生产企业出库，如图 4.28 所示。

企业名称		企业性质	有限责任公司(非自然人投资或控股的法人独资)
统一社会信用代码		法定代表人	
成立日期	1996-06-10	营业期限	1996-06-10 00:00:00-2065-06-09 00:00:00
登记机关		注册资本	5000
住所地址		位置坐标	
经营范围	人用狂犬病疫苗、乙肝疫苗、宫颈癌疫苗、带状疱疹疫苗的研发、生产、销售。(依法须经批准的项目，经相关部门批准后方可开展经营活动)		

生产许可证信息

许可证编号		分类码	Sb
企业负责人		质量负责人	
有效期至	2025-12-31	签发人	
发证机关		日常监督机构	
签发日期	2021-01-01	监督举报电话	
生产范围			
生产地址			
注册地址			

联系信息

固定电话号码		电子信箱	
传真号码	暂无	企业网址	暂无
联系人		联系电话	

追溯系统信息

企业所使用追溯系统	阿里追溯系统

图 4.27　生产企业备案

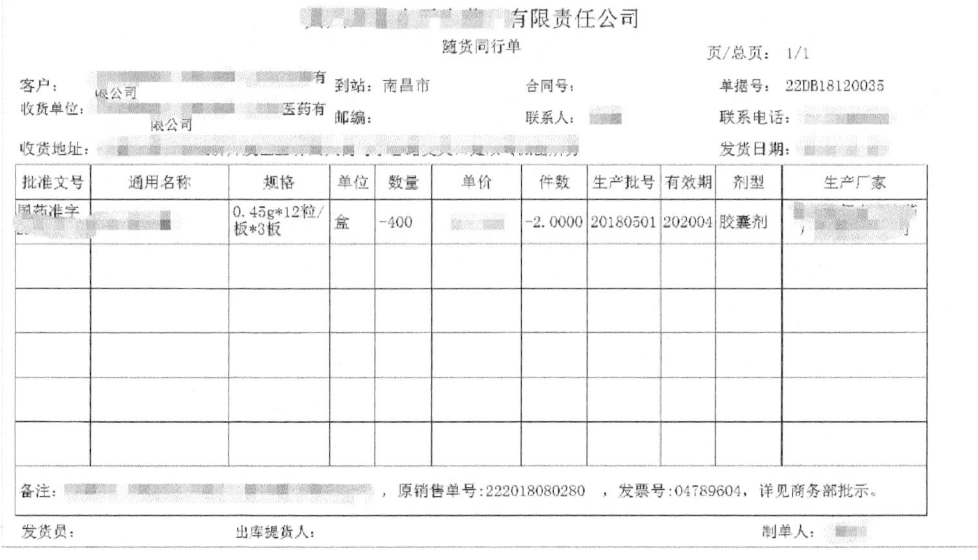

有限责任公司

随货同行单

页/总页：1/1

客户：有限公司　到站：南昌市　合同号：　单据号：22DB18120035

收货单位：医药有限公司　邮编：　联系人：　联系电话：

收货地址：　发货日期：

批准文号	通用名称	规格	单位	数量	单价	件数	生产批号	有效期	剂型	生产厂家
国药准字		0.45g*12粒/板*3板	盒	-400		-2.0000	20180501	202004	胶囊剂	

备注：，原销售单号:222018080280，发票号:04789604，详见商务部批示。

发货员：　出库提货人：　制单人：

图 4.28　疫苗出库单示意图

(6)追溯信息上传协同平台

在企业将疫苗出库信息同步给疫苗追溯系统后，疫苗追溯系统同样将疫苗出库数据上传至疫苗追溯协同平台。出库信息同样包括出库单数据、追溯码数据、批签发数据，如图 4.29 所示。

序号	发送方身份	传输流水号	业务类型	数据集类型	接收方身份	状态	操作
1	阿里健康科技（中国）有限公司	d7c8529a4535415ca32994e980fe94d8	应用信息数据子集	发货单信息	疫苗追溯协同服务平台	接收成功	下载数据
2	阿里健康科技（中国）有限公司	a1f2fe0f66584211b02d6e8ef428fe54	应用信息数据子集	发货单信息	疫苗追溯协同服务平台	接收成功	下载数据
3	阿里健康科技（中国）有限公司	e1e4a1a113d6440e83c5d9666954d3fd	应用信息数据子集	发货单信息	疫苗追溯协同服务平台	接收成功	下载数据
4	阿里健康科技（中国）有限公司	04df8cd8447c4f23963671d25aa788cf	应用信息数据子集	发货单信息	疫苗追溯协同服务平台	接收成功	下载数据
5	阿里健康科技（中国）有限公司	3cd40eb7a80f46ab8ca040f03a547af7	应用信息数据子集	发货单信息	疫苗追溯协同服务平台	接收成功	下载数据
6	阿里健康科技（中国）有限公司	007644ec1c504041b8df996597309dcf	应用信息数据子集	发货单信息	疫苗追溯协同服务平台	接收成功	下载数据
7	阿里健康科技（中国）有限公司	f32ac97db06945f08b0a1c25cb75e2da	应用信息数据子集	发货单信息	疫苗追溯协同服务平台	接收成功	下载数据
8	阿里健康科技（中国）有限公司	ca39735897ce4b71bbc7e0d89cc611c7	应用信息数据子集	发货单信息	疫苗追溯协同服务平台	接收成功	下载数据
9	阿里健康科技（中国）有限公司	fb667edc945c4f11808961e31c8c2702	应用信息数据子集	发货单信息	疫苗追溯协同服务平台	接收成功	下载数据
10	阿里健康科技（中国）有限公司	65a7eb0876414cac9118018e91ef683d	应用信息数据子集	发货单信息	疫苗追溯协同服务平台	接收成功	下载数据

图 4.29　追溯信息上传协同平台

(7) 推送疫苗追溯信息

疫苗追溯协同平台收到追溯系统同步的疫苗出库数据，会通过出库单内“收货单位”识别该批货物发往的省份。疫苗追溯协同平台会向对应省份相关免疫规划信息系统推送该省相关的疫苗出库信息。出库信息包括出库单数据、追溯码数据、批签发数据，如图 4.30 所示。

序号	发送方身份	传输流水号	业务类型	数据集类型	接收方身份	发生时间	状态	操作
1	疫苗追溯协同服务平台	53270824247053920200929104647757	应用信息数据子集	发货单信息	北京市疾病预防控制中心	2020-09-29 10:46:48	转发成功	下载数据
2	疫苗追溯协同服务平台	49288846634370520200929104556276	应用信息数据子集	发货单信息	北京市疾病预防控制中心	2020-09-29 10:45:57	转发成功	下载数据
3	疫苗追溯协同服务平台	68067891144894520200929104512638	应用信息数据子集	发货单信息	北京市疾病预防控制中心	2020-09-29 10:45:13	转发成功	下载数据
4	疫苗追溯协同服务平台	37331015536265920200929104112865	应用信息数据子集	发货单信息	北京市疾病预防控制中心	2020-09-29 10:41:13	转发成功	下载数据
5	疫苗追溯协同服务平台	63364550014795320200929103309078	应用信息数据子集	发货单信息	北京市疾病预防控制中心	2020-09-29 10:33:09	转发成功	下载数据

图 4.30　推送疫苗追溯信息

(8) 疾控中心扫码入库

相关的省疾控中心接收到货物实体后，需对货物进行逐一扫码后入库，扫码后留存的货物追溯码数据会发送给该省疾控中心相应系统。

(9)疫苗分拨

疫苗进入省疾控中心后，各省会根据省内各级疾控和接种点需求，对疫苗进行省、市、区、县等逐级分拨。各级疾控中心疫苗出入库均需进行扫码操作，并将追溯码数据和相应的出库单据上传至省疾控中心平台。疫苗分拨至各地的接种点，在接种点完成最终的接种。

(10)疾控数据上传协同平台

各省疾控中心相关系统汇聚本省全部疫苗的流通及使用信息。系统会将疫苗在本省内的相关数据上传至协同平台，如图 4.31 所示。

序号	发送方身份	传输流水号	业务类型	数据集类型	接收方身份	发生时间	状态	操作
1	疫苗追溯协同服务平台	53270824247053920200929104647757	应用信息数据子集	发货单信息	北京市疾病预防控制中心	2020-09-29 10:46:48	转发成功	下载数据
2	疫苗追溯协同服务平台	49288846634370520200929104556276	应用信息数据子集	发货单信息	北京市疾病预防控制中心	2020-09-29 10:45:57	转发成功	下载数据
3	疫苗追溯协同服务平台	68067891144894520200929104512638	应用信息数据子集	发货单信息	北京市疾病预防控制中心	2020-09-29 10:45:13	转发成功	下载数据
4	疫苗追溯协同服务平台	37331015536265920200929104112865	应用信息数据子集	发货单信息	北京市疾病预防控制中心	2020-09-29 10:41:13	转发成功	下载数据
5	疫苗追溯协同服务平台	63364550014795320200929103309078	应用信息数据子集	发货单信息	北京市疾病预防控制中心	2020-09-29 10:33:09	转发成功	下载数据

图 4.31　疾控数据上传协同平台

(11)回传疫苗流通及使用信息

疫苗追溯协同平台接收到省疾控上传的疫苗流通及使用信息后，会将信息回传给相应的疫苗追溯系统。疫苗追溯系统补充疫苗生产出库后相关信息，完成疫苗全链条追溯。

(12)疫苗单据信息上传

疫苗追溯协同平台作为全国疫苗追溯数据的中转中枢，对于各方回传的追溯码、出入库单据、批签发等疫苗应用数据，只进行转发和记录，并不进行具体解析，不对具体疫苗应用数据进行统计分析。

疫苗追溯协同平台会将疫苗出库单等单据信息上传至疫苗追溯监管系统。疫苗追溯监管系统会对该部分信息进行解析，并进行统计分析，通过汇聚的全国疫苗单据数据为国家疫苗追溯监管提供信息化支持。

(13)公众扫码查询

疫苗追溯协同平台为公众提供了查询入口，公众可通过疫苗追溯协同平台对相应疫苗的追溯码进行查询。公众通过手动输入追溯码或终端扫码方式扫码后，疫苗追溯协同平台会通过输入的追溯码的号段，识别该追溯码对应的疫苗追溯系统，并从相应的追溯系统获取该追溯码对应的疫苗追溯信息。

3. 系统架构

疫苗追溯协同平台采用“五层+二体系”的多层技术架构，从上到下依次为服务门户层、业务应用层、应用支撑层、数据资源层和基础设施层。体系包括标准规范体系、运行维护和安全支撑体系。标准规范体系指要遵循药品及疫苗信息化追溯的标准体系，运行维护和安全支撑体系为软件的日常运行提供维护支撑，为信息安全提供重要保障。疫苗追溯协同平台的总体框架结构如图 4.32 所示。

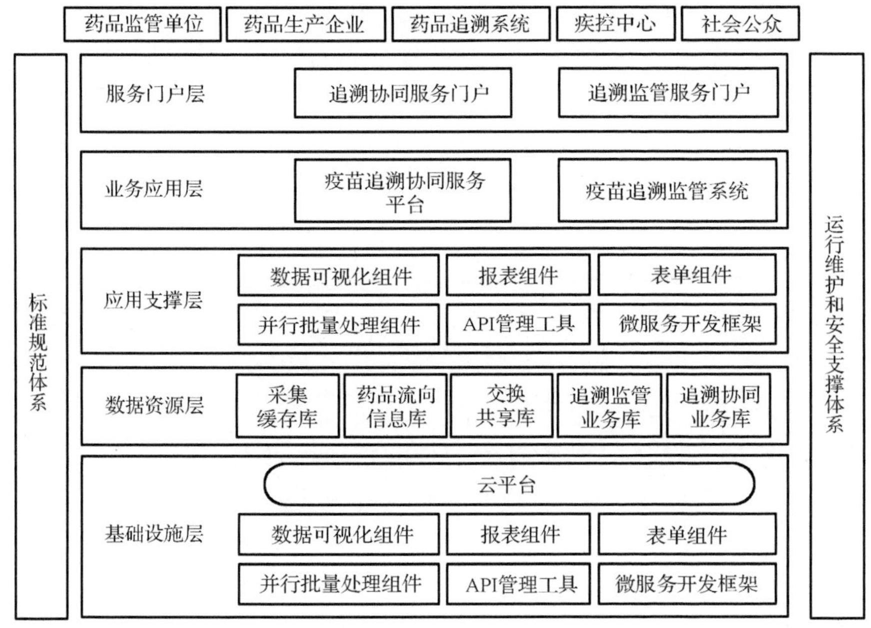

图 4.32　疫苗追溯协同平台的系统架构

4. 网络架构

疫苗追溯协同平台为了与追溯系统进行数据共享、业务协同，部署在互联网，疫苗追溯监管系统为保障数据安全，部署在政务外网安全区。两个系统之间使用专线连接。

5. 数据库架构

数据库总体架构如图 4.33 所示，根据疫苗数据的采集、维护、服务过程，疫苗追溯协同服务及监管系统数据库逻辑上分别部署在数据采集区、数据核心区、数据服务区。

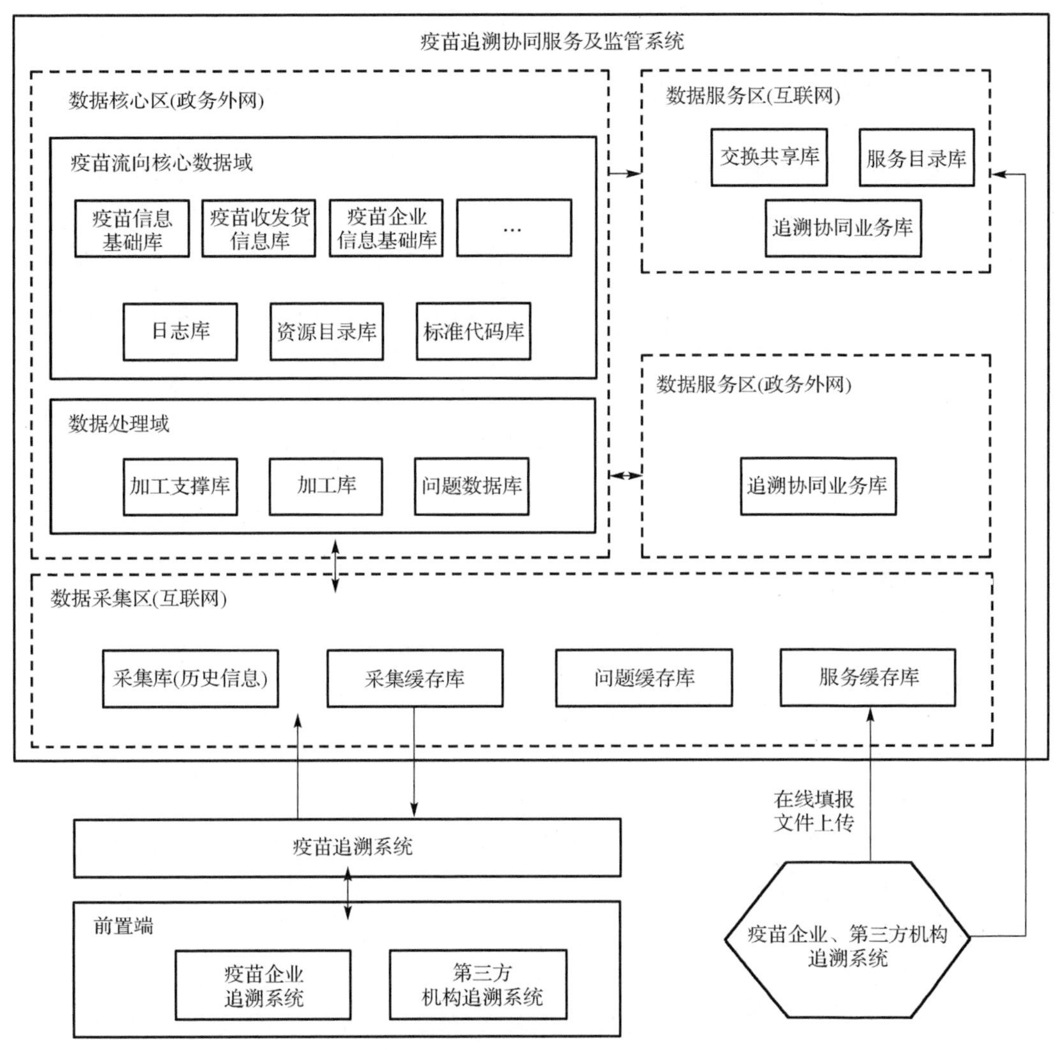

图 4.33　数据库总体架构

数据采集区是指生产企业追溯系统、第三方机构追溯系统通过数据采集功能进行数据采集后，在采集区负责存放汇集的数据，并接收各节点反馈的合法性检查与基准校核结果数据。包括采集缓存库、问题数据库、采集库(历史信息)。采集缓存库存储各节点交换到采集区的数据；问题数据库存放反馈的基准校核和合法性检查结果异常的数据；采集库(历史信息)存放归档采集缓存库的数据。

数据核心区包括数据处理域和疫苗流向核心数据域，数据处理域对汇集的数据进行数据清洗、加载处理等服务部署；数据处理域承担采集区提交的数据落地、数据反馈任务，部署数据清洗、合法性检查、基准校核、数据整合、加载入库服务，包括加工库、问题数据库。加工库经合法性检查、基准校核处理，发现不符合规则的数据则保存到问题数据库，并同步到采集区的问题缓存库。加工支撑库中保存合法性检查、基准校核和多源校核的要求、参数、条件、过程等规则定义以及配置。

疫苗流向核心数据域是指经过清洗、合法性检查、校核后，形成核心数据存储区域，包括疫苗信息基础库、疫苗追溯信息库、疫苗企业信息基础库等数据库，以及存放日志、用户等支撑类信息的数据库，包括日志库、资源目录库等。

数据服务区存放的是数据服务和业务应用信息，包括交换共享库、追溯协同业务库、追溯监管业务库、服务目录库等。

6. 技术架构

疫苗追溯协同平台的总体技术架构由门户层、业务应用层、数据中台、基础支撑、专有云基础设施五个层次以及标准规范体系、安全认证与权限策略两大支撑体系构成，如图 4.34 所示。

1) 门户层

疫苗追溯协同平台门户面向公众提供信息发布、疫苗追溯查询功能，同时是各类企业与机构用户的管理登录入口。是各类用户获取所需信息、服务和资源的主要入口和交互界面，下面分别以信息发布、疫苗追溯公众查询和用户登录三部分进行说明。

(1) 信息发布

疫苗追溯协同平台门户在“首页”面向公众发布最新的标准规范、追溯系统信息、召回及调配通知，并以栏目进行分类展示。

(2) 疫苗追溯公众查询

考虑到公众使用的便利性，“疫苗追溯公众查询”入口设置在疫苗追溯协同平台门户的“首页”的醒目位置，公众用户只需打开首页，即可直接输入疫苗包装上的追溯码，为了防止恶意攻击还需要输入图形验证码，点击“查询”按钮即可执行查询。

协同服务平台在收到查询请求后，解析追溯码，并根据追溯码及追溯系统备案信息，自动路由到相应追溯系统执行查询，并返回该追溯系统的查询结果给用户。

(3) 用户登录

用户的登录入口以 TAB 标签形式在疫苗追溯协同平台门户的首页右侧展示，便于查找与点击。

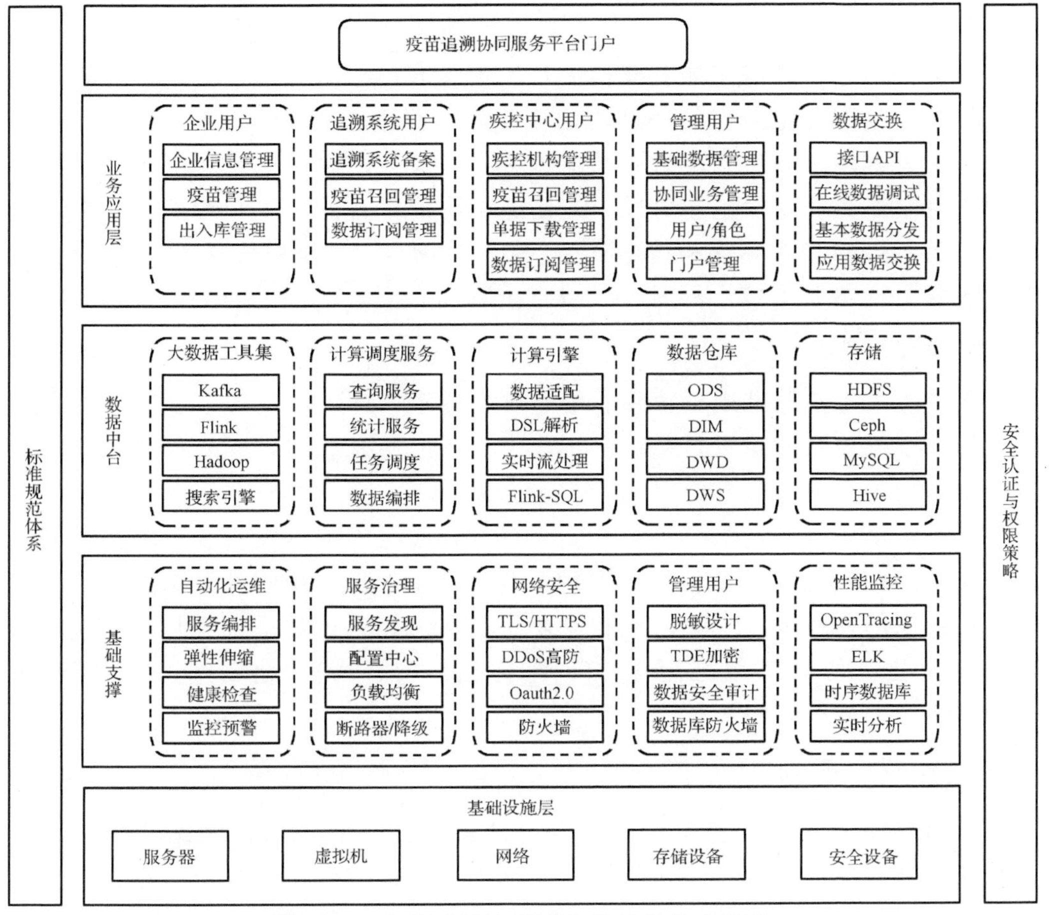

图 4.34　疫苗追溯协同平台的总体技术架构

2) 业务应用层

业务应用层基于数据中台提供的计算调度服务，构建面向各类用户的业务应用和数据交换能力。

3) 数据中台

数据中台以存储中间件和数据仓库为基础，以计算引擎和大数据工具集为手段，为其上的业务应用层提供可靠的数据服务。

4) 基础支撑层

疫苗追溯协同平台的基础支撑层是为在其上各层服务与应用可靠运行提供技术支撑的。其在专有云基础设施层之上，提供协议级的安全实现，进一步增强安全性；同时其还为上层提供应用与中间件的运行环境，运维自动化的可信实现，降低平台实施、维护的成本和风险。

5) 专有云基础设施层

疫苗追溯协同平台在部署架构上是大规模的、分布式的、微服务化的、高可靠性的、处理海量数据的集群，运行在数以百计的服务器之上，采用传统自建机房的方式运行与维护的成本及难度都极大。

使用专有云基础设施层可以为疫苗追溯协同平台的开发和维护提供高度一致和高可靠性的基础环境和技术支撑，包括云服务器、虚拟化环境、存储设备、安全设备、网络设备等，同时还可以直接利用云服务商提供的安全策略保障。

6) 支撑体系

支撑体系包括标准规范体系、信息安全体系和运维规范体系三部分内容。

标准规范体系的建设是基础性工作，是各应用系统实现互联互通、信息共享、业务协同、安全可靠运行的前提和基础。

信息安全体系保证信息系统的安全运行。通过技术手段实现系统安全可管理、安全可控制的目标，使安全保护策略贯穿于信息系统的各个层面。

运维规范体系是系统得以顺利建设和正常运行的必要保证。通过 IT 管理制度、IT 管理队伍、IT 管理流程、IT 管理工具和技术等的建立，全面保障系统高效、稳定、安全运行。

7. 疫苗追溯协同平台整体功能

疫苗追溯协同平台为企业和社会公众提供公共服务，在追溯体系中发挥“桥梁”和“枢纽”作用，可提供准确的疫苗企业和疫苗的基本信息、药品追溯码编码规则的备案和管理服务以及不同药品追溯系统的地址服务，辅助实现不同药品追溯系统互联互通，如图 4.35 所示。疫苗追溯协同平台整体功能请参考 3.3.4 节。

8. 各角色功能分配

1) 生产企业用户

(1) 企业信息管理

企业信息管理，指生产企业用户对企业信息进行管理和维护。

(a) 信息查看。

生产企业用户登录后，在“我的企业”页面可以看到本企业信息。

(b) 信息编辑。

在企业信息发生变化时，生产企业可对本企业信息进行补充和维护。

疫苗追溯协同平台
主数据分发与管理
疫苗追溯数据采集与交换
地址解析服务
协同管理
数据服务
上市许可持有人
疫苗经营企业
疫苗使用单位
追溯系统
疫苗监督管理部门
疫苗追溯公众查询
疫苗追溯数据采集
疫苗追溯数据加工
疫苗追溯数据治理
目录管理
服务管理
接入管理
接口服务
运行监控
日志审计
权限及配置
订阅服务
数据下载
数据推送
追溯系统授权
疫苗信息管理
数据交换查询
追溯系统授权
疫苗信息管理
数据交换查询
追溯系统授权
疫苗信息管理
数据交换查询
追溯系统授权
疫苗信息管理
数据交换查询
追溯系统授权
疫苗信息管理
数据交换查询

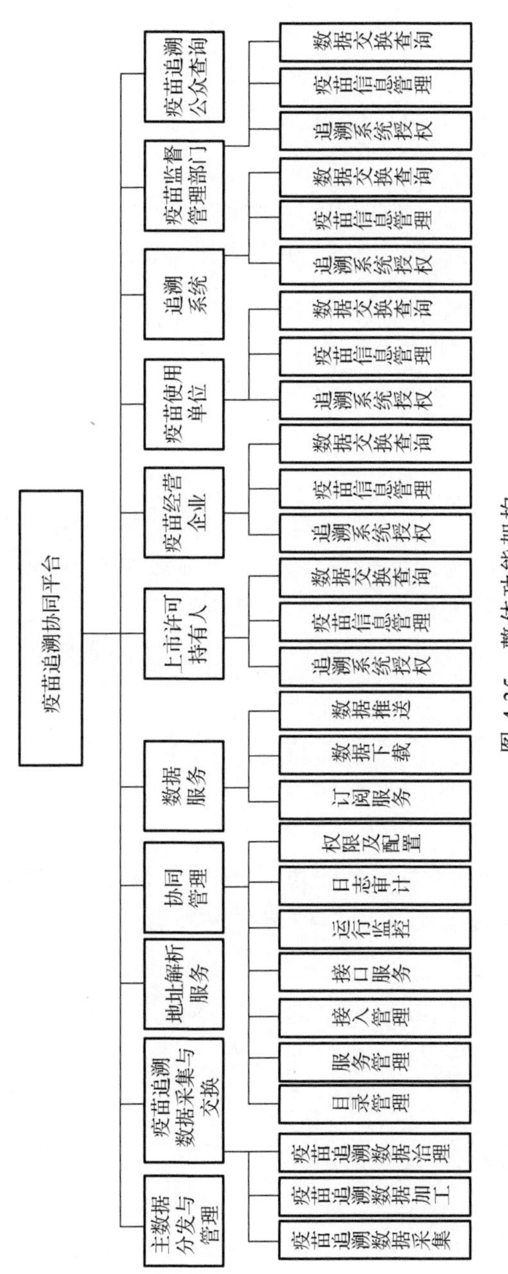

图 4.35　整体功能架构

(c)追溯系统授权。

企业可通过疫苗追溯协同平台授权追溯系统对接协同平台以及管理本企业追溯数据。申请授权后，如果为企业自建追溯系统，将自动完成追溯系统的授权；如果为委托第三方追溯系统，则需要下载授权书模板，填写信息并盖章，并需要等待追溯系统提交授权信息，交由管理用户审核。

(2)疫苗信息管理

疫苗信息管理，指生产企业用户对本企业生产的疫苗信息进行管理和维护；同时，支持对疫苗包装规格和药品标识码进行备案。

(a)疫苗管理。

生产企业用户可以看到本企业生产的疫苗数据列表，并可进行查询，包含疫苗通用名称、疫苗商品名称、疫苗批准文号、制剂规格、剂型、药品本位码等信息。

(b)疫苗备案。

疫苗生产企业需要在协同平台完成疫苗追溯码规则备案。协同平台支持两种备案方式：一是追溯系统帮助疫苗生产企业通过平台接口，主动向协同平台发起备案，协同平台审核备案内容，符合备案规则的予以通过，不符合备案规则的直接拒绝。另一种是生产企业登录到协同平台，在疫苗管理页面进行手动备案。

(c)备案查询。

企业可查询每一次备案情况，包含追溯系统通过接口形式自动帮助生产企业备案的数据和生产企业用户在协同平台手动备案的数据。

(3)疫苗召回管理

一旦发生疫苗事件，生产企业可以随时上报疫苗召回信息，包含疫苗通用名称、疫苗批准文号、召回单位、疫苗生产批次、上报人以及累计召回数量等。

(4)数据交换查询

生产企业用户可以在协同平台查询与本企业相关的数据，包括使用的追溯系统发送给协同平台的数据、协同平台发送给追溯系统的数据。

2)追溯系统用户

(1)追溯系统管理

(a)上市许可持有人授权。

管理追溯系统相关的授权信息，包含委托第三方与企业自建类型的授权。通过协同平台可上传生产企业提供的授权书扫描件，将授权行为提交给管理用户审核。

(b) 追溯系统备案。

追溯系统用户将追溯系统名称、追溯系统地址以及追溯码编码规则(追溯码长度、药品标识码长度、单品码长度、校验码长度)信息进行备案。

追溯系统备案采用自动审核机制，备案提交后，协同平台进行智能化校验。备案状态会显示本次备案的实际结果是成功还是失败。如果备案失败，需要修正备案信息后重新提交备案。

(c) 生产企业查询。

追溯系统用户可以查询本系统向协同平台备案的生产企业数据。追溯系统与协同平台对接后，会上报基本信息数据集，该数据集内包含企业信息。支持追溯系统用户按照企业名称、企业性质、企业类型、统一社会信用代码、联系人查询信息。

(2) 数据订阅管理

(a) 订阅接口。

追溯系统用户可以根据实际需要申请接口服务。追溯系统用户可以调用通过审核的接口进行业务开发工作。为方便开发者，系统自动帮开发者申请接口，包含追溯码重定向服务、基础信息数据上传(追溯)、应用信息数据上传(追溯)。

(b) 在线调试。

追溯系统用户可通过在线调试工具进行接口调试。可供选择的接口类型有基础信息数据上传(追溯)、应用信息数据上传(追溯)和追溯码重定向服务。

(c) 数据交换查询。

追溯系统用户可以在协同平台查询与本用户相关的数据，包括追溯系统发送给协同平台的数据与协同平台发送给追溯系统的数据。

(3) 通告接收

追溯系统用户可通过协平台查询药品监管部门、生产企业相关通告信息。信息包含重要文件通知及生产企业产品召回通知等。

3) 疾控中心用户

(1) 疾控中心用户管理

疾控中心用户可以在协同平台管理本机构信息，查询下级疾控单位以及接种单位信息。

(a) 机构信息维护。

疾控中心用户可在协同平台维护本疾控中心信息，可以维护传真、电子信箱、机构位置信息。

(b)机构信息查询。

疾控中心用户可以查询本中心内下级疾控单位以及接种单位信息。

(2)疫苗召回管理

疾控中心用户可以通过疫苗召回上报功能上报本疾控中心召回数据情况。一旦发生疫苗事件，疾控中心可以随时上报疫苗召回信息，包含疫苗通用名称、疫苗批准文号、生产企业、疫苗生产批次、上报人以及累计召回数量等。

同时疾控中心用户可通过协同平台查询历史上报数据。

(3)单据下载

为应对突发事件，提供下载企业发货单据功能。疾控中心用户可按照发货单位和收货单位查询企业发给疾控机构的发货单。

单据信息可下载到本地。在进行线下收货时，将实物与下载的企业发货单据进行核对，如果不符合，及时与发货方和运输方沟通。

(4)数据订阅管理

(a)订阅接口。

疾控中心用户根据实际需要可向协同平台申请接口服务。审核通过后，疾控中心用户可以调用通过审核的接口进行业务开发工作。

为方便开发者，用户登录成功后，系统自动帮开发者申请接口，包含基础信息数据上传(疾控)、应用信息数据上传(疾控)。

(b)在线调试。

开发者可以通过在线调试工具进行接口调试。首先选择需要调试的接口，维护正确的身份信息，输入参数，执行测试过程，系统会返回接口测试结果，查看接口对接是否正常。

(c)数据交换查询。

疾控中心用户可以在协同平台查询与本用户相关的数据，包括疾控中心系统发送给协同平台的数据与协同平台发送给疾控中心系统的数据。

(5)通告接收

疾控中心用户可通过协平台查询药品监管部门、生产企业相关通告信息。信息包含重要文件通知及生产企业产品召回通知等。

4)管理用户

管理用户指药品监管部门相关人员及系统维护管理相关人员。药品监管部门管理用户登录后，可对相关用户提交的申请进行审核及历史数据查询、下载等工作。系统维护管理员可根据用户职责，对用户的功能权限、数据权限等进行相应的设置。

(1) 数据监控大屏

数据监控大屏为管理用户提供了可视化监控功能。可以直观看到业务系统的运行情况。

(a) 了解基础数据指标，包含生产企业数量、接种单位数量、批准文号数量、公众查询调用次数。

(b) 了解疾控中心与生产企业分布及对接情况。

(c) 国产与进口疫苗批文分布情况。

(d) 批准文号按照适应症分类统计。

(e) 生产企业疫苗备案情况。

(f) 数据交换详情。

(g) 公众查询渠道分布情况。

(h) 生产企业数据接入情况。

(i) 疾控中心数据接入情况。

(2) 业务管理

(a) 基础数据管理。

企业数据目录：为管理用户提供基础的企业信息查询和查看功能，可以查询和查看国内生产企业、国外生产企业、配送企业等信息；在需要时，也可以删除有问题的数据。

疾控单位目录：为管理用户提供疾控单位信息查询和查看功能，可以查询和查看省级、市级、区县级疾控中心以及接种单位信息；在有问题时，也可以删除有问题的数据。

疫苗数据目录：疫苗数据目录主要为管理用户提供疫苗信息查询和查看功能，同时支持给疫苗添加分类标签；在必要时，也可以删除疫苗数据。

疫苗备案记录：管理用户在疫苗备案记录页面，可以查询到已经备案成功的数据，包含企业药品标识码、国家药品标识码、药品本位码、疫苗通用名称、疫苗批准文号、生产企业、包装规格、包装规格标识、人份数以及备案通过时间。通过备案记录可指导企业备案。企业药品标识码一旦被占用，不可以重复使用。出现有问题的备案数据，可选择并删除问题数据。如果需要修改备案的追溯系统，可以直接在此功能中修改追溯系统。

疫苗分类目录：疫苗分类目录为管理用户提供管理疫苗分类功能，除系统初始化分类外，可以根据实际需要添加新分类。

(b) 协同业务管理。

企业所用追溯系统审核：企业所用追溯系统审核用于审核追溯系统提交的

生产企业授权申请，管理用户审核生产企业与追溯系统的授权关系。

企业所用追溯系统查询：查看生产企业授权追溯系统的授权信息，包含委托第三方追溯系统和企业自建追溯系统。

追溯系统委托类型管理：在生产企业授权追溯系统时，选择的委托类型决定了追溯系统的类型。需要为追溯系统新增类型时，使用此功能进行委托类型的新增。

追溯码备案审核：追溯码备案审核，管理用户审核生产企业备案的药品追溯码数据。管理用户可以查看生产企业通过追溯系统向协同平台备案的疫苗数据、在协同平台手动备案提交的数据。系统会自动审核备案是否正常，通过备案或者拒绝；也支持管理用户在“待审核”页手动审核备案信息。

追溯系统备案审核：企业自建追溯系统或者第三方追溯系统都需要在协同平台进行备案。每一个追溯系统在备案时，都需要维护追溯系统信息。管理用户需要审核追溯系统信息是否正确、完整。在协同平台的追溯系统备案审核页可以查看备案的追溯系统信息。系统会自动审核追溯系统备案是否正常，通过备案或者拒绝。

订阅接口审核：协同平台作为数据交换中转系统，与追溯系统和疾控中心系统进行数据交换。追溯系统和疾控中心系统将会以开发者身份向协同平台进行数据订阅。管理用户审核开发者的身份以及申请的接口信息。

用户信息查询：为方便管理用户查看系统账户使用情况，提供用户信息查询功能，可以查询协同平台上生产企业、追溯系统、疾控中心用户的情况。

数据交换查询：数据交换查询提供了详细的数据查询功能，可以查询协同平台内数据交换的情况。数据交换以数据集方式存在，可以了解某个时间范围内数据集的发送方、接收方以及发生时间等信息。

(3) 系统管理

(a) 用户管理。

生产企业用户管理：可以管理生产企业用户，新增、编辑用户基础信息；修改用户角色来改变用户的功能权限；锁定不再使用的用户或异常行为用户，禁止登录协同平台；查询、查看用户信息等。

追溯系统用户管理：追溯系统用户管理，可以管理追溯系统用户，新增、编辑用户基础信息，修改用户角色来改变用户的功能权限；锁定不再使用的用户或异常行为用户，禁止登录协同平台；查询、查看用户信息等。

疾控中心用户管理：疾控中心用户管理，可以管理疾控中心用户，编辑用户基础信息，修改用户角色来改变用户的功能权限；锁定不再使用的用户或者异常行为用户，禁止其登录协同平台；查询、查看用户信息等。

系统管理用户管理：系统管理用户管理，可以管理系统用户，编辑用户基础信息，修改用户角色来改变用户的功能权限；锁定不再使用的用户或者异常行为用户，禁止其登录协同平台；查询、查看用户信息等。

用户账号导入：为方便同时创建批量用户，用户账号导入功能支持批量导入用户信息。通过导入 excel 文件的方式导入生产企业、追溯系统、疾控中心、系统管理用户的信息，完成快速创建账户。

(b) 角色管理。

疫苗追溯协同平台角色管理：可以管理疫苗追溯协同平台内各个角色。可以创建生产企业用户、追溯系统用户、疾控中心用户、系统管理用户四种类型角色并分别赋予不同的功能权限，然后通过角色关联功能菜单控制权限。系统默认初始化四个默认角色，如果默认角色功能无法满足实际使用需要，管理用户可以增加新角色。

(c) 门户管理。

门户管理：管理用户通过门户管理控制疫苗追溯协同平台门户网站的栏目和内容展示。可以增、删(隐藏)、改、查栏目和发布的具体内容。同时支持对内容的撤回、废止、预览等功能。

栏目管理：可以管理疫苗追溯协同平台门户的栏目。默认四个栏目，分别为标准规范、召回通知、追溯系统、调配通知。可以新增其他栏目，栏目会按照位置数字序号在门户上顺序排列展示，数字越小越靠前。

发布内容：管理疫苗追溯协同平台门户上发布内容。可以选择将内容发布到不同的栏目内，同时支持预览内容、撤回内容、废止内容等操作。

(d) 日志审计。

日志查询：用户可以通过关键字、时间范围、操作人条件查询协同平台用户的操作日志。

5) 公众用户

公众可登录疫苗追溯协同平台首页，在追溯码输入栏输入疫苗追溯码，协同平台通过追溯码备案数据，识别该追溯码对应的追溯系统，协同平台自动跳转至该追溯码对应的追溯系统，显示追溯系统内的疫苗追溯信息。

4.4.2　项目建设难点及对策

1. 项目建设的重点及难点

1) 数据标准和数据准确性问题

疫苗追溯协同平台的数据包括企业基础数据、疫苗基础数据、单据数据、批签发数据、追溯码数据等，不同类型数据存储于全国不同的疫苗生产企业、各疾控中心、第三方追溯平台及其他相关系统。数据种类复杂，且不同系统数据标准不统一。

疫苗追溯协同平台转发的追溯应用数据频率约为每周 1000 万个数据包，汇集全国所有疫苗生产、流通相关的企业及疫苗基础数据。由于数据来源于多方，在系统上线前期，各方数据质量参差不齐，存在大量数据不准确或缺项问题，给数据校对带来了很大挑战。

2）保证各系统数据一致性问题

疫苗追溯协同平台作为数据中转平台，厂家名称、疫苗名称、疫苗规格、剂型等数据需与上下游各方保持一致。

3）各方协调组织问题

疫苗追溯协同平台建设涉及 31 个省、46 家疫苗生产企业、2 个追溯系统，需要对企业、不同省份、不同部委相关政府单位统一协调，共同推动完成协同平台建设工作。

4）数据和系统的安全性问题

疫苗追溯协同平台数据量大，并且包含企业收发货等敏感信息。全国疫苗生产、调配、各地疫苗留存情况等数据是关系国计民生和国家安全的重要信息，一旦数据泄露，将会产生严重后果。

同时目前部分省份将相关业务与协同平台数据关联，如果系统发生故障，会影响该部分省份内疫苗正常流转。

2. 对重点难点问题的解决措施

1）根据国家药品监督管理局发布的标准，以自动校对和人工校对结合的方式保证数据准确

根据国家药品监督管理局发布的 10 个疫苗及药品追溯标准，实现数据和数据接口的标准化。同时在国家药品监督管理局的指导下推进相关标准的落地执行，协助追溯系统及省疾控中心相关系统均根据标准对自身系统进行改造，基本保证了多方系统数据标准统一。

统一的数据标准保证了各方数据可基本互通，但由于协同平台相关方涉及 30 多个省级系统及 2 个追溯系统，数据量大且系统数量多，为保证每一条数据可以在多个系统之间互联互通，多方系统的数据校对工作十分必要。疫苗追溯协同平台根据实际业务逻辑，对数据设置了相应的校对规则，如数据长度、数

据是否满足基本备案规则等。对于预警的数据，进行人工抽验，对于明显异常的预警情况，会进行全量数据校对，从而保证数据的准确性。

2) 以疫苗追溯协同平台数据为基准，统一各方数据

在疫苗追溯协同平台运行前期，平台数据主要来源于国家药品监督管理局、第三方追溯系统、免疫规划信息系统及人工录入的备案数据。

上述基础信息数据通过校对形成了疫苗追溯协同平台的基础数据库，各方数据以此数据库为标准，进行数据统一。

3) 多方联合推动

疫苗追溯协同平台建设得到了国家药品监督管理局、国家卫生健康委大力支持，通过国家药品监督管理局、各省药品监督管理局、国家卫生健康委相关部门的联动，有力地保障了疫苗追溯协同平台顺利部署。

4) 多种技术手段保障数据与平台安全

疫苗追溯协同平台分别设置了管理用户、企业用户、追溯系统用户等不同用户规则，对各方用户均制定了严格的审批流程。同时，对各方的数据权限和功能权限做了严格限制，以“谁产生、谁拥有”的原则，保证数据所有方数据安全。

所有经疫苗追溯协同平台流转的数据包，均进行了非对称加密，保证所有数据包加密传输。只有通过授权认证的相关方才可以得到密钥，通过密钥对数据进行解密，未获得授权，即使获取数据包也无法读取数据。

为保证系统稳定运行，疫苗追溯协同平台采用异地容灾策略，建设相应备份系统，主备系统数据异地同步，一旦系统发生故障，可自动切换至备份系统，保证系统安全可用。

4.4.3　项目成果

1) 落实国家法律法规，实现全国疫苗“来源可溯，去向可追”

2018 年 11 月,《国家药监局关于药品信息化追溯体系建设的指导意见》(国药监药管〔2018〕35 号)发布，对药品追溯体系建设做出规划，要求追溯体系最先覆盖疫苗产品，实现疫苗上市后全过程可追溯、可核查。

2020 年 6 月 29 日通过的《中华人民共和国疫苗管理法》也明确要求国家实行疫苗全程电子追溯制度，国务院药品监督管理部门会同国务院卫生健康主管部门制定统一的疫苗追溯标准和规范，建立全国疫苗追溯协同平台，整合疫

苗生产、流通和预防接种全过程追溯信息，实现疫苗可追溯。

疫苗追溯协同平台作为疫苗信息化追溯体系的“桥梁”和“枢纽”，连接疫苗生产、流通、使用全过程追溯信息，实现分发疫苗企业和产品的基础数据、提供编码规则的备案和管理服务、提供不同追溯系统地址解析服务等功能。疫苗追溯协同平台作为全国疫苗追溯监管的信息化基础设施，保证了全国疫苗“来源可溯、去向可追”。

2）为各级药品监管部门、药品生产企业、追溯系统、各省疾控提供数据保障

疫苗追溯协同平台作为全国疫苗追溯数据的枢纽，将各方数据进行连接，并将多方数据进行分发共享，使企业的追溯系统及疾控机构的免疫规划信息系统获取了完整的生产、流通、使用全链条数据，为各方系统可以顺利运行提供了基础性保障。

同时，疫苗追溯协同平台作为疫苗追溯监管系统的数据来源，为药监部门提供了疫苗全面、完整的生产、流通、使用数据，为药监部门的疫苗监管信息化建设提供了数据保障。

3）增强公众获得感

满足社会公众疫苗查询需求，使消费者通过协同平台可以跳转至相应的追溯系统查询疫苗的基本信息，保证了公众对所用疫苗的知情权。

4）为全国其他品种药品追溯提供了经验

疫苗追溯协同平台是全国药品协同追溯模式的落地实践，疫苗追溯协同平台的成功实践，为日后其他药品追溯积累了丰富而宝贵的经验。

4.4.4　项目建设经验

1）统一的数据标准是平台建设的基础

为规范全国疫苗追溯体系建设，国家药品监督管理局先后出台五项疫苗追溯相关行业标准，形成了我国疫苗追溯标准体系，为疫苗追溯协同平台建设打下了良好的基础。

疫苗追溯协同平台依照相关标准规范与各方进行数据对接，推动了相关标准的应用落地。协同平台的建设落地标志着我国疫苗及药品追溯已初步进入标准化、规范化轨道，药品生产、流通、使用及追溯系统数据形成全国性统一标准应用。药品追溯标准规范将用于指导相关方共建共享药品信息化追溯体系，最终实现药品全过程可追溯的目标。

2) 多部门协同推进

在疫苗追溯协同平台部署落地过程中，得到国家相关部门的大力支持。由于协同平台建设需对多方数据进行对接，涉及药监、卫建、疾控等多个部门，协调沟通工作具有很大的挑战。

在这种情况下，国家药品监督管理局及国家卫生健康委相关部门积极配合推进疫苗追溯协同平台建设，多次组织各省药监、疾控相关部门召开全国性会议，并下发相应文件，宣贯协同平台对于落实国家政策及相关法规落地的重要意义。

在各部门联合推动下，全国各省份积极响应协同平台数据对接需求，保证了疫苗追溯协同平台建设顺利推进，数据顺利对接。

4.5　疫苗追溯监管系统建设实践

4.5.1　项目内容

1. 业务介绍

疫苗追溯监管系统的追溯主数据由疫苗追溯协同平台提供，协同平台属于数据底层支撑服务，而疫苗追溯监管系统要对主数据进行获取、处理、分析和展现。

建设的疫苗追溯监管系统主要根据疫苗追溯系统采集的数据，监控疫苗批次流向，通过数据汇总分析，实现风险预警、决策支持。一旦发生疫苗突发事件，通过调用和分析疫苗流通追溯信息，可实现对疫苗紧急召回和紧急调配的决策和部署。

1) 疫苗批次流向分析

以图形化的统计地图和汇总报表的形式，展示全国疫苗相关情况。针对疫苗的具体生产批次，查询该批次疫苗相关的基本信息与流向图。依据区域、疫苗分类、疫苗的药品通用名来过滤查询区域相关的生产企业、疫苗产量、疫苗库存等相关信息。

2) 疫苗批次流向查询

以出入库单中相关疫苗批次为颗粒度来查看出入库的详细信息，并且针对某个区域，可以查询区域相关的流入单据情况以及区域内部各个企业的具体批次疫苗的库存情况。

3) 紧急召回

发布并管理疫苗的紧急召回通知，并且按照区域通知相关单位，完成召回通知的发布，并且持续跟踪召回通知的执行情况。

4) 紧急调配

发布并管理疫苗的调配通知，通知相关单位，协同完成工作。

2. 系统用户

1) 国家药品监督管理局

负责采集疫苗追溯系统数据，通过疫苗追溯数据应用与汇总分析，监控疫苗流向，一旦发生疫苗突发事件，通过调用和分析疫苗流通追溯信息，实现对疫苗紧急召回和紧急调配的决策和部署，并对疫苗流通异常进行预警、分析研判。

2) 各省级药品监督管理局

各省级药品管理局是辖区内疫苗追溯管理的责任单位，其中承担疫苗追溯管理工作的人员为责任人，负责采集和管理全省数据，实现对本辖区内疫苗紧急召回和紧急调配，并对疫苗流通异常进行预警、分析研判。

3) 其他关联方

与药品监督管理业务相关联的其他政府部门、第三方机构等，在通过申请的情况下，可为其开通相应的数据权限和功能权限。

3. 系统需求

1) 监管业务需求

疫苗追溯监管应做到闭环管理，监管部门可获取疫苗生产企业、流通企业、接种单位的追溯信息，形成疫苗生产、流通、接种全链条追溯。这样做一方面起到了实时监管的作用，另一方面便于应急情况下疫苗的快速召回、紧急调配。

通过对疫苗追溯数据应用与汇总分析，监控疫苗流向，发挥追溯信息在问题产品召回及应急处置机制工作中的作用，进一步挖掘疫苗追溯信息在监督检查、产品抽检和日常监管中的应用价值。通过基于追溯码的流通监管，为强制召回、紧急调配和风险预警提供信息支撑。

满足国家药品监督管理局对问题疫苗进行强制召回和紧急处置，高效、快速地控制问题疫苗蔓延的应用需求。要实现对问题疫苗的强制召回，必须建立在对疫苗流通过程各环节进行有效跟踪监管的基础上，才能及时、准确地实现问题疫苗的召回，以控制问题疫苗的蔓延。当发现不合格疫苗后，药品监督管理部门向生产企业发出强制召回通知书，并确定召回级别和召回范围。

紧急事件(如公共卫生事件、自然灾害等)发生后，国家药品监督管理局能够根据事件的特点，针对疫苗的需求进行及时、足量的调配，以应付紧急情况下对疫苗的调配需求，建立疫苗紧急调配系统。依托疫苗流通监管业务的查询功能，对紧急状态下(如自然灾害、社会卫生事件等)特定疫苗的市场分布、企业生产能力进行迅速定位，便于制定最优的疫苗紧急调配方案。在满足需求量的前提下，以最短时间、最小成本为策略确定疫苗紧急调配方案。

疫苗风险预警提示药品监管部门对疫苗流向的异常现象进行检查和处理，并通过图表的形式，帮助监管用户分析预警，及时对疫苗风险预警信息进行趋势分析、风险评估、风险预警，为疫苗追溯监管工作提供信息支持和决策参考依据。

2) 疫苗追溯需求

疫苗分为免疫规划疫苗和非免疫规划疫苗，免疫规划疫苗由各省报采购计划国家统一招标省级采购，非免疫规划疫苗由省级通过省级公共资源交易平台组织采购。疫苗追溯监管系统现对疫苗的批次流向分析，针对疫苗的具体生产批次，查询该疫苗批次相关的基本信息与流向。

(1) 获取疫苗信息

通过疫苗追溯协同平台获取疫苗基本信息。

(2) 获取疾病预防控制机构及预防接种单位疫苗储运和使用信息

实现疫苗从进入免疫规划信息系统到接种单位整个过程的信息记录。

(3) 实现疫苗电子追溯的正向追踪

通过疫苗追溯信息追踪疫苗从各级疾病预防控制机构到接种单位的流向。

(4) 实现疫苗的反向溯源

通过疫苗追溯信息实现从预防接种单位、各级疾病预防控制机构到疫苗上市许可持有人的溯源。

3) 与疫苗追溯协同平台数据交互

疫苗追溯监管系统与疫苗追溯协同平台有效协作。疫苗追溯监管系统接收疫苗追溯协同平台相应数据包，并将数据包进行解压，根据监管需求，对数据进行归类、存储、统计分析，为相应的监管功能提供数据支撑。疫苗追溯监管系统通过疫苗协同服务平台获取疫苗追溯信息，包括主数据、流通数据、舆情数据等。

同时，疫苗追溯监管系统可发布并管理疫苗的召回、调配及其他相关通知。通知可通过协同平台发送至与协同平台产生数据交互的相应平台系统，如追溯系统、各省疾控系统，保证相关单位及时获取疫苗召回、调配和国家及监管单位相关制度、政策信息。

疫苗追溯协同平台通过 Kafka 传输 URL，疫苗追溯监管系统通过 Kafka 接收疫苗追溯协同平台传输的 URL 进入数据下载网址，下载数据组子集，自动解析数据子集，数据分析统计展示数据信息，如图 4.36 所示。

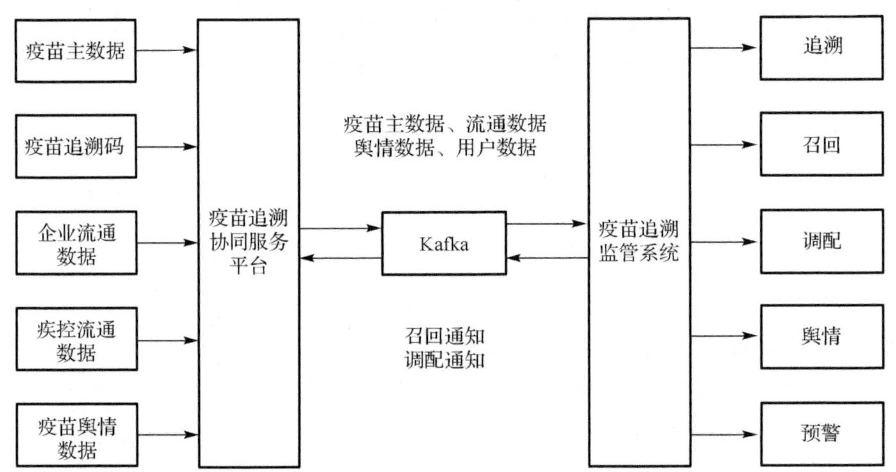

图 4.36　疫苗追溯监管系统与疫苗追溯协同平台数据交互图

4) 疫苗数据统计需求

疫苗追溯监管系统首先接收疫苗追溯协同平台加密数据包，然后对数据包进行解密与解压缩，并根据数据包相应标识将相关信息进行分库存储。

存储疫苗信息数据分三种数据加工方式加工后为系统相应的监管功能提供支持，并最终通过疫苗追溯监管系统展示给用户，如图 4.37 所示。

5) 数据状态分析

疫苗追溯监管系统数据需要与疫苗追溯协同平台数据保持同步。通过与疫苗追溯协同平台互联互通，疫苗追溯监管系统从疫苗追溯协同平台采集的主数据(疫苗库存及使用信息)、疫苗出入库等数据通过一定的数据更新规则按照固定频率定时同步。

如果疫苗追溯监管系统与疫苗追溯协同平台通信发生中断，系统需在通信恢复后将双方未同步数据进行同步。同步数据量如表 4.3 所示。

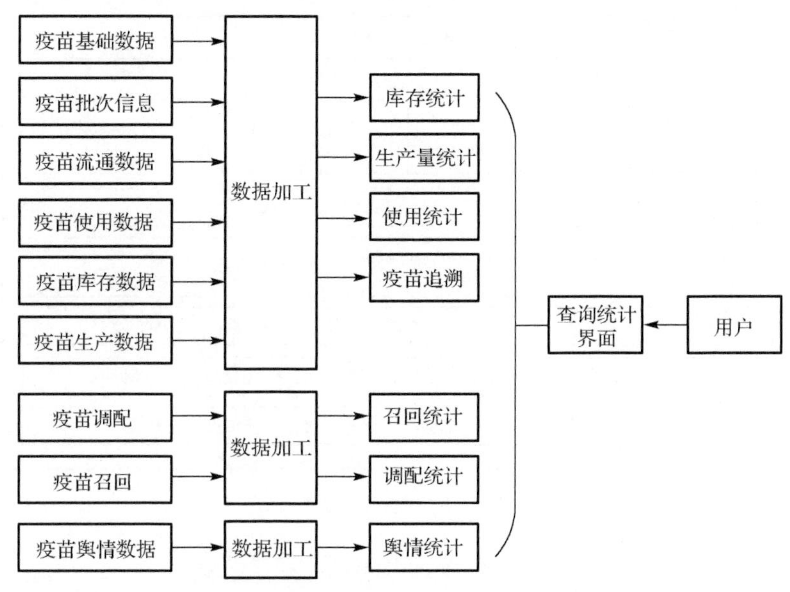

图 4.37　疫苗数据统计分析流程分析图

表 4.3　疫苗追溯监管系统需同步数据量

采集名称	采集内容	数据情况
主数据	疫苗库存及使用信息	新增接种数据每年 13 亿
疫苗	疫苗出入库信息	新增单据数据每年 10 亿

4. 系统架构

疫苗追溯监管系统是疫苗追溯监管体系架构的一部分。疫苗追溯监管系统的总体架构如图 4.38 所示。

疫苗追溯监管系统分为五层架构。

第一层：云计算服务平台，提供基础设施支持，包括存储、缓存、分布式消息服务等。

第二层：大数据平台，提供统一存储、统一计算、统一搜索服务，主要包括分布式数据库、分布式搜索引擎、流计算引擎及其他数据加工工具等。

第三层：大数据中心，提供数据管理服务和数据应用服务，主要处理数据包括疫苗主数据、疫苗流向数据、相关统计数据以及各应用数据的解析及其他数据共享交换服务。

第四层：监管支撑平台，提供监管支撑服务，包括日志服务、消息服务、集成服务、认证服务、对象服务等。

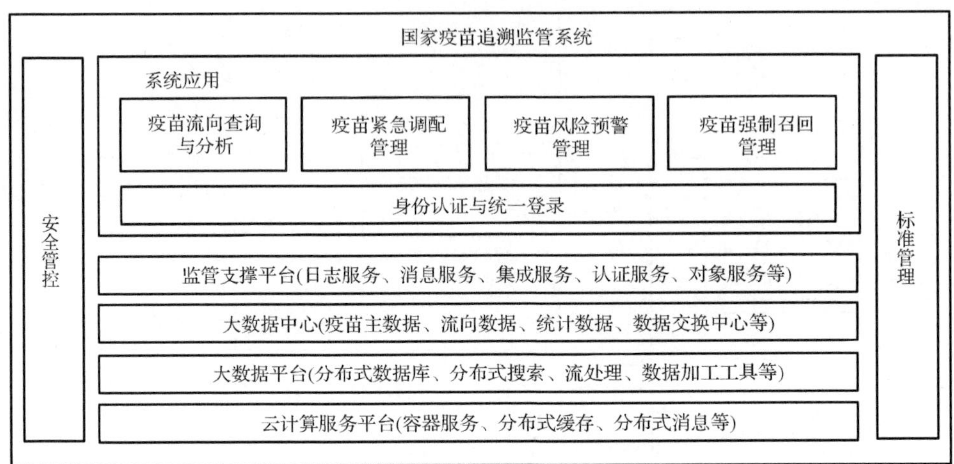

图 4.38　系统架构

第五层：系统应用，主要为系统应用模块及身份认证与统一登录系统。

5. 数据应用管理架构

在总体架构的基础上，定义了数据应用管理架构，如图 4.39 所示。

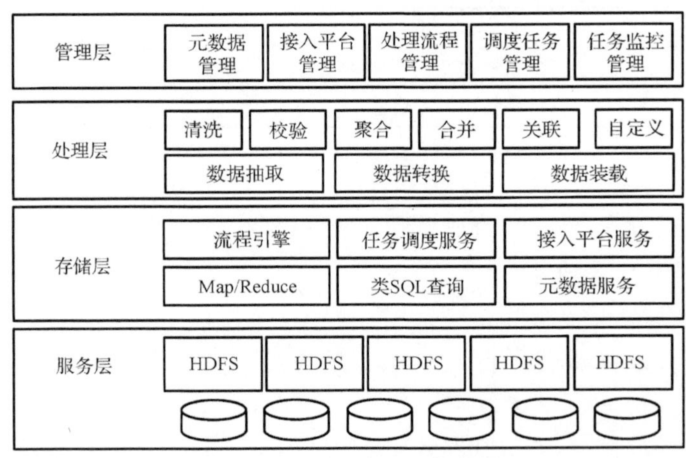

图 4.39　数据应用管理架构

存储层通过部署分布式文件系统，对上层提供统一的存储服务。系统可采用 X86 架构的 PC Server 的本地磁盘方案。

服务层为大数据处理平台提供必需的底层服务。其中，流程引擎与任务调度服务，可以以定时或者触发方式执行预先配置的 ETL 任务，支持复杂流程的串并联；元数据与接入平台服务，提供不同种类、异构数据源的数据抽取能力；

Map/Reduce 与类 SQL 查询提供并行计算与简便的数据分析功能。

处理层是大数据处理平台的核心功能，分为数据抽取、数据转换与数据装载三个过程，大数据处理平台动作包括数据清洗、校验、聚合、关联等，支持自定义的数据处理动作。

管理层为大数据处理平台提供可视化、流程化的管理操作界面，便于运维人员使用。管理功能包括元数据管理、接入平台管理、处理流程管理、调度任务管理与任务监控管理等。

6. 网络架构

追溯监管系统部署于政务外网安全区，与疫苗追溯协同平台通过专线连接。

7. 技术架构

技术架构遵循 J2EE 规范，采用 B/S 结构模式，进行设计开发，如图 4.40 所示。

8. 系统功能

系统整体功能架构如图 4.41 所示。

1) 监管可视化中心

(1) 疫苗通用名称分布

展示进口疫苗、国产疫苗、进口和国产疫苗数量分布图，点击展示疫苗详细信息。

(2) 国产疫苗批文分布

展示每个省市国产疫苗的在产疫苗数量、停产疫苗数量分布图，点击可展示疫苗详细信息。

(3) 进口疫苗批文分布

展示从各个国家进口疫苗的在产疫苗数量、停产疫苗数量分布图，点击可展示疫苗详细信息。

(4) 批准文号统计

展示批准文号统计分布图，点击展示批准文号疫苗详细信息。

(5) 疫苗生产企业列表

根据疫苗在产情况展示全国疫苗生产企业列表与有效的生产批准文号，当点击生成企业列表时可展示全国疫苗生产企业列表信息，包括省份、统一社会信用代码、企业名称、住所地址、法定表人、联系人、联系电话、成立日期、营业期限、经营范围。

前端架构
路由
React-router
UI组件
Ant design
图表组件
ECharts/Antv
网页规范
HTML5
编译
Babel
异步调用
Fetch /Ajax
React JS
业务组件
sino-ui
第三方
组件集成
代码标准
ES6
组件依赖
NPM
开发工具
Atom/VsCode
构建基础
webpack
构建工具
dva-cli
网关、负载均衡
服务入口 nginx
文件附件服务
Web
资源发布
Zuul API 网关
静态资源发布
基础服务架构
SpringBoot业务微服务集群
认证授权
Security
数据采集服务
数据交换服务
单点登录授权
报表服务
ES
健康检测
统一权限服务
基础编码服务
质量控制服务
…
Zookeeper
注册服务
Eureka
服务注册
SpringBoot服务基础
Turbine
监测服务
Eureka Client
服务发现
Http Client/RPC
服务调用
Hystrix
断路器
日志管理
Kafka
消息队列
Config
配置服务
Config Client
配置获取
MyBatis
数据持久化
Spring
Security Client
Streaming
响应式计算
ES
更新服务
Hadoop/Spark集群
Spark
分布式计算
Map/Reduce
分布式计算
Python/R
数据分析
Spark MLlib
机器学习
ES
全文检索
Docker容器
HDFS/MySQL/ES/Redis/FastDFS Cluster
HDFS
分布式文件系
Postgresql
业务数据
Redis
缓存集群
文件数据
FastDFS
日志文件
ES非结构化
数据
数据库
疫苗信息
接种数据
流通信息
公共服务
统计数据
…
基础设施
云主机
云存储
云安全
云监控
…

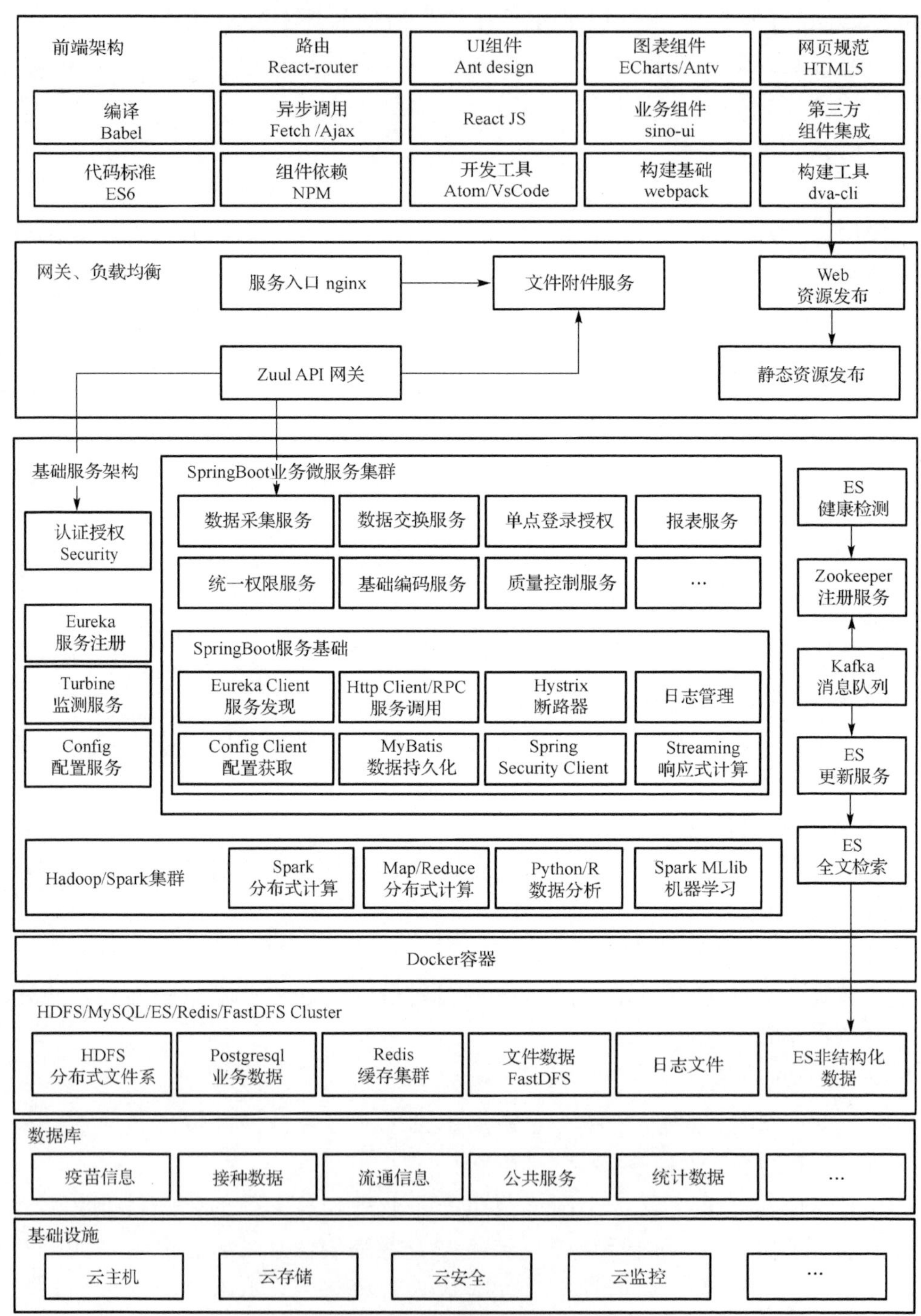

图 4.40　总体技术架构

疫苗追溯监管系统
系统管理
系统日志
登录日志
权限管理
用户管理
安全库存
安全库存值管理
安全库存值查询
风险预警
预警报告
预警地图
紧急调配
紧急调配发布
调配通知
调配统计
强制召回
发布召回通知
召回通知
召回统计
疫苗追溯
库存数据
出入库查询
疫苗流向查询
疫苗监管
企业发布
批次信息
批准文号
生产企业
疫苗使用
疫苗信息
监管可视化中心
库存预警
疫苗生产数量
疫苗使用数量
疫苗生产企业列表
批准文号统计
进口疫苗批文分布
国产疫苗批文分布
疫苗通用名称分布

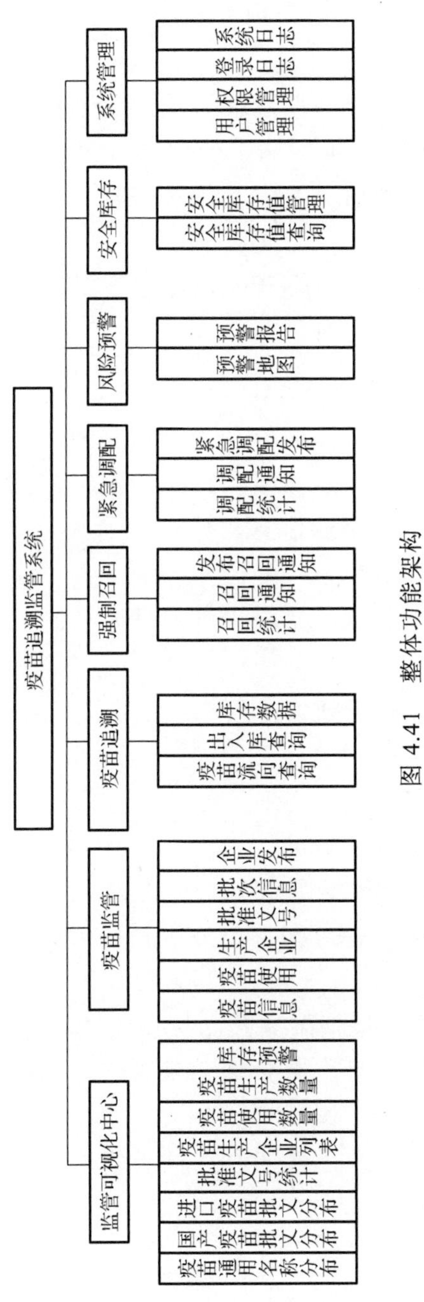

图 4.41　整体功能架构

(6) 疫苗使用数量

统计近一个月(30 天)疫苗使用总和的情况进行对比排行。

(7) 疫苗生产数量

将疫苗生产数量与去年同期进行对比，展示排行前 10 的疫苗和疫苗生产数量对比列表：疫苗名称、去年同期生产数量(最小包装单元)、当前生产数量(最小包装单元)、增长率(暂时不显示负增长率)。

(8) 库存预警

将当日疫苗库存数量与前一日疫苗库存数量进行对比排行，展示排行前 10 的疫苗，点击可展示预警详细信息。

2) 疫苗监管

疫苗监管主要展示疫苗详细信息、疫苗来源、免疫规划疫苗与非免疫规划疫苗使用情况、国产疫苗与进口疫苗使用情况、疫苗批次详细信息、疫苗批准文号详细信息、疫苗生产企业信息与分布。

(1) 疫苗信息

展示所有疫苗的详细信息列表，点击可展示疫苗详细信息。

(2) 疫苗使用

展示疫苗使用情况的详细信息列表。

(3) 生产企业

展示所有疫苗生产企业的详细信息。

(4) 批准文号

展示批准文号数据，包括国家药品标识码、疫苗通用名称、疫苗中文简称、疫苗批准文号、有效期、是否国家免疫规划疫苗。

(5) 批次信息

展示批次信息数据，包括国家药品标识码、疫苗通用名称、疫苗中文简称、疫苗英文简称、疫苗批次号、有效期、是否国家免疫规划疫苗。

(6) 企业分布

展示企业分布数据信息，包括统一社会信用代码、企业名称、住所地址、法定代表人、电话。

3) 疫苗追溯

主要展示疫苗流向、疫苗出入库详细信息、疫苗库存数据。

(1)疫苗流向查询

地图展示疫苗生产企业出入库到各个省、市、区疾控中心动态迁移图及生产企业在各区县具体分布的直观图。

①疫苗流向查询。

实现监管部门查询企业疫苗的流向信息，可查看疫苗批次流向，并以图形化界面展示。

②疫苗流向数据关联。

实现对从药品追溯系统中采集的疫苗批次流向数据进行整合关联，形成完整的疫苗批次流向数据链。

③疫苗流向数据汇总。

实现对所有从疫苗追溯系统中采集并整合关联后的疫苗流向数据进行汇总，形成疫苗批次流向数据汇总库。

④疫苗批次流向查询。

监管部门查询疫苗批次的流向信息，可查看疫苗流向，显示批次疫苗从生产、储运、使用单位的全链条信息，并以图形化界面展示。

⑤疫苗批次追溯查询。

监管部门查询疫苗批次的追溯信息，可查看疫苗追溯信息，显示批次疫苗从使用单位、经营、生产企业的追溯信息，并以图形化界面展示。

⑥疫苗区域流入查询。

监管部门查询某一区域内各企业疫苗的流入情况。

⑦疫苗区域流出查询。

监管部门查询某一区域内各企业疫苗的流出情况。

(2)出入库查询

展示疫苗出入库数据列表，包括订单编号、出入库类型、发货方、收货方、收货时间、发货时间、疫苗通用名称、疫苗批准文号、疫苗类型分类、生产企业名称、疫苗生产批号、疫苗数量(最小单位)。

(3)库存数据

展示库存数据，包括地区/单位、疫苗名称、数量、有效期(疫苗批次)。

4)强制召回

发布并管理疫苗的召回通知，通知相关单位，并且持续跟踪召回通知的执行情况。

(1) 召回统计

展示疫苗召回进度，包括获取疫苗总召回数量，应召回总数量-已召回疫苗数量=未召回疫苗数量。

(2) 召回通知

展示召回通知疫苗详细信息。

(3) 发布召回通知

系统发布相应的召回通知，预警相关问题疫苗。

5) 紧急调配

发布并管理疫苗的调配通知，通知相关单位，协同完成工作。

(1) 调配统计

展示调配疫苗总数量统计、调配生产企业排行榜、疫苗调配通知统计分布图。

(2) 调配通知

展示调配通知数据，包括通知编号、疫苗名称、生产企业、疫苗批号、疫苗批准文号、目的区域、调配描述。

(3) 紧急调配发布

发布疫苗调配通知。

6) 风险预警

系统会针对过期疫苗与临期疫苗生成预警报告，提醒监管人员加强疫苗管理。

(1) 预警地图

以分布图的方式展示预警信息，包括近效期疫苗分布图、低库存疫苗分布图、地区预警排行榜、超期疫苗分布图。

(2) 预警报告

展示疫苗预警的报告编号、预警类别、所属区域、疫苗名称、批号、生产时间。

7) 安全库存

导入并管理各省份不同种类疫苗的安全库存值。

(1) 安全库存值查询

展示安全库存值数据信息，包括省份、疫苗名称、安全库存最高值、安全库存最低值。

(2) 安全库存值管理

管理安全库存值数据信息，包括省份、疫苗名称、安全库存最高值、安全库存最低值。

8) 系统管理

展示用户详细信息，用户权限管理，日志管理实时记录操作日志，可通过关键字、操作时间范围、操作人、操作类型进行查询。

(1) 用户管理

对已经建立的用户信息进行维护，主要包含查看、修改、删除、标记失访、标记管理等。

(2) 权限管理

系统权限设置，包括用户姓名、首页、疫苗监管、疫苗追溯、紧急召回、紧急调配、风险预警、安全库存、系统管理。

(3) 登录日志

展示登录日志信息，包括用户名称、登录名称、登录时间、退出时间、IP。

(4) 系统日志

展示系统日志信息，包括操作人员、操作时间、操作类型、业务操作。

4.5.2　项目建设重点

疫苗追溯监管系统是落实相关政策要求建设的疫苗追溯监管信息化系统，是实现全国疫苗来源可查、去向可追，以及问题疫苗可召回、责任可追查等综合立体式监控系统。

项目建设重点体现在改进政务服务、提高行政效率、提升监管和治理能力等方面的业务绩效目标。

①完成与疫苗追溯协同平台对接，落实国家关于药品及疫苗监管政策法规要求与信息化建设要求。通过对疫苗追溯信息的采集，整合疫苗生产、流通、使用等全过程追溯信息，实现全国疫苗流通全过程来源可查、去向可追；实现对发生质量安全问题的疫苗可召回、责任可追；进行业务大数据分析，有效防范疫苗安全事件的发生，辅助决策和预警疫情，提前做好相关短缺疫苗供应保障。

②系统实现全国疫苗质量情况远程动态监管，通过与疫苗追溯协同平台数据对接，获取流通疫苗批签发等质量监管数据，与疫苗追溯数据结合，实时监管全国疫苗生产、流通、接种等疫苗质量信息，实现全国疫苗质量的远程动态监管。

通过疫苗情况统计分析，综合掌握疫苗监管情况，对疫苗流入、流出情况进行综合分析与数字可视化展示。按照行政区划、库存、品种、接种等维度生成统计分析图表。

③系统提高了疫苗监管与应急处置信息化水平，以真实数据为基础，根据实际监管业务需求，设计相应的预警规则，同时接收国家召回、调拨等相应信息。应用信息化手段，精准定位问题疫苗及其所处位置与分布情况，提升监管的靶向性与工作效率。对于突发事件，实现对问题疫苗的实时查询、定位、处置情况，提升应急事件相应速度。

4.5.3 项目成果

1) 形成疫苗全流程监管

疫苗追溯监管系统与疫苗追溯协同平台实现数据对接，整合生产单位、流通单位、检验单位、使用单位、监管单位等主数据内容，构建、组织、加工形成疫苗追溯监管的核心大数据中心，并在此基础上进一步为疫苗批次流向分析与查询、紧急召回、紧急调配、风险预警等业务服务，从而形成了从主体备案、生产与流通、消费使用、风险探测、监督调配为一体的闭环式全流程疫苗监管模式。

2) 监管思路与监管模式的创新

项目建设充分考虑了疫苗追溯全过程监管的业务需要，本着打好当前基础、面向发展的工作思路，对整个疫苗追溯监管系统进行了业务层面、技术层面、管理和服务层面的完整设计。

构建的从主体备案、生产与流通、码值管理、消费使用、风险探测、监督调配为一体的闭环式全流程疫苗监管模式，体现了“产出来、管起来”的监管思想创新和“横向多部委、纵向多层级协同监管”的监管模式创新。

4.5.4 项目建设经验

1) 要依托疫苗追溯协同平台，以统一标准建设疫苗追溯监管系统

依据国家规范和统一标准建设，平稳对接疫苗追溯协同平台，依托疫苗追溯协同平台的数据支撑疫苗追溯监管系统来实现系统功能。这样有利于数据互通，加快协同效率，更好地体现国家平台的追溯监管效率。

2) 要利用前瞻性的设计和技术保证系统稳定、高效、持续运行

建立多层架构的疫苗追溯监管系统，使整个系统架构保持高度稳定，同时具有足够的可扩展性。引入物联网、人工智能等新技术，以前瞻性的设计建设理念，使得该系统能够适应未来业务需求及技术发展变化的可持续性。

3) 要以疫苗追溯监管为核心，实现疫苗科学化、可视化监管

以疫苗追溯协同平台的数据为基础，融合疫苗监管数据，以疫苗全过程追溯为切入点，逐步实现疫苗全局监管、风险预警、决策支持等综合性的疫苗追溯监管系统。

第5章　总结展望

在全球数字化转型的浪潮下，医药行业的数字化转型势在必行。通过医药企业数字化、网络化、智能化转型，打通跨领域的信息断点，以药品唯一数字“身份”标识为基础，以统一标准规范为指导，建设药品信息化追溯体系，可以实现药品供应链信息透明化，提升企业药品安全管理水平和药品监管水平，更好地保障人民用药安全有效。在我国，随着医药行业规模持续增长和医药行业信息化技术的快速发展，以及各项法律规范对药品信息化追溯提出新要求，药品信息化追溯生态迎来新的局面。

本书介绍了药品信息化追溯体系的概念和国内外进展，以及药品信息化追溯标准体系，并对国家药品监督管理局发布的10个追溯标准进行了解读；通过分析药品追溯体系的功能和性能需求，设计了药品信息化追溯体系架构；最后结合疫苗的信息化追溯体系建设实践进行了案例分析。本书为药品上市许可人、生产企业、经营企业、使用单位、第三方服务提供商和监管部门在“多码并存、多系统并存”新模式下开展药品信息化追溯体系建设，提供了相关政策解读、标准指导、参考技术方案及实践案例，希望有助于推动我国药品信息化追溯体系建设。

在药品信息化追溯体系概述部分，在调研了药品信息化追溯国内外相关进展的基础上，主要介绍了我国药品信息化追溯体系的设计思想以及药品追溯码的基本构成。建立统一的药品唯一标识索引对于提高药品信息化追溯数据的使用效率具有重要的意义。采用基于药品本位码的国家药品标识码作为药品唯一标识索引，首先是为了兼容我国药品标识的已有技术基础和产业基础，其次是参考了国际先例。

在药品信息化追溯体系标准化研究部分，在分析了国内外药品信息化追溯标准发展历程的基础上，主要介绍了我国药品信息化追溯体系标准化建设思路、标准体系框架以及对已发布的标准的解读。我国目前的标准体系和已发布的标准是本着急用先行的原则进行制订的，在实际应用过程中，还需要结合应用需求不断地进行补充和完善，也需要注重与国际标准的兼容。

在药品信息化追溯体系架构设计部分，提出了药品信息化追溯体系架构的设计原则、目标和功能性能设计要求，并对系统的业务、数据及技术实现方案进行了设计，同时给出了信息化基础设施建设和安全体系建设的参考方案。上述方案是根据现行政策要求以及现有技术基础提出的一种参考方案，抛砖引玉，在实际实施过程中，技术方案的实现方案将是丰富多样的。

在药品信息化追溯体系实践部分，以疫苗为例，介绍了企业自建追溯系统和第三方追溯系统的应用案例以及疫苗追溯协同平台和监管系统的应用案例。疫苗的信息化追溯是药品信息化追溯的一个特例，疫苗供应链比较短，监管要求更严格，实施路径相对更加清晰。而其他药品，尤其是普通药品的供应链更加复杂，管理难度更大，但药品信息化追溯的基本原则和目标是一致的，疫苗追溯的实践可以提供有益的参考。

需要指出的是，本书的内容是依据我国现行的相关法律法规、制度政策及当前技术发展进程而提供的一种技术实施路径。随着监管科学的不断发展、国际国内标准的演进，以及区块链、云计算、大数据、人工智能、工业互联网、5G通信等新一代信息技术在医药行业逐步深入应用，我国药品信息化追溯体系建设也将经历一个逐步发展、逐步完善的过程。

可以预见，随着数字经济不断深入发展，当前的药品信息化追溯体系的应用范围将更加广泛，除了满足药品安全监管需求外，基于药品物联网技术可构建众多创新应用模式，例如，产品全生命周期管理应用、精细化仓库管理应用、供应链管理应用、医院药品精细化管理、原材料质量管控应用、智能化包装赋码应用、召回质量管控应用、智能化数据采集应用、金融综合服务应用、区块链安全服务应用、零售扫码营销管理应用等。通过数字身份标识，将药品、患者与医疗机构、医保建立关联，可以为患者提供全生命周期服务和个性化服务，例如，用药提醒、电子说明书，并可结合多媒体多种方式提高患者体验。总之，药品供应链透明化和医疗行业数字化、信息化将逐步加速医疗行业生态重构，驱动智慧供应链、智慧医疗、智慧监管的变革，促进新一代信息技术与医疗行业、互联网金融的深度融合，及其对药品全产业链、医疗全流程、健康全场景、用户/患者全生命周期的覆盖，从而建立可复制、可推广的智慧医药新产品、新业态、新模式，构建“互联网+医药健康”新生态，实现药品追溯从政府推动向市场驱动的转变。

参 考 文 献

[1] FDA. Prescription Drug Marketing Act of 1987. https://www.fda.gov/regulatory-information/selected-amendments-fdc-act/prescription-drug-marketing-act-1987, 2018.

[2] FDA. Guidance for Industry Standards for Securing the Drug Supply Chain-Standardized Numerical Identification for Prescription Drug Packages, 2010.

[3] FDA. Drug Supply Chain Security Act（DSCSA）, 2013.

[4] EFPIA. The Pharmaceutical Industry in Figures, 2006.

[5] EMVO-Medicines. The European Medicines Verification System（EMVS）Celebrates 1 Year of Successful Operation Across Europe. https://emvo-medicines.eu/new/wp-content/uploads/EMVS-1-year-press-release_07022020.pdf, 2020.

[6] The European Parliament and of the Council. Directive 2011/62/EU Amending Directive 2001/83/EC on the Community Code Relating to Medicinal Products for Human Use, as Regards the Prevention of the Entry into the Legal Supply Chain of Falsified Medicinal Products, 2011.

[7] UK. Medicines and Healthcare products Regulatory Agency: Implementing the Falsified Medicines Directive: Safety Features. https://www.gov.uk/guidance/implementing-the-falsified-medicines-directive-safety-features, 2018.

[8] MMJP. 薬事法. http://www.mmjp.or.jp/yokojyuu/low/low/low_024.html, 1960.

[9] MMJP.薬事法施行規則. http://www.mmjp.or.jp/yokojyuu/low/low/low_037.html, 1958.

[10] Wakayama Prefecture. 医薬品、医薬部外品、化粧品、医療機器及び再生医療等製品の製造販売後安全管理の基準に関する省令. https://www.pref.wakayama.lg.jp/prefg/050400/seizou/gxp/GMPQMSGQPGVP_d/fil/GVP.pdf, 2014.

[11] Wipotec-Ocs. Serialisation Regulation Update: Russia Adopts the “Crypto-Code” Law. https://www.wipotec-ocs.com/en/news/russian-crypto-code/, 2020.

[12] Pharmaceutical-Technology. ‘Painful’ 2020 Russian Regulations will Make EU Rules ‘Look Like a Walk in the Park’. https://www.pharmaceutical-technology.com/comment/russia-serialisation-requirements/, 2019.

[13] 多米诺印刷科技有限公司.什么是俄罗斯药品加密追踪追溯码?. https://www.domino-printing.com/zh/blog/2020/cryptocode, 2020.

[14] 国家食品药品监督管理总局. 关于印发 2011—2015 年药品电子监管工作规划的通知(国食药监办〔2012〕64 号), 2012.

[15] 国家食品药品监督管理总局. 关于印发药品电子监管工作指导意见的通知(国食药监办〔2012〕283 号), 2012.

[16] 国家食品药品监督管理总局. 关于药品生产经营企业全面实施药品电子监管有关事宜的公告(国家食品药品监督管理总局公告〔2015〕第 1 号), 2015.

[17] 国家食品药品监督管理总局. 国家食品药品监督管理总局关于推动食品药品生产经营者完善追溯体系的意见(食药监科〔2016〕第 122 号), 2016.

[18] 国家药品监督管理局. 国家药监局关于药品信息化追溯体系建设的指导意见(国药监药管〔2018〕35 号), 2018.

[19] 第十三届全国人民代表大会常务委员会. 中华人民共和国疫苗管理法(FGWJ-2020-1715), 2019.

[20] 第十三届全国人民代表大会常务委员会. 中华人民共和国药品管理法(FGWJ-2020-1394), 2019.

[21] 国家药品监督管理局综合司, 国家卫生健康委办公厅. 关于做好疫苗信息化追溯体系建设工作的通知(药监综药管〔2019〕103 号), 2019.

[22] 市场监管总局. 药品生产监督管理办法(市场监管总局〔2020〕第 28 号), 2020.

[23] 国家药品监督管理局. 国家药监局关于做好重点品种信息化追溯体系建设工作的公告(2020 年第 111 号), 2020.

[24] 国家药品监督管理局. 药品信息化追溯体系建设导则(NMPAB/T 1001-2019), 2019.

[25] 国家药品监督管理局. 药品追溯码编码要求(NMPAB/T 1002-2019), 2019.

[26] 国家药品监督管理局. 疫苗追溯基本数据集(NMPAB/T 1004-2019), 2019.

[27] 国家药品监督管理局. 疫苗追溯数据交换基本技术要求(NMPAB/T 1005-2019), 2019.

[28] 国家药品监督管理局. 药品追溯系统基本技术要求(NMPAB/T 1003-2019), 2019.

[29] 国家药品监督管理局. 药品上市许可持有人和生产企业追溯基本数据集(NMPAB/T 1006-2019), 2020.

[30] 国家药品监督管理局. 药品经营企业追溯基本数据集(NMPAB/T 1007-2019), 2020.

[31] 国家药品监督管理局. 药品使用单位追溯基本数据集(NMPAB/T 1008-2019), 2020.

[32] 国家药品监督管理局. 药品追溯消费者查询基本数据集(NMPAB/T 1009-2019), 2020.

[33] 国家药品监督管理局. 药品追溯数据交换基本技术要求(NMPAB/T 1010-2019), 2020.

[34] The Open Group: TOGAF Version 9.1. Amsterdam: van Haren Publishing, 2011.

[35] 穆勇. 电子政务顶层设计: 理论、方法与实践. 北京: 人民邮电出版社, 2019.

[36] 阎小妍, 高灵灵, 姚晨. 药品追溯码: 从上市后药品监管到上市前临床试验用药管理的应用研究. 中国食品药品监管, 2020, 11(202): 84-93.

附录A　业务参与方目录、业务关联、业务内容一览

A1.1　业务参与方目录

1	业务参与方目录	
	1-1	上市许可持有人/生产企业(含责任相关物流配送企业)
	1-2	药品经营企业(含责任相关物流配送企业)
	1-3	药品使用单位(含责任相关物流配送企业)
	1-4	药品追溯码发码机构
	1-5	药品消费者
	1-6	各级监管机构
	1-7	药品追溯系统(1-1～1-3的追溯信息技术服务方)
	1-8	药品追溯协同服务平台(追溯协同服务方，属国家药品监督管理局)
	1-9	药品追溯监管系统(追溯监管服务方，属国家药品监督管理局)

A1.2　信息服务方与其他参与方之间业务关联一览

2	信息服务方与其他参与方之间业务关联表		
	2-1	药品协同平台与其他业务参与方之间的业务关联	
		2-1-1	与追溯系统之间的业务关联
		2-1-2	与追溯监管系统之间的业务关联
		2-1-3	与药品消费者之间的业务关联
	2-2	追溯监管系统与其他业务参与方之间的业务关联	
		2-2-1	与追溯系统之间的业务关联
		2-2-2	与药品协同平台之间的业务关联
	2-3	追溯系统与其他业务参与方之间的业务关联	
		2-3-1	与上市许可持有人和药品生产企业之间的业务关联
		2-3-2	与药品经营企业之间的业务关联
		2-3-3	与药品使用单位之间的业务关联
		2-3-4	与药品消费者之间的业务关联
		2-3-5	与药品协同平台之间的业务关联
		2-3-6	与追溯监管系统之间的业务关联

A1.3 各业务参与方业务内容一览

3	各参与方的业务		
	3-1	上市许可持有人和药品生产企业的业务	
		3-1-1	发送境内上市许可持有人/药品生产企业基本信息
		3-1-2	发送境外上市许可持有人/药品生产企业基本信息
		3-1-3	发送药品生产许可证基本信息
		3-1-4	发送药品配送企业基本信息
		3-1-5	发送发码机构的基本信息
		3-1-6	发送国产药品基本信息
		3-1-7	发送进口药品基本信息
		3-1-8	发送国产药品生产信息
		3-1-9	发送药品进口信息
		3-1-10	发送药品自检信息
		3-1-11	发送发货单信息
		3-1-12	发送收货单信息
		3-1-13	发送药品召回信息
		3-1-14	发送药品标识码备案信息
		3-1-15	发送药品追溯码规则备案信息
		3-1-16	发送发码机构编码规则
		3-1-17	接收药品风险预警信息
		3-1-18	接收药品召回通知信息
		3-1-19	发送药品召回执行信息
		3-1-20	接收药品紧急调配信息
		3-1-21	发送药品紧急调配响应信息
		3-1-22	发送发码信息
		3-1-23	发送温度信息
	3-2	药品经营企业的业务	
		3-2-1	发送药品经营企业基本信息
		3-2-2	发送药品经营许可证基本信息
		3-2-3	发送药品配送企业基本信息
		3-2-4	发送发货单信息
		3-2-5	发送收货单信息
		3-2-6	发送药品零售信息
		3-2-7	接收药品风险预警信息
		3-2-8	接收药品召回通知信息

续表

		3-2-9	发送药品召回执行信息
		3-2-10	接收药品紧急调配信息
		3-2-11	发送药品紧急调配响应信息
		3-2-12	发送温度信息
	3-3	药品使用单位的业务	
		3-3-1	发送药品使用单位基本信息
		3-3-2	发送药品配送企业基本信息
		3-3-3	发送发货单信息
		3-3-4	发送收货单信息
		3-3-5	发送药品使用信息
		3-3-6	接收药品风险预警信息
		3-3-7	接收药品召回通知信息
		3-3-8	发送药品召回执行信息
		3-3-9	接收药品紧急调配信息
		3-3-10	发送药品紧急调配响应信息
		3-3-11	发送温度信息
	3-4	药品消费者的业务	
		3-4-1	接收药品追溯数据消费者查询信息
	3-5	药品追溯协同服务平台的业务	
		3-5-1	接收/发送境内药品生产企业基本信息
		3-5-2	接收/发送境外药品生产企业基本信息
		3-5-3	接收/发送药品生产许可证基本信息
		3-5-4	接收/发送药品经营企业基本信息
		3-5-5	接收/发送药品经营许可证基本信息
		3-5-6	接收/发送药品使用单位基本信息
		3-5-7	接收/发送药品配送企业基本信息
		3-5-8	接收/发送发码机构的基本信息
		3-5-9	接收/发送国产药品基本信息
		3-5-10	接收/发送进口药品基本信息
		3-5-11	接收/发送国产药品生产信息
		3-5-12	接收/发送药品进口信息
		3-5-13	接收/发送药品自检信息
		3-5-14	接收/发送发货单信息
		3-5-15	接收/发送收货单信息
		3-5-16	接收/发送药品召回信息
		3-5-17	接收/发送药品零售信息

续表

		3-5-18	接收/发送药品使用信息
		3-5-19	接收/发送药品标识码备案信息
		3-5-20	接收/发送药品追溯码规则备案信息
		3-5-21	接收/发送发码机构编码规则
		3-5-22	接收/发送药品风险预警信息
		3-5-23	接收/发送药品召回通知信息
		3-5-24	接收/发送药品召回执行信息
		3-5-25	接收/发送药品紧急调配信息
		3-5-26	接收/发送药品紧急调配响应信息
		3-5-27	接收/发送药品追溯系统访问地址备案信息
		3-5-28	发送药品追溯系统访问地址解析信息
	3-6	药品追溯监管系统的业务	
		3-6-1	接收境内药品生产企业基本信息
		3-6-2	接收境外药品生产企业基本信息
		3-6-3	接收药品生产许可证基本信息
		3-6-4	接收药品经营企业基本信息
		3-6-5	接收药品经营许可证基本信息
		3-6-6	接收药品使用单位基本信息
		3-6-7	接收药品配送企业基本信息
		3-6-8	接收发码机构的基本信息
		3-6-9	接收国产药品基本信息
		3-6-10	接收进口药品基本信息
		3-6-11	接收国产药品生产信息
		3-6-12	接收药品进口信息
		3-6-13	接收药品自检信息
		3-6-14	接收发货单信息
		3-6-15	接收收货单信息
		3-6-16	接收药品召回信息
		3-6-17	接收药品零售信息
		3-6-18	接收药品使用信息
		3-6-19	接收药品标识码备案信息
		3-6-20	接收药品追溯码规则备案信息
		3-6-21	接收发码机构编码规则

续表

		3-6-22	发送药品风险预警信息
		3-6-23	发送药品召回通知信息
		3-6-24	接收药品召回执行信息
		3-6-25	发送药品紧急调配信息
		3-6-26	接收药品紧急调配响应信息
		3-6-27	接收药品追溯系统访问地址解析信息
		3-6-28	接收境内药品生产企业基本信息

附录B 数据参与方目录、数据流、数据内容一览

B2.1 数据参与方目录

1	数据参与方目录	
	1-1	上市许可持有人/生产企业(含责任相关物流配送企业)
	1-2	药品经营企业(含责任相关物流配送企业)
	1-3	药品使用单位(含责任相关物流配送企业)
	1-4	药品追溯码发码机构
	1-5	药品消费者
	1-6	各级监管机构
	1-7	药品追溯系统(1-1～1-3 的追溯信息技术服务方)
	1-8	药品协同平台(追溯协同服务方，属国家药品监督管理局)
	1-9	药品追溯监管系统(追溯监管服务方，属国家药品监督管理局)

B2.2 信息服务方与其他参与方之间的数据流

2	信息服务方与其他参与方之间的数据流		
	2-1	药品协同平台与其他数据参与方之间的数据流	
		2-1-1	与追溯系统之间的数据流
		2-1-2	与追溯监管系统之间的数据流
		2-1-3	与药品消费者之间的数据流
	2-2	监管系统与其他数据参与方之间的数据流	
		2-2-1	与追溯系统之间的数据流
		2-2-2	与药品协同平台之间的数据流
	2-3	追溯系统与其他数据参与方之间的数据流	
		2-3-1	与上市许可持有人/生产企业之间的数据流
		2-3-2	与药品经营企业之间的数据流
		2-3-3	与药品使用单位之间的数据流
		2-3-4	与药品消费者之间的数据流
		2-3-5	与药品协同平台之间的数据流
		2-3-6	与追溯监管系统之间的数据流

B2.3 各业务参与方相关的数据表

3	各参与方相关的数据表、数据集		
	3-1	上市许可持有人/生产企业相关的数据	
		3-1-1	境内药品生产企业基本信息数据子集
		3-1-2	境外药品生产企业基本信息数据子集
		3-1-3	药品生产许可证基本信息数据子集
		3-1-4	药品配送企业基本信息数据子集
		3-1-5	发码机构的基本信息
		3-1-6	国产药品基本信息数据子集
		3-1-7	进口药品基本信息数据子集
		3-1-8	国产药品生产信息数据子集
		3-1-9	药品进口信息数据子集
		3-1-10	药品自检信息数据子集
		3-1-11	发货单信息数据子集
		3-1-12	收货单信息数据子集
		3-1-13	药品召回信息数据子集
		3-1-14	药品标识码备案信息
		3-1-15	药品追溯码规则备案信息
		3-1-16	发码机构编码规则
		3-1-17	药品风险预警信息
		3-1-18	药品召回通知信息
		3-1-19	药品召回执行信息
		3-1-20	药品紧急调配信息
		3-1-21	药品紧急调配响应信息
		3-1-22	发码信息
		3-1-23	温度信息数据子集
	3-2	药品经营企业相关的数据	
		3-2-1	药品经营企业基本信息数据子集
		3-2-2	药品经营许可证基本信息数据子集
		3-2-3	药品配送企业基本信息数据子集
		3-2-4	发货单信息数据子集
		3-2-5	收货单信息数据子集
		3-2-6	药品零售信息数据子集
		3-2-7	药品风险预警信息
		3-2-8	药品召回通知信息

续表

		3-2-9	药品召回执行信息
		3-2-10	药品紧急调配信息
		3-2-11	药品紧急调配响应信息
		3-2-12	温度信息数据子集
	3-3	药品使用单位相关的数据	
		3-3-1	药品使用单位基本信息数据子集
		3-3-2	药品配送企业基本信息数据子集
		3-3-3	发货单信息数据子集
		3-3-4	收货单信息数据子集
		3-3-5	药品使用信息数据子集
		3-3-6	药品风险预警信息
		3-3-7	药品召回通知信息
		3-3-8	药品召回执行信息
		3-3-9	药品紧急调配信息
		3-3-10	药品紧急调配响应信息
		3-3-11	温度信息数据子集
	3-4	药品消费者相关的数据	
		3-4-1	药品追溯数据消费者查询数据子集
	3-5	药品追溯协同服务平台相关的数据	
		3-5-1	境内药品生产企业基本信息数据子集
		3-5-2	境外药品生产企业基本信息数据子集
		3-5-3	药品生产许可证基本信息数据子集
		3-5-4	药品经营企业基本信息数据子集
		3-5-5	药品经营许可证基本信息数据子集
		3-5-6	药品使用单位基本信息数据子集
		3-5-7	药品配送企业基本信息数据子集
		3-5-8	发码机构的基本信息
		3-5-9	国产药品基本信息数据子集
		3-5-10	进口药品基本信息数据子集
		3-5-11	国产药品生产信息数据子集
		3-5-12	药品进口信息数据子集
		3-5-13	药品自检信息数据子集
		3-5-14	发货单信息数据子集
		3-5-15	收货单信息数据子集
		3-5-16	药品召回信息数据子集
		3-5-17	药品零售信息数据子集

续表

		3-5-18	药品使用信息数据子集
		3-5-19	药品标识码备案信息
		3-5-20	药品追溯码规则备案信息
		3-5-21	发码机构编码规则
		3-5-22	药品风险预警信息
		3-5-23	药品召回通知信息
		3-5-24	药品召回执行信息
		3-5-25	药品紧急调配信息
		3-5-26	药品紧急调配响应信息
		3-5-27	药品追溯系统访问地址备案信息
		3-5-28	药品追溯系统访问地址解析信息
	3-6	药品追溯监管系统的业务的数据	
		3-6-1	境内药品生产企业基本信息数据子集
		3-6-2	境外药品生产企业基本信息数据子集
		3-6-3	药品生产许可证基本信息数据子集
		3-6-4	药品经营企业基本信息数据子集
		3-6-5	药品经营许可证基本信息数据子集
		3-6-6	药品使用单位基本信息数据子集
		3-6-7	药品配送企业基本信息数据子集
		3-6-8	发码机构的基本信息
		3-6-9	国产药品基本信息数据子集
		3-6-10	进口药品基本信息数据子集
		3-6-11	国产药品生产信息数据子集
		3-6-12	药品进口信息数据子集
		3-6-13	药品自检信息数据子集
		3-6-14	发货单信息数据子集
		3-6-15	收货单信息数据子集
		3-6-16	药品召回信息数据子集
		3-6-17	药品零售信息数据子集
		3-6-18	药品使用信息数据子集
		3-6-19	药品标识码备案信息
		3-6-20	药品追溯码规则备案信息
		3-6-21	发码机构编码规则

续表

		3-6-22	药品风险预警信息
		3-6-23	药品召回通知信息
		3-6-24	药品召回执行信息
		3-6-25	药品紧急调配信息
		3-6-26	药品紧急调配响应信息
		3-6-27	温度信息数据子集
		3-6-28	药品追溯系统访问地址解析信息